はじめよう！おうちでできる

子どもの リハビリテーション & やさしいケア

監修：田村 正徳・前田 浩利
編集：日本小児在宅医療支援研究会

小さく生まれた子どもや重い障がいのある子どもの在宅支援のために

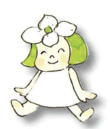
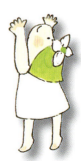

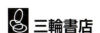
三輪書店

執筆者一覧

〈監　修〉

田村正徳	日本小児在宅医療支援研究会　代表理事
	埼玉医科大学総合医療センター　特任教授
前田浩利	医療法人財団はるたか会　理事長
	子ども在宅クリニックあおぞら診療所せたがや　院長

〈編　集〉

日本小児在宅医療支援研究会

〈執筆者〉（執筆順）

前田浩利	子ども在宅クリニックあおぞら診療所せたがや　院長　（医師）
長島史明	あおぞら診療所新松戸　（理学療法士）
小泉恵子	埼玉医科大学総合医療センター　小児診療看護師　（看護師）
星野（佐治）暢	東大宮訪問看護ステーション　係長　（作業療法士）
側島久典	埼玉医科大学総合医療センター　小児科　新生児部門　客員教授　（医師）
守岡義紀	埼玉医科大学総合医療センター　リハビリテーション部　主任　（理学療法士）
尾上ふみ	獨協医科大学埼玉医療センター　リハビリテーション科　（言語聴覚士・公認心理師）
竹中佐江子	株式会社東京リハビリテーションサービス　取締役　（作業療法士）
遠山裕湖	社会福祉法人なのはな会　仙台市なかよし学園／あおぞらホーム　施設長　（理学療法士・相談支援専門員・保育士）
光村（新井）実香	株式会社東京リハビリテーションサービス　東京リハビリ訪問看護ステーションEast　（理学療法士・看護師）
高田栄子	埼玉医科大学総合医療センター　小児科　一般小児科部門　講師　（医師）
田中総一郎	あおぞら診療所ほっこり仙台　院長　（医師）
須賀里香	埼玉医科大学総合医療センター　臨床工学部　主任　（臨床工学技士）
石戸博隆	埼玉医科大学総合医療センター　小児科　小児循環器部門　講師　（医師）
奈倉道明	埼玉医科大学総合医療センター　小児科　一般小児科部門　講師　（医師）
戸谷　剛	子ども在宅クリニックあおぞら診療所墨田　院長　（医師）
奈須康子	埼玉医科大学総合医療センター　小児科　一般小児科部門　講師　（医師）
梶原厚子	株式会社スペースなる　代表　（看護師）
室田由美子	埼玉福祉・保育専門学校／株式会社東京リハビリテーションサービス　（言語聴覚士）
長谷川朝彦	医療型障がい児入所施設　カルガモの家　（医師）
齊藤孝道	獨協医科大学埼玉医療センター　リハビリテーション科　（理学療法士・義肢装具士）
菅沼雄一	医療型障がい児入所施設　カルガモの家　（理学療法士）
森田　傑	もものき訪問看護リハビリステーション（前　大阪発達総合療育センター）　（作業療法士）
星　順	医療型障がい児入所施設　カルガモの家　施設長　（医師）
日出孝昭	埼玉県立越谷特別支援学校　（教諭）

（執筆時）

〈表紙装画〉　せんだいゆみこ

監修のことば

　日本では年間の総出生数は減少傾向ですが，体重2,500g未満の低出生体重児の割合は約10％と先進国の中でも際立って高い傾向にあります．そうしたリスクの高い赤ちゃんでも日本の新生児医療では救命率が世界で一番高いことに関連して，おうちで医療的ケアを必要とする子どもたちが右肩上がりに増加し，10年前の約2倍の約2万人，特に人工呼吸管理を必要とする高度医療的ケア児は10年前の約10倍の約4,000人います（77ページ図4参照）．ところが，成人のような介護保険でカバーできない子どもの在宅医療に関しては，医療や福祉の資源が非常に乏しく，子どもの専門的な知識や技術に長けた在宅療養診療所の医師や訪問看護師やリハ専門職が極めて少ないのが現状です．このままではせっかく病状が安定しておうちに帰ることができた低出生体重児や医療的ケア児も，ご家族との生活を楽しむことができないばかりか，順調な成長や発達も期待できないことになります．ここはぜひ成人の在宅医療に関わっている医療・福祉スタッフが勇気を振り絞って，小児の在宅医療にも対象を広げていただくほかありません．

　本書はそうしたお子さんに対して，病院やクリニックのような設備や道具がないおうちでも安心して"リハビリテーション＆やさしいケア"を実施するのに必要な最新の知識や技術を経験豊富なそれぞれの分野の専門家がたくさんの絵図を活用して，大変分かりやすく解説した内容になっています．ですから内容をしっかり理解していただければ，子どものリハビリテーションに慣れていないリハ専門職や訪問看護師さんでも安心して優しい気持ちで"リハビリテーション＆やさしいケア"を実施し，その効果を評価できるようになることでしょう．そうしたお子さんを病院や診療所で治療したり，成長・発達をフォローアップしている小児科医や，おうちでのリハビリテーションを指示している在宅療養診療所の医師にとっても本書は必読の書だと思います．そのようにして小児の在宅医療に関わる多職種の方々が"リハビリテーション＆やさしいケア"の知識や技術だけでなく，おうちで過ごされるお子さんとご家族を中心として何ができるかを考えるという思考過程を共有していただくことが，本書の一番の到達目標です．

　また，介護職やご家族の皆さまも，本書を読むことによって，リハ専門職や訪問看護師さんがおうちでお子さんに施行しているリハビリテーションが，お子さんの障害・苦痛の軽減や成長・発達にどのように役立っているかを理解しやすくなるでしょう．さらには，ご家族ご自身がお子さんの心地よい睡眠の促進や食べる楽しみを支えることによってご家族全体の日常生活をより豊かにすることができるだけでなく，災害などの非常時に備えることもできるような構成内容に仕上がっています．

　2018年12月に「成育医療等基本法」が国会で可決され成立しました．これからはやっと日本でも低出生体重児や医療的ケア児が家族と一緒に過ごしながら年齢相応の成長や発達を支える仕組みづくりに，国を挙げて取り組む第一歩が踏み出されることになりました．本書が読者の皆さま方の理解を踏まえて，そうした方向の歩み出しに少しでもお役に立てることを願っています．

2019年初夏

監修者を代表して
日本小児在宅医療支援研究会代表理事
田村正徳

はじめに

　私が大学病院でNICUに関わっていたころ，小さく生まれた子どもにたくさん出会いました．保育器の中から退院後まで子どもと関わる中で，ゆっくりながらも成長発達していく姿に，生命の強い力を感じました．また，生まれつき重い障がいがある子どももいました．彼らは，人工呼吸器など濃厚な医療を必要とし，せっかく退院しても，なかなか体調が安定せず入退院を繰り返し，その短い生涯を病院で終えることもありました．自分には一体何ができるんだろうと悩んでいたころ，小児在宅医療とめぐり逢いました．おうちでは，ケアは大変ながらも，子どもと家族が楽しく暮らしており，"生まれてきてよかった"と思える生活がありました．在宅では，医師を中心として，看護，介護など多くの専門職が連携し，子どもと家族を支援していました．ここならば，リハビリテーション（リハ）の考え方や技術によって，子どもの生活や人生を支えることができるかもしれないと感じました．

　しかしながら，小児の在宅医療や訪問看護・リハはまだ発展途上であり，全国的にマンパワー不足や連携のしづらさなどが課題となっています．私たちはそのような現状を踏まえて，本書の監修者でもある田村正徳先生，前田浩利先生の指導を受けながら，小児在宅リハに関する研究や研修を実施してきました．本書は，これまでの知見をまとめ，私たちの活動にご協力いただいた方々に執筆をお願いしました．小児在宅医療やリハの基礎知識に加えて，それぞれの現場で考え，工夫し，実践してきたコツやアイデアを言語化し，豊富な図表・イラストとともにまとめていただきました．

　タイトルの『はじめよう！おうちでできる子どものリハビリテーション＆やさしいケア』には，2つの大切な意味が込められています．まず1つ目は，子どもにとって，安心・安全・安楽な「優しい」という意味です．そして2つ目は，子どもに関わる人にとって，わかりやすく実践しやすい「易しい」という意味です．本書は，リハ専門職だけではなく，看護師，介護職，そしてご家族の方にとっても，実践的で役に立つ，枕頭の書になると思います．

　最後に，企画当初から応援してくださった三輪書店の青山智社長，執筆や編集作業に慣れない私たちを懇切丁寧にサポートしていただいた編集部の野沢聡さんに厚く御礼申し上げます．

　「どんな障害があっても，一人ひとりの子どもたちが大切にされ，生きやすく暮らしやすい社会」になるように，
　　さあ，はじめましょう！
　　子どものリハビリテーション＆やさしいケアを！

2019年初夏

編者を代表して
長島史明

本書の特徴と使い方

　本書は，訪問看護や訪問リハで出会うことが多い，小さく生まれた子ども（低出生体重児）と重い障がいのある子ども（重症心身障害児，医療的ケア児）を主な対象としています．初めて子どもに関わる方，子どもに慣れていない方が理解しやすいように，できるだけ平易な文章とともに，イラストや図表を使用しながら説明しています．リハの技術に加えて，基礎的な医学知識や子どもに関わる法律，制度など幅広い内容がまとめられています．

用語の定義

　本書では，以下のように用語を定義し使用しています．
- **リハ専門職**……理学療法士 physical therapist（PT），作業療法士 occupational therapist（OT），言語聴覚士 speech therapist（ST）
- **訪問リハ**……リハ専門職が行う関わり
- **在宅リハ**……リハ専門職以外が行う関わり
- **他職種**……専門性をもった自分以外の職種
- **多職種**……自分も含めた，子どもに関わる専門職・チーム

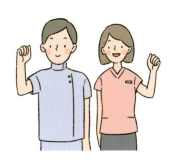

本書の構成

　本書は，「小児在宅医療とリハビリテーション」，「小さく生まれた子どものリハビリテーション」，「重い障がいのある子どものリハビリテーション」，「子どものリハビリテーション＆やさしいケア」の4つの章に分かれています．それぞれは関連し合っていますが，興味のある内容から学ぶことができます．つながりを意識して読むことで理解が深まります．

　本文のはじめにはポイントをまとめたサマリーがあり，末尾にはリハ専門職からのアドバイス「ココは押さえておこう！」，医師や看護師などリハ専門職以外からのアドバイス「訪問スタッフにみてほしいポイント」も併せて記載しています．

本書を読む前に

　本書に記した管理・ケア方法やリハ技術は，執筆者が臨床経験をもとに展開しています．日々の実践から得られた方法を一般化するべく努力しておりますが，万一本書の記載内容によって不測の事態などが起こった場合，執筆者，監修者および出版社はその責を負いかねますことをご了承ください．また，本書に掲載した写真は，執筆者の提供によるものであり，利用者ご本人もしくはご家族の同意を得て使用しています．本書に記載している機器や薬剤などは執筆者の意向・選択によるものです．実際の使用に当たっては，個々の添付文書や注意事項をよく参照し，適応を十分にご検討ください．法律や制度についても最新の情報を常にご確認ください．

Contents

第1章 小児在宅医療とリハビリテーション

1 小児在宅医療とリハ
小児在宅医療と多職種連携の意義 ……… 002
- ❶ 小児在宅医療の現状………………… 002
- ❷ 小児在宅医療における多職種連携の意義……………………………………… 003
- ❸ 小児在宅医療に必要な構造………… 004
- 🖐 訪問スタッフにみてほしいポイント … 005

小児在宅リハの現状と課題……………… 006
- ❶ 小児在宅リハのミッションと支援者の役割………………………………………… 006
- ❷ 小児在宅リハの現状と課題—全国調査の結果から………………………………… 007
- ❸ 小児在宅リハと多職種連携のコツ… 008
- ✅ ココは押さえておこう！…………… 009

2 子どもと家族
子どものケア……………………………… 010
- ❶ はじめに……………………………… 010
- ❷ 成長とその評価……………………… 010
- ❸ 発達とその評価……………………… 011
- ❹ 発達理論……………………………… 013
- ❺ 子どもの権利………………………… 013
- 🖐 訪問スタッフにみてほしいポイント … 015

家族のケア………………………………… 016
《基礎編》
- ❶ 家族を客観視する…………………… 016
- ❷ 家族レジリエンスを支え，育てる… 018

《実践編》
- ❶ 生活する中での家族の課題………… 020
- ❷ きょうだいのケア…………………… 022
- ✅ ココは押さえておこう！…………… 022

第2章 小さく生まれた子どものリハビリテーション

1 低出生体重児の特徴
低出生体重児の特徴……………………… 024
- ❶ NICUについて……………………… 024
- ❷ 入院時の特徴（低出生体重児，合併症・治療）…………………………………… 026
- ❸ 退院後の課題………………………… 028
- 🖐 訪問スタッフにみてほしいポイント … 029

2 小さく生まれた子どものリハ
小さく生まれた子どものリハ…………… 030
《NICU編》
- ❶ 小さく生まれた子どものリハ……… 030
- ❷ NICUのリハ：ポジショニング …… 031
- ❸ NICUのリハ：哺乳支援 …………… 033
- ❹ NICUのリハ：発達支援 …………… 033
- ❺ NICUのリハ：退院支援 …………… 034
- ✅ ココは押さえておこう！…………… 036

《在宅リハ編》
- ❶ 退院後の赤ちゃんと家族の生活…… 037
- ❷ 小さく生まれた子どもによくみられる特徴……………………………………… 037
- ❸ 小さく生まれた子どもの在宅リハのポイント……………………………………… 037

発達評価…………………………………… 039
- ❶ 発達をみるポイント「キーエイジ」… 039
- ❷ 日本における乳幼児の発達を評価する制度と体制…………………………………… 039
- ❸ 発達支援の注意点…………………… 039
- ✅ ココは押さえておこう！…………… 046

発達促進：粗大運動発達と促進方法 …… 047
《4カ月》
- ❶ 発達の目安…………………………… 047
- ❷ 小さく生まれた子どもによくみられる特

vi

　　　　徴………………………………… 047
　　❸発達促進のためのコツとアイデア…… 048
　　☑ココは押さえておこう！………………… 048
　《7カ月》
　　❶発達の目安………………………………… 049
　　❷小さく生まれた子どもによくみられる特
　　　徴………………………………… 049
　　❸発達促進のためのコツとアイデア…… 050
　　☑ココは押さえておこう！………………… 050
　《10カ月》
　　❶発達の目安………………………………… 051
　　❷小さく生まれた子どもによくみられる特
　　　徴………………………………… 051
　　❸発達促進のためのコツとアイデア…… 052
　　☑ココは押さえておこう！………………… 052
　《12カ月》
　　❶発達の目安………………………………… 053
　　❷小さく生まれた子どもによくみられる特
　　　徴………………………………… 053
　　❸発達促進のためのコツとアイデア…… 054
　　☑ココは押さえておこう！………………… 054
発達促進：巧緻運動発達と促進方法 …… 055
　《4カ月》
　　❶発達の目安………………………………… 055
　　❷小さく生まれた子どもの特徴………… 056
　　❸発達促進のためのコツとアイデア…… 056
　　☑ココは押さえておこう！………………… 056
　《7カ月》
　　❶発達の目安………………………………… 057
　　❷小さく生まれた子どもの特徴………… 057
　　❸発達促進のためのコツとアイデア…… 058
　　☑ココは押さえておこう！………………… 058
　《10カ月》
　　❶発達の目安………………………………… 059
　　❷小さく生まれた子どもの特徴………… 060
　　❸発達促進のためのコツとアイデア…… 060
　　☑ココは押さえておこう！………………… 060
　《12カ月》
　　❶発達の目安………………………………… 061

　　❷小さく生まれた子どもの特徴………… 062
　　❸発達促進のためのコツとアイデア…… 062
　　☑ココは押さえておこう！………………… 063
発達促進：精神言語発達と促進方法 …… 064
　《4カ月》
　　❶発達の目安………………………………… 064
　　❷小さく生まれた子どもによくみられる特
　　　徴………………………………… 064
　　❸発達促進のためのコツとアイデア…… 065
　　☑ココは押さえておこう！………………… 065
　《7カ月》
　　❶発達の目安………………………………… 066
　　❷小さく生まれた子どもによくみられる特
　　　徴………………………………… 066
　　❸発達促進のためのコツとアイデア…… 066
　　☑ココは押さえておこう！………………… 067
　《10カ月》
　　❶発達の目安………………………………… 068
　　❷小さく生まれた子どもによくみられる特
　　　徴………………………………… 068
　　❸発達促進のためのコツとアイデア…… 069
　　☑ココは押さえておこう！………………… 069
　《12カ月》
　　❶発達の目安………………………………… 070
　　❷小さく生まれた子どもによくみられる特
　　　徴………………………………… 070
　　❸発達促進のためのコツとアイデア…… 071
　　☑ココは押さえておこう！………………… 071

第3章　重い障がいのある子どもの
　　　　　リハビリテーション

1　重症心身障害児の特徴

重症心身障害児の特徴 ……………………… 074
　　❶はじめに………………………………… 074
　　❷変化する子どもの病態：歩ける話せる気管
　　　切開，人工呼吸器装着児……………… 075
　　❸医療技術の進歩によって変化する子どもの
　　　病態………………………………… 076

❹在宅医療が必要な子どもの病態と特徴 076
❺NICUからの退院支援 ……………… 077
❻急増する医療依存度の高い若年成人… 078
❼重症心身障がい児に対する在宅医療の実際…………………………………… 078
🖐訪問スタッフにみてほしいポイント … 079

2　重い障がいのある子どものリハ

重い障がいのある子どものリハ ………… 080
❶重い障がいのある子どものリハとは… 080
❷重い障がいのある子どもの在宅リハのポイント ……………………………… 081

育ちと暮らし …………………………… 083
❶重い障がいのある子どもの生活（総論）083
❷出生～初めての在宅生活……………… 084
❸幼児期………………………………… 084
❹学齢期………………………………… 085
❺成人期………………………………… 087
🖐訪問スタッフにみてほしいポイント … 088

子どもの評価と目標設定 ……………… 089
❶はじめに……………………………… 089
❷「10個の問い」……………………… 089
❸事例紹介……………………………… 090
❹ニーズを知る………………………… 090
❺全体像を把握する…………………… 091
❻生活の課題の重要度とエビデンスに基づいた個別性のあるケアの展開…………… 093
❼暮らしを知る………………………… 094
❽モニタリングシートの活用………… 094
❾子どもの成長や未来の生活をイメージする………………………………………… 097
❿立体的かつ包括的な目標設定を行う… 097
⓫実際に関わる………………………… 099
⓬未来と過去の健康と暮らしを知る…… 099
　column　子どものリハに役立つ道具 …… 103

第4章　子どものリハビリテーション＆やさしいケア
A　「かけがえのない生命を守る」

1　体調を安定させる

体調管理と急変時の対応……………………… 108
❶はじめに……………………………… 108
❷体調管理……………………………… 108
❸急変時の対応………………………… 110
🖐訪問スタッフにみてほしいポイント … 113

よく使用される薬剤 …………………… 114
❶子どもの薬物療法の基礎知識……… 114
❷よく使用される薬剤………………… 114
🖐訪問スタッフにみてほしいポイント … 119

体調ケアとリハ ………………………… 120
《基礎編》
❶はじめに……………………………… 120
❷子どもの体調を把握する…………… 120
❸フィジカルアセスメントのポイント… 121
❹バイタルサイン測定のポイント…… 122
❺バイタルサインのアセスメント…… 123
❻子どもによくみられる病状と対応…… 125
🖐訪問スタッフにみてほしいポイント … 127
《実践編》
❶子どもの体調ケアの必要性………… 128
❷「生命の安全」とリハ……………… 128
❸「健康の維持」とリハ……………… 129
☑ココは押さえておこう！…………… 130

2　呼吸を整える

呼吸管理とケア ………………………… 131
《基礎編》
❶呼吸器官の解剖生理………………… 131
❷呼吸障害の概要とみかた…………… 132
❸気管切開，気管カニューレ，スピーチカニューレ，スピーチバルブ…………… 134
🖐訪問スタッフにみてほしいポイント … 136

《実践編》
　❶小児在宅医療における呼吸管理……… 137
　❷気管切開の管理とケア……………… 137
　❸在宅人工呼吸器の管理とケア……… 138
　❹排痰補助装置の導入………………… 141
　訪問スタッフにみてほしいポイント … 142
医療機器とモニタリングポイント …… 143
　❶在宅酸素供給装置…………………… 143
　❷吸引装置……………………………… 144
　❸人工呼吸器…………………………… 145
　❹排痰補助装置………………………… 146
　訪問スタッフにみてほしいポイント … 149
呼吸ケアとリハ ………………………… 150
　❶子どもの呼吸障害と支援の必要性…… 150
　❷在宅リハの視点と思考プロセス……… 151
　❸重い障がいのある子どもの呼吸リハ（病態と対応）……………………………… 151
　❹陽圧換気療法………………………… 154
　❺事例から学ぶ小児在宅リハのピットフォール……………………………… 156
　❻多職種連携のコツとポイント………… 156
　ココは押さえておこう！……………… 157

3　循環を整える
循環管理とケア ………………………… 158
　❶はじめに……………………………… 158
　❷心臓の働き…………………………… 158
　❸心拍出量を決める4要素…………… 158
　❹心機能が落ちると…………………… 160
　❺抗心不全治療………………………… 161
　❻主な小児心疾患……………………… 161
　❼日常生活上の留意点………………… 162
　訪問スタッフにみてほしいポイント … 163
循環ケアとリハ ………………………… 164
　❶子どもの循環障害の兆候や観察ポイント……………………………………… 164
　❷チアノーゼや心不全が疑われる際の対応と全身状態の管理……………… 164
　❸モニタリング表……………………… 165

　❹モニタリングとアセスメントのポイント……………………………………… 165
　❺リスク管理とリハのポイント………… 165
　ココは押さえておこう！……………… 167

4　てんかんをコントロールする
てんかん管理とケア …………………… 168
　❶てんかんとは………………………… 168
　❷てんかんの診断……………………… 168
　❸てんかんの治療……………………… 169
　❹重い障がいのある子どものてんかん治療の特徴……………………………… 174
　❺てんかん発作時の対応……………… 174
　訪問スタッフにみてほしいポイント … 175
てんかんケアとリハ …………………… 176
　❶てんかんの観察ポイント……………… 176
　❷モニタリング表……………………… 176
　❸モニタリングのポイント……………… 176
　ココは押さえておこう！……………… 178
　column　押さえておこう！「子どもの医療的ケア」………………………………… 179

第4章　子どものリハビリテーション&やさしいケア
B　「健康の維持・増進をサポートする」

1　心地よい睡眠を促す
睡眠管理とケア ………………………… 182
　❶はじめに：寝る子は育つ……………… 182
　❷睡眠覚醒リズムの生理……………… 182
　❸重い障がいのある子どもの睡眠の問題点……………………………………… 183
　❹非薬物療法と薬物療法を効果的に組み合わせる：薬は応援団………………… 183
　訪問スタッフにみてほしいポイント … 185
睡眠ケアとリハ ………………………… 186
　❶子どもの睡眠覚醒リズムを整える重要性と

生活との関連……………………… 186
　❷モニタリング表………………………… 186
　❸モニタリングとアセスメントのポイント………………………………… 186
　✅ココは押さえておこう！……………… 188

2　食べる楽しみを支える

栄養管理とケア（基礎編）………………… 189
　❶重い障がいのある子どもの栄養の考え方………………………………… 189
　❷栄養摂取法……………………………… 190
　❸経腸栄養剤の選択……………………… 191
　👆訪問スタッフにみてほしいポイント… 193

栄養管理とケア（実践編）：経管栄養の子どもの食事支援……………………………… 194
　❶栄養と成長発達………………………… 194
　❷「食べる文化」と「育てる医療」…… 195
　❸経管栄養の子どもの栄養ケア，食事支援の実際………………………………… 195
　👆訪問スタッフにみてほしいポイント… 198

摂食・嚥下ケアとリハ……………………… 199
　❶子どもの摂食機能の発達……………… 199
　❷むせる子どもとむせない子どもたちのリスク管理………………………………… 199
　❸在宅での摂食嚥下機能の評価………… 200
　❹食物を使わない間接訓練……………… 201
　❺食物を使った直接訓練………………… 203
　❻在宅での支援と連携…………………… 205
　✅ココは押さえておこう！……………… 206

消化・排泄ケアとリハ……………………… 207
　❶子どもの消化・排泄の観察ポイント… 207
　❷モニタリング表………………………… 210
　❸モニタリングとアセスメントのポイント………………………………… 211
　✅ココは押さえておこう！……………… 211

3　動きやすい身体をつくる

身体管理とケア……………………………… 212
　❶成長とそれに伴う病態変化…………… 212

　❷複雑な病態へのアプローチ…………… 212
　❸「治療」としての姿勢管理やリハビリテーション……………………………… 213
　❹重症心身障害児の身体の特徴………… 213
　👆訪問スタッフにみてほしいポイント… 217

身体ケアとリハ（基礎編）………………… 218
《子どもとの関わり方》
　❶はじめに………………………………… 218
　❷声の掛け方……………………………… 218
　❸触れ方…………………………………… 218
　❹動かし方………………………………… 219
　❺緊張を緩和するコツとアイデア……… 219
　✅ココは押さえておこう！……………… 221

身体ケアとリハ（実践編）………………… 222
《姿勢とポジショニング》
　❶はじめに………………………………… 222
　❷仰臥位…………………………………… 222
　❸仰臥位（側弯＋下肢の変形拘縮がある場合）……………………………………… 223
　❹側臥位…………………………………… 223
　❺腹臥位…………………………………… 224
　❻緊張が高い子ども……………………… 225
　❼緊張が低い子ども……………………… 226
　❽ポジショニングのコツとアイデア…… 227
　✅ココは押さえておこう！……………… 228

《座位と抱っこ》
　❶重い障がいのある子どもと座位……… 229
　❷座位（抱っこ）のポイント…………… 229
　❸移動・移乗のポイント………………… 230
　✅ココは押さえておこう！……………… 232

子どもの健康と生活を支える道具：日常生活を支援する……………………………… 233
　❶日常生活用具の定義と導入の留意点… 233
　❷ベッド…………………………………… 233
　❸マットレス・姿勢保持クッション…… 234
　❹入浴補助具：バスチェア……………… 235
　❺カーシート……………………………… 235
　❻吸引器・吸入器・パルスオキシメータ 236
　✅ココは押さえておこう！……………… 237

子どもの健康と生活を支える道具：運動や活動を支援する ……………………… 238
　❶在宅における装具とは………… 238
　❷下肢装具の分類………………… 238
　❸短下肢装具の各部の名称，主な役割… 239
　❹装具の装着方法………………… 240
　❺適合チェックポイントと作り替えのポイント（プラスチック型短下肢装具の場合）240
　❻体幹装具（プレーリーくん®）………… 242
　☑ココは押さえておこう！………… 243
子どもの健康と生活を支える道具：姿勢保持を支援する ……………………… 244
　❶はじめに………………………… 244
　❷座位保持装置と車いす………… 244
　❸座位のチェックポイント……… 246
　❹こんなときどうする？：さまざまなケースと対応例……………………… 248
　❺腹臥位保持具…………………… 248
　☑ココは押さえておこう！………… 249
　column　制度の活用とモニタリングのポイント ……………………… 250

第4章　子どものリハビリテーション＆やさしいケア
C 「社会生活を共に創造する」

1　出会いを広げる
コミュニケーション支援：人との出会い… 254
　❶コミュニケーションの発達段階を把握する……………………………… 254
　❷理解力を育てる………………… 254
　❸コミュニケーション手段を育てる…… 255
　❹在宅でのコミュニケーションの環境整備………………………………… 257
　☑ココは押さえておこう！………… 258
あそびの支援：楽しさとの出会い ……… 259
　《基礎知識と在宅支援のポイント》
　❶小さく生まれた子ども，重い障がいのある子どもは……………………… 259
　❷感覚統合の理論を学ぼう……… 259
　❸感覚統合障害の分類…………… 260
　❹感覚の役割……………………… 261
　❺重い障がいのある子どもの感覚…… 264
　❻あそびの発達…………………… 265
　☑ココは押さえておこう！………… 266
　《ITの活用》
　❶スイッチ操作に使えるところを探そう！……………………………… 267
　❷スイッチは手で押すもの？ 他にはどんなものがあるの？……………… 267
　❸ワンスイッチでも工夫次第で楽しめる！……………………………… 268
　☑ココは押さえておこう！………… 270
おでかけの支援：外の世界との出会い … 271
　❶おでかけの意義………………… 271
　❷おでかけの現状………………… 271
　❸おでかけ支援の実際…………… 273
　☑ココは押さえておこう！………… 274

2　子どもと社会生活
子どもと社会生活 ………………………… 275
　❶はじめに………………………… 275
　❷命を救う場面から暮らしにつなげる… 275
　❸ニーズをどのようにつなぎ生かすか… 276
　❹小児在宅医療から小児地域医療へ…… 276
　❺その子に合った社会資源利用………… 276
　☝訪問スタッフにみてほしいポイント … 276
医療・福祉サービス：制度の概要 ……… 277
　❶はじめに………………………… 277
　❷子どもの地域生活を支えるサービス… 278
　❸障害福祉サービスの概要……… 280
　❹障害者総合支援法の障害福祉サービス 280
　❺児童福祉法の障害福祉サービス……… 282
　❻子どもの成長発達と支援制度… 282
　☝訪問スタッフにみてほしいポイント … 282
医療・福祉サービス：相談支援と制度活用 ……………………………………… 283

- ❶子どもと相談支援（総論）……………… 283
- ❷制度活用のポイント…………………… 284
- ❸実際の支援の中でみえてくること…… 284
- 👉訪問スタッフにみてほしいポイント … 286

子どもと療育 …………………………………… 287
- ❶療育とは………………………………… 287
- ❷障害児施設・事業……………………… 289
- ❸外出が困難な障害児に対する支援…… 290
- 👉訪問スタッフにみてほしいポイント … 291

子どもと教育 …………………………………… 292
- ❶特別支援教育…………………………… 292
- ❷自立活動とは…………………………… 293
- ❸医療的ケアとは………………………… 293
- ❹特別支援教育と地域連携……………… 296
- 👉訪問スタッフにみてほしいポイント … 297

column　災害に備えて ………………………… 298

さくいん……………………………………………… 304

（本文イラストレーション：KITTA）

第 1 章

小児在宅医療とリハビリテーション

1 小児在宅医療とリハ

小児在宅医療と多職種連携の意義

> **サマリー**
>
> □ 小児在宅医療は現在，黎明期であり，いまだその必要性が社会に浸透していない．さらに，医療と福祉の協働が重要であるにもかかわらず，そのための仕組みが十分整っておらず，調整役であるべき相談支援専門員も数と質において圧倒的に不足している．
>
> □ 医師が生命の安全を守り，看護師が子どもの健康を促進し，リハ専門職が子どもの能力を引き出し，福祉職が生活を支えるという多職種連携が，小児在宅医療こそ最も力を発揮し，子どもの成長と家族の安定という大きな成果を生み出すことができる．

① 小児在宅医療の現状

　従来，在宅医療とは高齢者のための医療というイメージが強く，子どもに在宅医療が必要との認識は社会に十分に浸透していなかった．そんな中小児在宅医療が注目されたのは，2008年10月に東京都で起こった東京都立墨東病院事件がひとつのきっかけになっている．この事件は，36歳の妊婦が脳出血を起こし救急車で搬送されたが，墨東病院をはじめ都内の7つの病院に受け入れてもらえず，亡くなったというものである．当時，この事件は，マスコミが大々的に取り上げ，大きな社会問題に発展した．原因として注目されたのが，NICU（新生児集中治療室）の長期入院児による満床問題であった．これを受けて，NICUの長期入院児の受け入れ先として，在宅医療の必要性が認識されるようになってきた．その後，子どもにとって，家族と生活することが重要であるという，子どもと家族の視点からも在宅医療の重要

性が認識されるようになり，2012年の診療報酬改定で，初めて「小児在宅医療」という言葉が使われるようになった．2016年に筆者を中心に行った全国の在宅療養支援診療所14,319カ所に対する調査でも，10人以上の小児の在宅医療の経験がある診療所は93カ所であり，小児在宅医療の経験がある在宅療養支援診療所は非常に少ない．

　しかし現在，小児在宅医療は，その主な対象である「医療的ケア児」とともに大きな注目を集めつつある．医療的ケア児は，病院で発生し，さまざまな医療ケアを受けながら地域で生活している子どもである．このような子どもたちは，24時間医療が必要なために，医療と福祉，教育の地域での連携が必須であるが，わが国はまだその連携の仕組みについて制度的に未整備で，過去に実践も研究もほとんどなかった．しかし，2016年5月25日の通常国会で，新しい障害概念として，人工呼吸器などの医療を日常的に必要とする状態

を定義し，その支援が必要とした法案が成立した．以下に当該条文を抜粋する．

> 障害者の日常生活及び社会生活を総合的に支援するための法律及び児童福祉法の一部を改正する法律
> （第五十六条の六第二項）
> 地方公共団体は，人工呼吸器を装着している障害児その他の日常生活を営むために医療を要する状態にある障害児が，その心身の状況に応じた適切な保健，医療，福祉その他の関連分野の支援を受けられるよう，保健，医療，福祉その他の各関連分野の支援を行う機関との連絡調整を行うための体制の整備に関し，必要な措置を講じるよう努めなければならない．

なぜ，この法律の改正が重要なのかといえば，この法律の改正までは，わが国における「障害」の概念に「日常的に医療が必要」というものがなかったためである．「障害」はそれまで，「知的」「身体」「精神」の3障害であった．したがって，従来の「障害」の概念では，歩けて，話せて，精神的に正常な子どもは，たとえ人工呼吸器を装着していても，「障害がない」ことになってしまっていた．そのため，「医療的ケア児」支援において，その医療依存度より，身体と知的な障害の有無の方が，支援の量や内容を決める際に重視されるという状況になっていた．ただし上記の改正法は，いまだ努力目標であり，地域における医療的ケア児の具体的な支援は進んでいない．

❷ 小児在宅医療における多職種連携の意義

「医療的ケア児」は，24時間医療が必要なために，医療と福祉，教育の地域での連携が必須であるが，わが国はまだその連携の仕組みについて未整備である．医療的ケア児が急速に増加している今，医療・福祉・教育の連携のあり方について，わが国の現状にマッチしたシステムを検討・開発することの意義は大きく，それは病院のみに限定されていた医療を地域化，生活化していくことにほかならず，高齢者ではすでに超高齢社会に対応すべく，地域包括ケアの推進という形で行われている．小児でも同様の病院と地域の連携システムを構築する必要がある．

小児の在宅医療に関わる職種は非常に多いが，介護保険のような医療と介護（福祉）をつなぐ仕組みが未整備で，障害者総合支援法（障害者自立支援法），児童福祉法と医療がつながっていない．小児の在宅医療に関わる職種を表1に示した．職種は，医師，歯科医師，薬剤師，看護師，リハ

表1 小児在宅医療に関わる多職種

	地　域	病　院	ショートステイ施設 日中預かり施設
医師 歯科医師 薬剤師	往診医・近隣開業医 訪問歯科医師 地域薬剤師	外来医師・病棟医師 病院歯科医師 病院薬剤師	担当医師
看護師	訪問看護師（複数の事業所から訪問することが多い）	病棟・外来看護師	看護師
リハ専門職	訪問リハ	通院リハ	施設リハ専門職 通所リハ
ヘルパー（福祉職）	訪問ヘルパー		介護職
ケースワーカー 相談支援専門員	診療所ソーシャルワーカー 相談支援専門員	病院ソーシャルワーカー	施設ソーシャルワーカー 相談支援専門員
教育者	特別支援学校の教員		
行政	障害福祉課，保健師		

専門職，ケースワーカー（ソーシャルワーカー），教育者，行政担当者となる．また，それぞれの職種が所属するあるいは活動するフィールドとして，地域，病院，ショートステイや日中預かりなどのレスパイト施設を挙げた．

成人と小児の在宅医療の大きな違いのひとつに，患者が定期的に通院しているか否かがある．成人の場合は，さまざまな理由から病院での治療はこれ以上できない，あるいは病院では治療を受けたくないという方が，在宅医療を選択する．したがって，定期通院はせず，病院との関わりは，感染症などで治療を集中的に受けるために入院する際などの限定的なものになる．そもそも，定期通院できない患者が在宅医療の対象となる．しかし，小児の場合は，その疾患が希少疾患で，病院での検査や治療を必要とするため，ほとんどが継続して外来に通い続けることが多い．しかも，疾患の治療の方向性を病院医師が主導して決めることが多く，小児の在宅医療では，複数の医師が濃厚に関わり，医師間の連携が重要になるが，在宅医療と病院医療では，医療環境の違いから相互理解が困難で，医師間の連携も難しいことも多い．さらに，リハ，整形外科などの受診，通所，ショートステイなどで療育施設が関わっていることも多く，そこでも医師の診療を受ける．どの医師が医療的判断を行い，かじ取り役となるのか，曖昧になる可能性がある．多くの職種が関わる多職種連携において，コーディネーターの働きをするべく制度に定められているのが，相談支援専門員である．

しかし相談支援専門員は，従来，知的障害者の支援を中心に人材育成や制度が考えられており，医療的ケア児の支援を行える人材は圧倒的に不足している．厚生労働省でもその育成のためにさまざまな施策を行っている．

❸ 小児在宅医療に必要な構造

在宅医療とは，"生活を支える"ということである．生活とは何か──．朝起き，今日の予定を考えながら身支度をし，家族と語り合いながら朝食をとる，職場や学校に向かい，そこで仕事や勉強をし，社会貢献を果たす．そして仕事を終え，自宅に戻り，入浴し，1日の疲れを癒し，家族とさまざまに語り合いながら夕食をとる．そして，テレビを観たり，読書などして床に就く．時には，家族や友人と買い物をしたり，映画を観たり，あるいは旅行したり，普段できない体験を共にし，絆を深める．これが，生活である．

小児在宅医療の対象となるのは，障害や病を抱え，日常的に医療ケアが必要となる子どもである．そのような子どもたちは，このような"生活"を送ることが困難である．

図1 に示すように，上記のような生活を送るためには，①生命の安全：生命の安全の保障，苦痛の緩和と除去，②健康の維持：体調の安定，体力の向上，③社会生活：あそび，出会い，外出，学び，仕事のそれぞれが維持され，安定していなければならない．この3つの要素がすべてそろって，子どもと家族の"生活"は成り立つ．生命の安全は，すべての活動の土台になる．そこは医師のメインフィールドであるが，看護師，リハ専門職も関わる．医師は，さまざまな病態を示す子どもたちの生命の安全を保障するために，病態を診断し，種々の薬剤を用いる．また，人工呼吸器など医療機器の調整を行う．痛みや筋緊張の亢進，呼吸，胃腸症状などの苦痛があれば，薬剤などを用いて緩和するのも医師の役割である．しかし，生命が維持され，苦痛が緩和されただけでは，子どもも家族も幸せにはなれない．生命の安全に加え，健康が維持され，体調が安定し，子どもが成長していくことが重要である．毎日入浴し，清潔を保持し，感覚の過敏がとれ，健康になり，成長の土台をつくる．そして，体調の安定と健康を土台に，さまざまな出会いや体験を通して情緒や身体機能を発達させていく．ここを支えるのが，看護師であり，リハ専門職である．

リハ専門職は「健康をつくり」，あそび，出会

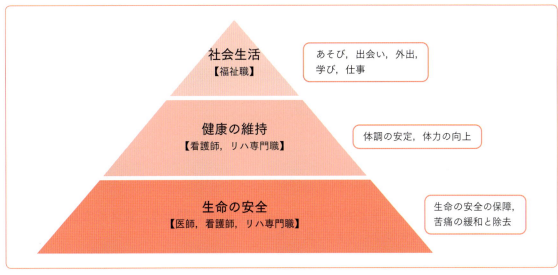

図1 子どもの生活を支える構造

い，体験，学びへと子どもたちを導く重要なガイドの役割を果たす．より安楽で安全に日常生活が送れるために，ポジショニングや日常動作をアドバイスし，あそびを通して子どもの感覚や情緒を成長させる．また，行動範囲を広げ，より多くの体験が安全に楽しくできるように，装具や車いす，姿勢保持装置をつくる手伝いをする．まさしく「活動を支え，夢を広げる」のがリハ専門職の役割である．

 訪問スタッフにみてほしいポイント

「いつも，困りごとを伝えても，『そのような子どもは見たことがない』『知らない』『対象外』と言われてきた．片時も目が離せない．この生活がいつまで続くのか．学校に行かせてあげたい．けれど……」——気管切開があるが動ける医療的ケア児の母親から直接聞いた想いである．これまで，日常的に医療機器，医療ケアが必要な子どもたちは，制度上，法律上では地域にいない，そのような子どもたちは病院にしかいないとされてきた．生活支援の欠如，医療と福祉，教育の断絶，医療だけが抱え込まざるを得ない現状がある．子どもと家族の生活の困難を理解し，医療・福祉・教育の専門職が従来の各自のフィールドをはみ出して協働し，地域で活動するシステムの構築が急務である．

（前田浩利）

文献
1）前田浩利，編：地域で支えるみんなで支える 実践!! 小児在宅医療ナビ．南山堂，2013．

1 小児在宅医療とリハ

小児在宅リハの現状と課題

サマリー

- 小児の在宅リハでは，子どものリアルな生活に密接に関わり，具体的な課題を把握し，適切な支援を行うことが必要である．
- リハの対象は，小さく生まれた子どもや重い障がいのある子どもが増えている．リハ専門職は支援の必要性は認識しているが，支援の実施は十分とはいえない．
- リハ専門職の役割は，子どもの活動を支え，夢を広げることであり，他職種と連携しながら重層的な支援を行うことである．

1 小児在宅リハのミッションと支援者の役割

これまで小児のリハは，障害児施設や小児病院が中心となって行われてきた．また，近年ではハイリスク児に対する早期介入が提唱され，周産期母子医療センターを有する大学病院や総合病院でも，積極的な小児リハが開始されるようになった．さらに，NICUやPICUなどを退院した子どもの退院後の受け皿として，在宅リハや訪問看護でも小児に関わることが増えてきた．従来の小児リハと比較し，小児の在宅リハにはどんなことが求められているのだろうか？

小児在宅リハの使命は，小児在宅医療と同様に"生活を支える"ということである．小児在宅リハでは，好むと好まざるとにかかわらず，子どものリアルな生活を目の当たりにすることになる 表1．自宅に訪問すると，まず，子どもの家での「暮らし」がみえる．居室，ベッドなど自宅内の物理的な環境のみならず，家という場（空間）がもつ雰囲気も感じ取ることができる．そこでは寝る，起きる，食べるなど子どもの生活の流れ（時間）が分かり，誰がどのように子どもに関わっているのか（人間）が分かる．次に，子どもの「身体」がみえてくる．定期的に訪問していると，子どもの体調は良いときもあれば悪いときもある．継続的に関わることで，その子どもの普通の状態が分かるようになる．体調の変化に敏感に気付けるようになり，予防策や悪化時の早期対応が

表1 在宅リハでみえる，小児のリアルな生活

「暮らし」がみえる	・家という場（空間） ・生活の流れ（時間） ・関わる人（人間）
「身体」がみえる	・普通の状態（変化に気付く） ・良い状態（予防） ・悪い状態（早期対応）
「家族」がみえる	・子ども自身の"役割" ・家族の"役割" ・家族の"思い"，"価値観"
「育ち」がみえる	・現在（現実） ・過去（振り返り） ・未来（見通し）

006

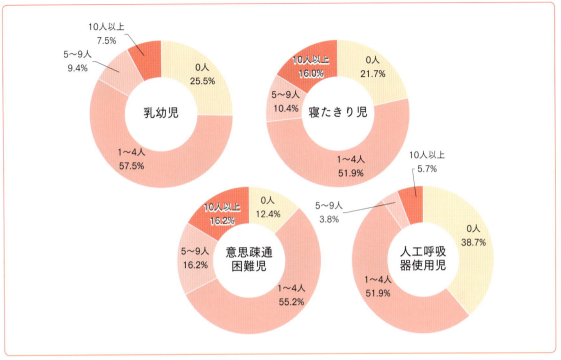

図1 小児在宅リハの利用者の特徴
（文献1，2より引用）

可能となる．さらには，「家族」がみえる．子どもだけではなく，家族も含めて捉えることで，子ども自身がもっている役割が分かる．例えば，両親にとっては子ども，きょうだいにとってはお兄ちゃん，祖父母にとってはかわいい孫などと，子どもにはいくつもの顔がある．また，両親やきょうだいなど，家族のもつ役割や大切にしている思いや価値観もみえてくる．そして，それらを含めた子どもの「育ち」がみえる．子どもの「育ち」を考えるときには，暮らし，身体，家族など，いくつもの側面から子どもの今を真摯にみていくことが必要である．過去を振り返り，未来を予測すること（来し方行く末）で，子どものライフステージに沿った支援が可能となる．つまり，小児在宅リハの役割は，子どものリアルな生活に密に関わることで，具体的な課題を把握し，適切な支援を行っていくことに他ならない．

❷ 小児在宅リハの現状と課題 ─全国調査の結果から

われわれが在宅リハ専門職に行った全国調査[1,2]では，100カ所以上の事業所が小児の在宅リハを実施していた．そのうち，「乳幼児」の利用者がいたのは約75％，「意思疎通困難」な利用者がいたのは約90％，「寝たきり」の利用者がいたのは約80％であった．また，人工呼吸器を使用している利用者がいたのは約60％であった **図1**[1,2]．NICUを退院した，小さく生まれた子どもたちや，精神・運動面とも重い障がいのある子どもが対象となっていることが分かる．さらに，小児在宅リハの対象として，濃厚な医療を必要とする子どもも確実に増えている．このような子どもと家族は，障害による生きづらさや暮らしづらさを抱えており，多様な支援を必要としている．

リハ専門職は，さまざまな支援の必要性は認識

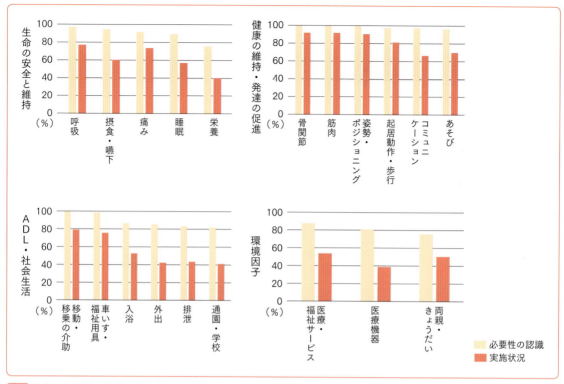

図2 支援の必要性の認識と実施状況
（文献1をもとに作成）

していたが，いずれも実施は不十分であった 図2[1]．支援の内容として，骨や関節，筋肉，姿勢やポジショニング，起居歩行など「健康の維持」や「発達促進」に関することは比較的多く実施されていたが，排泄，入浴，移動や移乗介助，外出などの「ADL」と「社会生活」に関することは少なかった．また，「環境因子」である医療機器，制度や福祉サービス，両親やきょうだいに関することも実施は少なかった．これらは，子どもの疾患が多様であること，さらにひとつの事業所のリハ専門職の人数が少なく，症例蓄積や内容の汎化が難しいなどの要因が考えられた．

❸ 小児在宅リハと多職種連携のコツ

小児に関わった経験が少ないと，リハの目標設定やプログラムの選定に難渋することが多い．小児在宅医療では，ひとりの子どもに多施設・多職種が関わっているため，より充実した重層的な支援を行うためには，お互いに連携することが欠かせない．例として，寝たきりで人工呼吸器を使用している子どもと家族が，初めてテーマパークに日帰り旅行へ出掛けることを考えてみる．その実現のためには，まず医師が人工呼吸器の調整や気管カニューレの管理などを通して生命の安全を保障する．そして看護師が日常ケアの中で，子どもの体力や健康を維持，向上させる．また，家族にも適切な医療ケアの方法を指導する．さらに，福祉職が移動方法などの検討や旅行中の介助などを実際に行う．つまり，医師が「いのちを支える」，看護師が「いのちを育む」，福祉職が「夢をかなえる」のである．リハ専門職は，ここではどんな支援ができるだろうか．例えば，旅行中に安楽な姿勢を保てるようなポジショニングや車いすの調整．例えば，喜びや楽しさを感じる気持ちを表現する手段の促進．子どもの「活動を支える」「夢

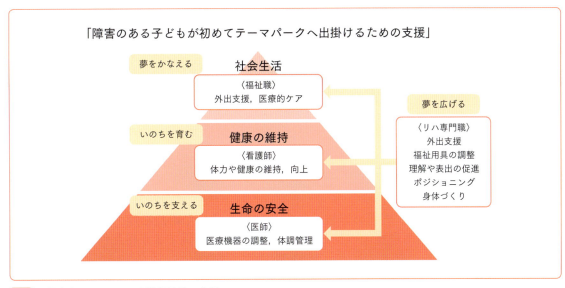

図3 小児在宅リハにおける多職種連携の実際
(文献3をもとに作成)

を広げる」ことがリハ専門職の大きな役割である．お互いの仕事を理解し合い，はみ出し合って支援することが連携のコツである 図3 [3]．

地域包括ケアでは，「重度の要介護状態になっても，住み慣れた地域で自分らしい生活を人生の最後まで継続できるよう支援する」という理念がある．これは高齢者でも，障害者でも，子どもであっても同様であり，年齢や疾患にかかわらず，地域で支えていく必要がある．

ココは押さえておこう！

小児の在宅リハでは，リハ，看護などの専門性を生かした支援のみに目を向けられる場合が多い．しかし，家族は，子どもの障害のみならず，生活や人生について多くの疑問や不安を抱えている．リハ専門職や看護師が子どもの身体機能にのみ注目する限りは，変形拘縮の程度や排痰手技のやり方程度の質問しか得られない．たとえ家族に悩みごとや困りごとがあったとしても，専門分野以外の相談を受けることはない[4]．支援には「専門性」と「関係性」による支援がある．子どもと家族の現状をしっかりと見つめ，課題を一緒に悩み，寄り添っていくという，関係性による支援が求められている．

(長島史明)

文献

1) 長島史明，他：在宅障がい児・者に対する訪問リハビリテーションに関する研究．公益財団法人在宅医療助成勇美記念財団2013年度（後期）一般公募完了報告書．2015, 25-7.
2) 長島史明，他：小児訪問リハビリテーションの現状．小児リハビリテーション．2017；1：89-99.
3) 前田浩利，編：子どもと家族の生活を支える多職種地域連携．地域で支える みんなで支える 実践!! 小児在宅医療ナビ．南山堂，2013, 17-23.
4) 長島史明，他：心身障害児に対する訪問理学療法の実際．理学療法．2016；33：619-26.

2 子どもと家族

子どものケア

> **サマリー**
> - 「発達」は，子どもが周囲の環境との相互作用を通じて新たな能力を獲得する過程である．支援者も環境の一部として子どもの発達を促すよう相互作用を意識して関わっていく．
> - 重い障がいのある子どもであっても，児童期には同世代の子ども同士の経験を積ませ，青年期には独立できるよう支援していく必要がある．
> - 支援者は，子どもの権利擁護を念頭に置き，子どもらしい生活を守るよう努力する．また，子どもの権利を尊重できているか自分に問いかけながら関わっていく．

1 はじめに

　大人と子どもの違いは何だろうか．「庇護のもとにある」といわれるが，日常生活や経済的に自立できないような重い障がいのある人はいくつになっても子どもだろうか．「成長・発達する」といわれるが，そもそも人間は一生（高齢者になっても）発達するものでもある．「子どもとは」＝「子ども観」はその人個人が育った背景や学んできた環境，職種によっても違う．子どもに関わる支援者は「この子に関わるときに大事にしたいことは何か」を共有してほしい．年齢区分や名称は法律によってさまざまであるが，ここでは医療でよく使われている名称と年齢区分を示す 表1．

表1 子どもの年齢区分

出生前期	生命の発生〜出生まで
新生児期	出生から28日未満
乳児期	生後1年未満
幼児期	生後1年以降〜6歳ころまで
学童期	幼児期以降〜12歳ころまで
青年期	12歳以降〜22歳ころまで

囲・胸囲・歯の本数など，計測が可能である．各年齢における標準的な数値を 表2 に示す．成人では身長/頭部の比率が7：1前後であるが，新生児は4：1である．3歳ころまでは頭囲と胸囲がほぼ同じ大きさであり，頭が大きくバランスがとれないため転びやすい．

2 成長とその評価

① 成長とは

　成長とは，身体全体，あるいは部分の形態的・量的な増大のことである．つまり身長・体重・頭

2 成長の評価

a. 横断的身長・体重曲線（乳幼児身体発育曲線）

　身長や体重は，母子健康手帳にも記載がある横断的身長・体重曲線（乳幼児身体発育曲線）を使

表2 形態的な成長

	出生	3カ月	6カ月	9カ月	1歳	2歳	3歳	4歳	5歳	6歳	9歳	11歳	12歳	14歳
体重	3kg	6kg			9kg	12kg		15kg	18kg			36kg		
体重比	1	2倍			3倍	4倍		5倍	6倍			12倍		
1日増加量	25～30g	20～25g	15～20g											
身長	50cm		70cm		75cm			100cm				150cm		
身長比	1				1.5倍			2倍				3倍		
頭囲	33cm	39.9cm	43cm	44.6cm	45cm	48cm	49cm	50cm	51cm	51cm				
大泉門	2.5cm×2.5cm		3.6cm×3.6cm	3.2cm×3.2cm	1歳半：閉鎖									
小泉門	1～2カ月：閉鎖													
胸囲	32cm	40cm	43cm	44.9cm	45.8cm	48.6cm	50.3cm	52cm	53.8cm	55.7cm		60cm		
胸郭	円柱状で前後径はほぼ等しい													
歯			乳歯が生え始める（月齢－6本が目安）			20本そろう				永久歯が生え始める		14歳くらいまでに28本そろう		

用し，継続的に評価していく．標準曲線に沿って経過していたが急激にグラフが下がった場合は何らかの影響（ネグレクトや疾患）も考えられるため，医療機関の受診を勧める．出生体重が小さい場合，その後の成長も標準曲線を下回っていることがある．しかし標準曲線とほぼ平行に経過していれば「その子なりに成長している」と判断してよい 図1 ．なお，自治体によっては小さく生まれた赤ちゃんに対応した母子健康手帳も作成されている（例：「しずおかリトルベビーハンドブック」など）．重い障がいのある子どもも標準的な発育曲線とは異なる経過となるため，その子どもなりの経過をみていく．

b．栄養状態

成長は身長と体重のバランスからも評価する．座位や立位が保てない子ども（あるいは車いすやバギーのまま体重測定できる計測器がない場合）は，介助者が抱き上げて体重計に乗り，差し引きする方法が多く用いられている．また，筋緊張が強く頭部から足底をまっすぐにできない場合，身長は身体を分割してメジャーで計測する[1] 図2 [2]．超重症児の肥満は呼吸や心臓に負荷がかかることから，やや痩せぎみの体型を保つよう栄養コントロールする場合もある．

3 発達とその評価

❶ 発達とは

発達とは，子どもが自らの経験をもとにして周囲の環境に働きかけ，環境との相互作用を通じて新たな能力を獲得する過程であり，精神・運動・生理などの機能が十分に育っていくことである．

❷ 発達の評価

発達には「頭部から足先へ，体幹から指先へ（粗大運動から微細運動へ）」「臓器の成熟速度は多様性がある」「感情は分化していく」「相互作用が不可欠」といった基本原則がある．特に「頭部から足先へ，体幹から指先へ」はすべての子どもに対していえることであり，発達の順番が逆になることはない．月齢・年齢において標準的な身体，言語，社会性などの発達は遠城寺式発達評価表やデンバー発達判定法などに記載されており「年齢相当の発達は何か」という視点でも使いやすい．また，子どもの得意・不得意を理解したり，次の発達を獲得させるための環境をつくるときの参考になる．小さく生まれた子どもや重い障がいのある子どもの発達はかなりゆっくりであるが，刺激ある環境の中で進んでいく．実際に入院

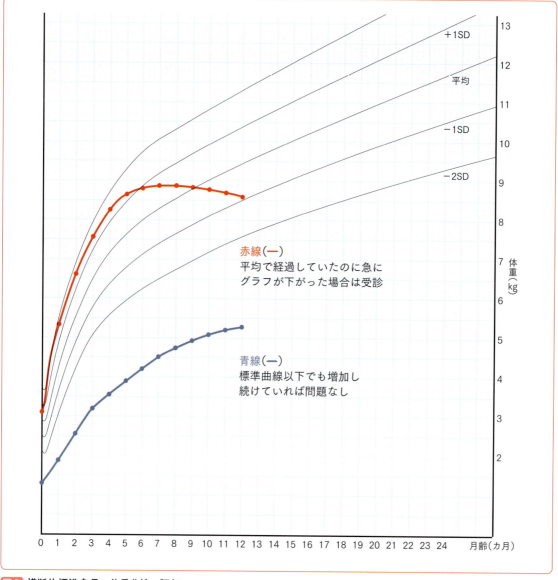

図1 横断的標準身長・体重曲線の評価

中よりも自宅できょうだいと過ごしたり，通園・通学によって，できることが増えたり反応が良くなることが多い．

❸ 相互作用

　発達には相互作用が不可欠である．指しゃぶりやオルゴールメリーも最初は偶然手が触れることから始まる．そのときの感覚を記憶できていて繰り返し行うようになる．また喃語に対して周囲が反応することで相互作用が起こり，発語や会話が促される．さらに子ども同士で遊ぶことで我慢することや相手を思いやることを学ぶ．そして，人生の基盤といわれる愛着形成も相互作用で成り立つ．発達を促すためにも相互作用を起こすような環境をつくったり，やりとりを楽しむような関わりをしていくことが大切である．

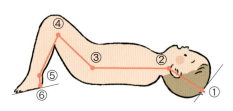

①頭頂（正中線上における最高点）
②乳様突起（耳介後方の突起）
③大転子（大腿外側部で最も突出した部位）
④膝関節外側中央（膝関節の運動中心点）
⑤外果
⑥足底点（踵部）

図2 立位困難な小児の身長測定（石原式計測法）
（文献2をもとに作成）

❹ 発達理論

　ピアジェ（Piaget），ハヴィガースト（Havighurst），エリクソン（Erikson）は発達段階に応じた理論を展開している[3]　表3　表4　表5．例えば，3歳くらいの子どもがわがままで自己中心的なのはピアジェの「前操作的思考」であり，小学校低学年くらいの子どもが宿題や治療（療養）を後回しにしてしまうのも「具体的操作期」だからである．また，ハヴィガーストとエリクソンは，現段階にある課題を獲得し克服することが重要であり，それが達成されなければ次の健全な発達は生じないと述べている．われわれは子どもが発達課題を獲得できる環境を整えたり，固有課題を獲得できるように支援していく必要がある．これは重い障がいのある子どもも同様であり，児童期の子どもには同世代の子ども同士での経験を積ませ，青年期には独立できるよう支援していく必要がある．

❺ 子どもの権利

❶ 子どもの権利条約

　国連総会では1989年に「児童の権利に関する条約」が批准され，1994年には日本でも批准された．この条約は54条からなるが，大きく4つの柱に分けられる　図3．
　われわれが支援している子どもやきょうだいに当てはめて考えてみる．家庭内で決まった大人が同じような遊びを繰り返していないだろうか．き

表3 ピアジェ（Piaget）：認知発達理論

感覚運動期 （誕生〜2歳ころまで）	・感覚と運動（つかむ，たたく，蹴るなど）によって外界と接し，認知する ・偶然を必然に変えるための行動を獲得していく ・13カ月以降になると思考が始まり，目的を達成するための手段をいくつか考え出す．また，目の前で物が隠されても見つけ出す「対象の永続性」を習得する	
前操作的思考 （2歳〜7歳ころまで）	・象徴的思考段階（4歳ころまで） 　見立てあそびやごっこあそびができるようになる ・直感的思考段階（7，8歳ころまで） 　物事を関連づけて考えられるが，見た目に影響されやすい	・自己中心性：自分の立場で物事を解釈する ・アニミズム：無生物も生きていると考える（太陽や電車，花に表情をつける） ・保存の概念が不十分：ものの量は容器が変わっても変化しないということがわからない
具体的操作期 （7歳〜11歳ころまで）	自分が具体的に理解できる範囲の事柄に対し理論的に思考したり推理することができる	楽しいことが生活の中心になるので，しなければならないこと（勉強，治療など）が後回しになる
形式的操作期 （11歳〜成人まで）	仮説演繹的に推理し結果を受け止め修正できる （仮説設定→実現→結果→原因追求→修正）	

表4 ハヴィガースト（Havighurst）：発達理論（発達課題）

発達段階	発達課題
幼児期 （0〜5歳）	〈発達課題が身体の成熟に基づくとともに，社会的環境に依存している〉 生理的安定を得る／歩行の学習／固形の食物を摂取することの学習／話すことの学習／排泄の仕方を学ぶ／性の違いを知り慎みを学ぶ／社会や物事について単純な概念を形成／両親やきょうだいや他人と情緒的に結びつく／善悪の区別と良心を発達させる
児童期 （6〜12歳）	〈発達課題が学校と関連しており，子ども同士の間での経験が発達課題の学習に大きな役割をもつ〉 普通の遊戯に必要な身体的技能の学習／友達と仲良くする／男子，女子としての社会的役割を学ぶ／読み・書き・計算の基礎的能力を発達させる／日常生活に必要な概念を発達させる／良心・道徳性・価値観の尺度を発達させる／社会的な態度を発達させる
青年期 （13〜17歳）	〈仲間集団における結びつきが家族や学校よりも強くなり，独立性，人生観を発達させる〉 同年齢の男女と新しい交際を学ぶ／自分の身体構造を理解し，身体を有効に使う／両親や他の大人から情緒的に独立／経済的に独立する自信をもつ／職業を選択し準備する／行動の指針として価値や倫理体系を学ぶ／社会的に責任ある行動を求め，成し遂げる

表5 エリクソン（Erikson）：自我発達理論

段階	固有課題	重要他者	特徴
乳児期 （誕生〜15カ月ころ）	基本的信頼感を獲得し，不信感を克服	母性的役割をもつ他者	ニードを満たす安定した養育を提供されることで達成する．これが達成できれば希望をもつことができ，それが基本的活力になる
幼児初期 （15カ月〜3，4歳）	自律性を獲得し，恥・疑惑を克服	親役割をもつ他者	しつけのプロセスで恥・疑惑の経験をしながら自分自身をコントロールできることで達成する．これができれば自尊心につながる（恥・疑惑の方が勝ると劣等感をもち攻撃的になる）
遊技期 （3歳〜6歳ころ）	積極性を獲得し，罪悪感を克服	家族	自分の意思で積極的に探索・行動することで獲得できる．このとき，友人に負けたり，やりすぎて処罰を受けるかもしれない不安や罪悪感を経験する．また，異性の親に愛情をもち，同性の親を敵対したりする．積極性を獲得できれば目的意識をもつことができ，基本的活力になる
学童期（5，6歳〜思春期が始まるころ）	勤勉性を獲得し，劣等感を克服	近隣や学校の友人，教師	学校の勉強やスポーツ，手伝いなど意味のある仕事をしていこうという気持ちを獲得する．褒め言葉や良い成績は強化因子となる．勤勉感を獲得できれば適格意識をもつことができる（劣等感が勝れば何かを習得しようとしなくなる）
青年期 （思春期〜19歳ころ）	アイデンティティを確立し，アイデンティティの拡散を克服	仲間集団や役割モデル	自己同一性の知覚と他者の認知で獲得できる．これまでの各段階における発達を統合しながら役割期待を受け，さまざまな体験をしていく．肯定的な確立ができれば忠誠心と人間的な強さを獲得し，自分自身を信じることができる

ょうだいの都合で学校を休まなければならないことはないだろうか．これは「育つ権利」を侵害していることになる．支援者は子どもの権利擁護を念頭に置き，子どもらしい生活を守るよう努力する必要がある．

❷ 健康障害をもつ子どもが特に守られるべき権利[4]

日本看護協会は1999年に「小児看護領域で特に留意すべき子どもの権利と必要な看護行為」を提示した．医療行為を受ける子どもは治療の選択

1. 生きる権利	3. 守られる権利
子どもたちは健康に生まれ，安全な水や十分な栄養を得て，健やかに成長する権利をもっている	子どもたちは，あらゆる種類の差別や虐待，搾取から守られなければならない．紛争下の子ども，障害をもつ子ども，少数民族の子どもなどは特別に守られる権利をもっている
2. 育つ権利	4. 参加する権利
子どもたちは教育を受ける権利をもっている．また，休んだり遊んだりすること，さまざまな情報を得，自分の考えや信じることが守られることも，自分らしく成長するためにとても重要である	子どもたちは，自分に関係のある事柄について自由に意見を表したり，集まってグループをつくったり，活動することができる．そのときには，家族や地域社会の一員としてルールを守って行動する義務がある

図3 「子どもの権利条約」4つの柱

権がなかったり，理解力に応じた説明がなされないことがある．また，乳幼児期から関わっていると，家族と支援者の間で情報がつつぬけであったり（子どもは話してほしくないかもしれない），学童期になっても異性の支援者がおむつ交換や入浴介助をすることもある．子どもの権利を尊重できているか自分に問いかけながら関わっていけるとよい．

訪問スタッフにみてほしいポイント

子どもと最初に関わるとき，泣かれて困った経験があるだろう．生後5カ月くらいになると，顔をじーっと見た後に泣き出すこともある．これは記憶のアルバムをめくっていると思ってほしい．物事を記憶することができるようになり，知らない「人・こと」が分かるようになっている脳神経の発達の成果である．私は「知らない人って気付いた？　偉い！　その通り！」と声を掛ける．また，ピアジェの認知発達理論を参考に，遊びを選択するのもよい．「子どもの行動が理解できない」と思ったときはぜひ発達理論を参考にしてほしい．

(小泉恵子)

文献

1) 倉田慶子，他編：ケアの基本がわかる重症心身障害児の看護．へるす出版，2016, 67.
2) 全国心身障害児福祉財団，編：発達障害幼児の家庭養育．日本財団図書館，2006.
3) 舟島なをみ，他：看護のための人間発達学．第5版．医学書院，2017, 30-57.
4) 奈良間美保，他：小児看護の特徴と理念．〈系統看護学講座 専門分野Ⅱ〉小児看護学概論 小児臨床看護総論．医学書院，2015.

2 子どもと家族

家族のケア

> **サマリー　基礎編**
> - 「家族支援」は対人関係であり，困難がつきまとうこともある．心のスイッチを切り替えて客観的に考えてみる．
> - 家族観はその人の立場や役割，経験値で変わる．これらを踏まえて言動の意味を考える．
> - 家族の強みを見つけ，家族レジリエンスが強くなるよう支援していく．

❶ 家族を客観視する

「家族支援」で最も大切なことは，寄り添い，時には共に悩みながら支えていくことである．そのことを前提として，ここでは専門職しての具体的な支援について述べる．

「家族支援」と聞くと，「傾聴する」「受け止める」「いたわる」といった言葉が思い浮かぶし，「自分は十分に対応ができている」と思う医療者もいるだろう．対象者（この場合は子どもの家族）が自分と同じ考えの場合や，不安や疲労でどんな支援でも受け入れるような状態の場合には一般的な優しさや道徳観だけで対応できる．しかし，相性がいい家族ばかりではない．対人関係なのだから困難がつきまとうのは当然である．この困難に立ち向かうときこそ，心のスイッチを入れ，「どうしてこの人はこう考えるのだろう」「なぜこのようなことを話すのだろう」と客観的に考えられるようにするとよい．

父親，母親自身の「家族観」は，自分自身が育った環境に影響される．また，若年による生活経験の不足や子育て経験の有無も関係する．

たとえ子育て経験があっても重篤な疾患を抱えた子どもの養育は初めてであり，生活リズムが変化し，行動が規制され，社会的立場が変わることもある（母の退職など）．さらに理想としていた家族像からずれ，現状を受け止めきれずにいることもある．ここでは3人の研究者による障害受容過程および受容の要件を示す．家族が今どの過程なのか考えることで家族の言動を客観視できる．

❶ ドローターの仮説

ドローター（Drotar）らは，先天異常をもつ子どもの誕生に対する親の受け止め過程を5段階で示した（「奇形をもつ子どもの誕生に対する正常な親の反応継起を示す仮説的な図」 図1 [1]）．

各段階にかかる年月は個々の家族で違うが，否定的な言動が多い家族を捉えるとき，「まだ適応や再起の段階ではないのかもしれない」と考えることができる．

❷ 中田の螺旋形モデル

中田は，障害受容は区切られた段階を経てゴール（受容）へ向かうのではなく，すべてが連続し

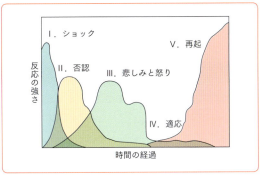

図1 奇形をもつ子どもの誕生に対する正常な親の反応継起を示す仮説的な図
（文献1より引用改変）

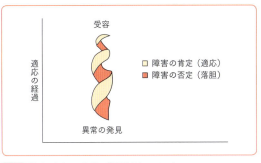

図2 障害受容の過程（螺旋形モデル）
（文献2より引用）

た過程であると提唱した（「螺旋形モデル」図2[2]）．親には障害を肯定する気持ち（適応）と否定する気持ち（落胆）の両方が存在し，それを繰り返しながら受容の過程に近づくという螺旋形モデルである．

「いつか良くなるかもしれない」と期待していたり，「この子をありのまま受け止める」と思っていても，乳幼児健診や学校などで他児と比べて落胆する姿はイメージしやすいだろう．否定的な言動であっても，今が否定や落胆の「時期」なのだと受け止めることができる．

❸ 佐鹿の障害受容のための4つの要因

また，佐鹿は障害受容過程に必要な4つの要因を示している 図3[3]．社会受容も含めてどれが充足していてどれが不足しているのかを考えることで目の前の家族を客観的に捉えることができる．

家族支援としては不足している箇所を補うこと

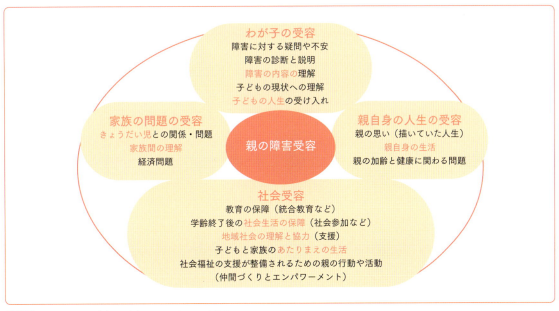

図3 親がわが子の障害を受容していく4つの要因
（文献3より引用改変）

ができるように働きかけることも重要だが，適応状態でない場合は「押し付け」として捉えられることもある．特に家族支援の経験が豊富な者は「こうすべき」「これが一番良い」と考えがちなので，「親切の押し売り」になっていないかどうかを自問自答する必要もある．

家族に対する考え方は，親の立場で子どものことを考えるときと，子どもの立場で親のことを考えるときではまったく違う．さらに嫁の立場であれば義父母の意見に左右されるときもある．

また，自分が子どもだったときの親との関係性と，自立してからの関係性は違うはずであり，月日の経過とともに変化する．このように家族観はさまざまな影響を受けるので，「変わっていく」ということを念頭に置きながら支援していくようにする．

❷ 家族レジリエンスを支え，育てる

「レジリエンス」とは，逆境に直面したときに，それにうまく適応する力であり，それは性格的特性ではなく周囲からの働きかけや適切な支援によって変化しうる．つまり，個人と環境との相互関係で高めることができるとされている．また「精神的なしなやかさ」ともいわれ，逆境やストレスを盾のような強固な力で跳ね返すのではなく，竹のようにしなやかによけつつ楽観的でポジティブに考えることである．個人の特性としてレジリエンスが低い人もいるだろうが，前述したように環境からの働きかけで高めることができる．同様に「家族レジリエンス」も「家族がストレスに立ち向かい，立ち直るための家族の能力」[4]だといわれている．

在宅支援をしていると，「この家族で医療的ケ

表1 家族レジリエンスの手掛かり

- 家族が一丸となって前向きに未来を信じて取り組むこと
- 家族がお互いに共通するものをもつこと
- 家族とりわけ夫婦が対等の関係であること
- 社会経済的に安定していること

（文献5をもとに作成）

ア児を育てていけるのだろうか」とスタッフが不安になってしまう親がいる．支援を明確にするためとはいえ不足な面ばかり挙げていくと，支援チームも不安になるし気持ちが滅入ってしまう．そして「親切の押し売り」が始まりがちである．

どんな親でも家族でも「強み」がある．まずは，小さなことでもよいのでその強みを見つけ，支えていくことを意識する．そして家族レジリエンスを信じ，うまく機能していくように導けるとよい．

例えば，得津らは家族レジリエンスの手掛かりを4つ述べている 表1[5]．ここに夫婦の対等性が挙がっているが，子どもが入院中の母親は夫（父）が実際何を行ったかではなく，母親の期待していることを行ってくれたかどうかで評価しており，期待したことをしてくれないと関係性が悪化していく[6]．父の頑張りを言語化して褒めるなど，夫婦間の関係性を保つための行動も家族レジリエンスを支援していることになる．

最初に述べたように，家族支援は対人関係である．支援者自身のレジリエンスも必要であるし，身体的・精神的疲労は家族を客観視するための思考を鈍らせる．自分一人で家族を支援しているのではなく，チームで支援していく意識を常にもっていきたい．

（小泉恵子）

文献

1) Drotar D, et al：The adaptation of parents to the birth of an infant with a congenital malformation：a hypothetical model. Pediatrics. 1975；56：710-7.
2) 中田洋二郎：親の障害の認識と受容に関する考察―受容の段階説と慢性的悲哀. 早稲田心理学年報. 1995；27：83-92.
3) 佐鹿孝子：親が障害のあるわが子を受容していく過程での支援（第4報）：ライフサイクルを通した支援の指針. 小児保健研究. 2007；66：779-88.
4) 中平洋子, 他：Family Resilience概念の検討. 家族看護学研究. 2013；18：60-72.
5) 得津慎子, 他：家族レジリエンス尺度（FRI）作成による家族レジリエンス概念の臨床的導入のための検討. 家族心理学研究. 2006；20：99-108.
6) 戈木クレイグヒル滋子：闘いの軌跡―小児がんによる子どもの喪失と母親の成長. 川島書店, 1999, 63-4.
7) 奈良間美保：親であること, 家族であること, 自分らしくあること, そのための在宅医療. 小児看護. 2014；37：929-34.
8) Walsh F：The concept of family Resilience: crisis and challenge. Fam Process. 1996；35：261-81.
9) 鈴木和子, 他：家族看護学 理論と実践. 第4版. 日本看護協会出版会, 2012.

> **サマリー　実践編**
> - ☐ 子育てとケアを両立することの苦労を知り，持続可能な生活スタイルを考えていく．
> - ☐ 家族のあり方を長い目で捉え，課題も変化していくことを知る．
> - ☐ きょうだいのケアも大切な関わりであり，家族すべてをケアの対象と捉え支援する．

　子どもの退院に当たり，両親は自宅に迎え入れることの喜びとともに，たくさんの不安も抱えながらケアを始めることになる．医療ケアが必要な子どもの家族は昼夜となく続くケアに忙殺され疲労していることも多い 図1 ．吸引が頻回な場合は，夜眠るときに夫婦交代で眠っている場合もあり，24時間体制を自宅で維持することは両親の体力，気力，QOLなど大きな課題が待っている．

1 生活する中での家族の課題

❶ 事例1：自分ひとりで頑張りすぎる母親

　もともと家事も子育てもきちんとしているAちゃんの母親．子どもが体調を崩すと寝ずの番になり，家事もこなしているうちに睡眠不足，ややうつ的になる．「きょうだいのことを考えてやれなくなる」「今後自分が入院などの事態になったときに，どうすればよいか分からない」と訴える．ヘルパーやショートステイなどのサービスを利用するなどで乗り切る必要があると伝えると，「分かっている」と言う．しかし，吸引や医療管理のことなどが不十分になるのではないかと考えると，サービスを利用する気がなくなってしまう．

●課題

　医療ケアが必要な重度の子どもは医療機器の操作や吸引などのケアをデリケートに行う必要もあり，行き届いた丁寧なケアをしている親にとって，なかなかサービスに任せることができない場合がある．

●対応

　親が体調不良になり，それが続くとサービスの導入自体が難しくなるため，余裕のあるときからサービスを使うことが大切である．親の負担感は，看護師＜ヘルパー＜デイサービス＜ショートステイと大きくなることが多いため，まずは在宅サービスの中でマンパワーを増やす，それから療育機関やデイサービスなどで付き添いまたは母子分離を経験したのち，ショートステイを導入できるとよい．持続可能な生活スタイルを検討し，サービスを利用しながら乗り切っていけるよう支援する必要がある．

　親の力にも個人差がある．われわれは親の介護力や，親が子どもの体調を見極める力もみておかなければならない．例えば，若くて理解がよく，手順などの獲得がスムーズな親は，子どもの不調があると，直接かかりつけ医や看護師と対応を検討できることが多い．しかし成人期になってから重度化した子どもの場合は，親の年齢も高いことが多く，医療機器の取り扱いに混乱したり，体調悪化時の見極めが遅れたりすることがあり，対処に工夫が必要である．

❷ 事例2：夫婦の子育て観や役割分担のすれ違い

　Bちゃんの母親から相談を受けた．「夫は子どもの世話を全くしていない．注入や吸引などやってほしいことはたくさんあるが，いつも仕事に行

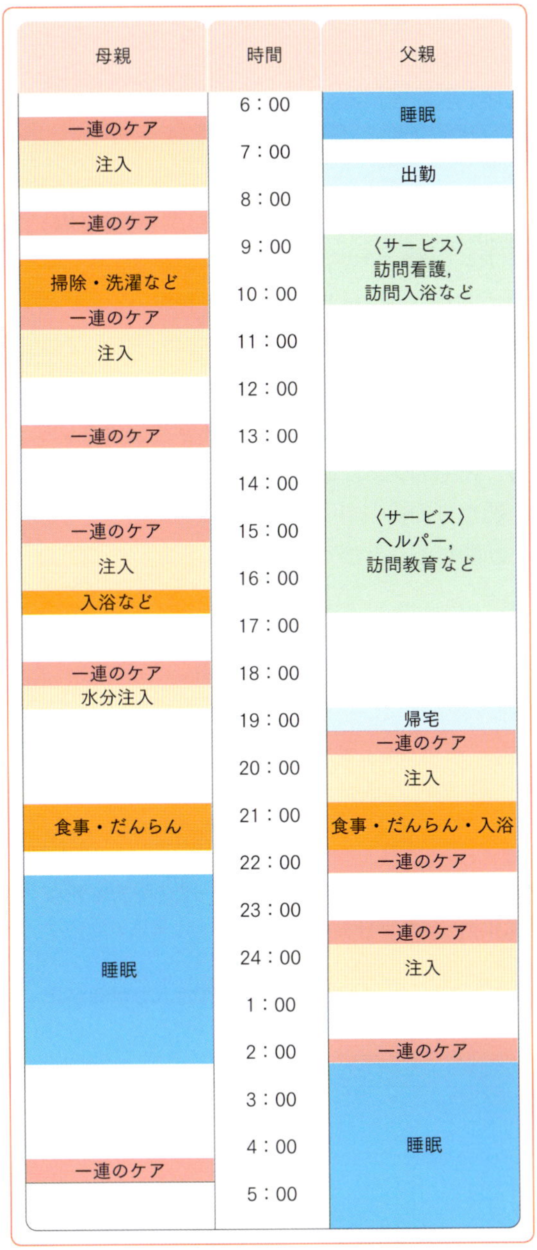

母親	時間	父親
一連のケア	6:00	睡眠
注入	7:00	
	8:00	出勤
一連のケア	9:00	〈サービス〉訪問看護，訪問入浴など
掃除・洗濯など	10:00	
一連のケア	11:00	
注入		
	12:00	
一連のケア	13:00	
	14:00	〈サービス〉ヘルパー，訪問教育など
一連のケア	15:00	
注入	16:00	
入浴など		
	17:00	
一連のケア	18:00	
水分注入		
	19:00	帰宅
	20:00	一連のケア
		注入
食事・だんらん	21:00	食事・だんらん・入浴
	22:00	一連のケア
	23:00	
睡眠	24:00	一連のケア
		注入
	1:00	
	2:00	一連のケア
	3:00	
	4:00	睡眠
一連のケア	5:00	

図1　24時間対応の家族スケジュール

一連のケア：吸引，体交，排痰（バイブレーションやカフアシスト）など．母はケアの合間に炊事，洗濯，掃除などをする．

● 課題

　重い障がいのある子どものケアは母親が支えていることが多いが，子どもの成長に伴って服薬や栄養などのケアも変化する．父親と母親の子育てやケアに対するすれ違いは，在宅ケアを始めて数年経ち，家族間の役割分担が根付いてくる時期に起こりやすい．

● 対応

　24時間続くケアに加えて家事をこなすことは，母親にとって非常にハードな生活となりやすい．さらに外出の機会も少なく，社会から隔絶されている感じを受け精神的にも負担となってくることがある．父親には危機管理の意味も含めて，半年に一度ないし1年に一度は，ケアのあらましや変化を理解しながらケアに参加してもらえるよう配慮することも一案である．

　当人同士の話し合いよりも，担当者会議などでテーマに挙げると父親も理解しやすくなる．また，父親の目は，家族全体が安定し衣食住に困らないようにといった家長としての責任感が大きく，ケアを担う母親の健康も気遣うことが多い．対して，母親は子ども中心の目になりがちであるため，母親にも父親が感じている「家長」の意識を理解してもらう必要もある．

❸ 事例3：感染への不安が強く，外出できない母親

　感染することが命を脅かすこととNICUで説明されて過ごしたCちゃんの母親．Cちゃんが3歳になっても屋外に出掛けることができない．ケアはNICUの方法が一番と厳密な感染対策をしている．Cちゃんが療育などに行って疲れてしまったり，体調を崩したりすると，療育にも行くことをためらってしまう．

● 課題

　遺伝子疾患や難病をもっている子どもには，出生時に「この疾患の子どもは数年で命を落とす可能性がある」と説明されている場合がある．感染

っているので，久しぶりにやろうと思うと忘れているからやるのが怖いと言われる」．また，「夫は私の健康の心配をするけれど，心配すべきは大切な子どもであるBちゃんのことでしょう？　と思って腹が立ってしまう」とのこと．

リスクを恐れて外出させることができず，NICUのやり方が一番と思って，子どもの成長や生活に即した工夫ができない．

● 対応

両親にとって，出生時の医師の説明はいつまでも心に残るものであり，なかなか修正することができない場合もある．そんなときに新しいことへのチャレンジは不安ばかりになってしまうことが多く，それを言い出せない親もいる．しかし，身体の全ての器官が小さなころは慎重なケアが求められるのに対して，身体が大きくなるにつれて生き抜いて安定していくことも多い．子どもの成長発達を喜びながら，子ども自身が強くなってきていることを伝え，いつでも連絡相談できることや，バックアップを保証しながらチャレンジを促していく．訪問の中で親と一緒に数十分，屋外に出てみることも一案である．

❷ きょうだいのケア

家族の課題としてはきょうだい（兄弟姉妹）のケアも必要である．285ページ（事例2 Bちゃん：忘れてはいけないきょうだいの思い）にあるように，きょうだいは多くの我慢や気遣いを無意識的に行っている．ケアに必要な時間は親に関わってもらえず，中には退行を示すきょうだいもいる．在宅のケアにあたるスタッフにはきょうだいを関わりの輪の中に入れ，時には母親ときょうだいが関わることができる時間も提供してほしい．

✓ ココは押さえておこう！

おおむね10歳代までは，成長とともに獲得していく機能も多く体重身長も増加する．しかし重い障がいのある子どもは，20歳代後半～30歳代には呼吸機能や心肺機能，消化機能の低下が出現し，親の介護負担は増大していく．そのような時期に在宅医療や相談機関の適切な介入がないと，親の不安と精神的負担は増大してしまう．ある母親は，子どもが入退院を繰り返し大きく体調が変化したときのことを振り返ってこう言った．「もう，医師や看護師も信用できない．この子を守れるのは母親の自分自身だ．この子が死んでしまったら自分も死ぬ時だと思い誰にも相談できずに不安でした」．子どもの体調変化や，医療依存度が上がったときに家族の危機は訪れる．家族の不安や負担感の変化もよくみておく必要がある．

重い障がいのある子どもの在宅ケアも増えている現在，40歳代の重症心身障害の子どもを70歳代の母親が介護しているといった状況をみても，地域・社会で支えてくことは必須である．長い経過をみながら，多くの目で見守り，家族そのものを支えていくことが大切である．

（星野　暢）

📕 文献

1) 西村理佐：ほのさんのいのちを知って 長期脳死の愛娘とのバラ色在宅生活．エンターブレイン，2010．

第2章

小さく生まれた子どもの
リハビリテーション

1 低出生体重児の特徴

低出生体重児の特徴

> **サマリー**
> - 人口動態ではわが国出生の10人に1人が2,500g以下の低出生体重児で，少子化の中，1,000g未満の超低出生体重児の出生数は増加している．
> - 早産低出生体重児は周産期センターでのケアが必要で，超早産児の中でも長期入院児では人工呼吸器を装着したままで退院となる子どもが増加している．
> - 低出生体重児の医療的なゴールは彼らが幸福な社会生活を送ることにあり，正期産児よりハンディキャップ率は高く，フォローアップが必要である．

1 NICUについて

❶ 新生児医療と死亡率の変遷

　日本の新生児医療の始まりはおおよそ1950年代にさかのぼる．図1に示すごとく，出生1,000人当たりで示される新生児死亡率（1カ月未満の死亡）は約30から，2015年には0.9と世界トップを堅持している．ここに至る間には諸先輩の多くの業績と臨床への取り組みがある．

　主に2,000g未満児を対象にした入院医療費助成には，養育医療が1960年代に施行され，1970～80年は各地にNICUが開設され始め，新生児用の人工呼吸器による呼吸障害への治療が開始された．当時早産児呼吸障害で呼吸窮迫症候群（RDS：respiratory distress syndrome）の病態解明が進み，人工サーファクタントが開発され，未熟児に対する薬剤として最初に承認され，治療が進んだ．その後総合周産期母子医療センターの充実に向け，人口100万人に1施設の設置目標と新生児蘇生法の普及とともに，低酸素性虚血性脳症への低体温療法の導入後，新生児死亡

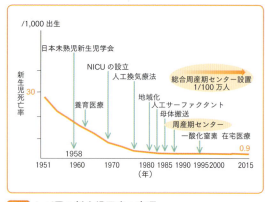

図1　わが国の新生児医療の変遷

率は0.9となり，さらに改善へと向かっている．

❷ 周産期母子医療センターとは

　周産期に関わる高度な医療施設で産科と新生児科の両方から構成され，総合周産期母子医療センターは，母体・胎児集中治療管理室（MFICU）6床以上を含む産科病棟と，新生児集中治療管理室（NICU）9床以上を含む新生児病棟を備える．人口100万人当たり1施設を目標として設置さ

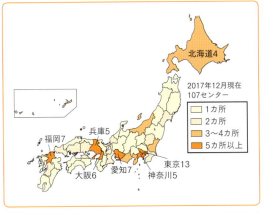

図2 わが国の総合周産期母子医療センター 都道府県ごとの分布

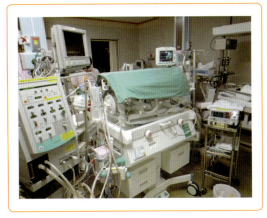

図3 NICU1床の機器を含む全景

れ，現在107カ所が認定されている 図2．

地域周産期母子医療センターは，産科・小児科（新生児）を備え，周産期に係る比較的高度な医療行為を常時担う医療機関とされており，2017年4月現在全国に300施設が登録されている．わが国の基準では，保険適用による集中治療加算に対し3病床当たり1名の看護師が従事する必要がある．その他24時間専任の医師への条件など詳細に基準が設定され，心理職を置くことなど，他職種の参加が求められるようになりつつある．

❸ NICUとGCU

a. NICU（neonatal intensive care unit：新生児集中治療施設）

低出生体重児をはじめ，病的新生児（成熟児呼吸障害，低酸素性虚血性脳症，代謝異常疾患，黄疸など）の治療が行われる．

b. GCU（growing care unit：回復期治療施設）

NICUでの治療から，自宅退院に向けてのケアを行う施設．NICUと併設される．

❹ 保育器，各種医療機器

NICUには多くの医療機器が配置され，付随して電源，医療ガス配管が組み込まれたユニットが配備されている 図3．

a. 保育器

近年保育器は多方面から機能が改善されている．新生児の保温，保湿を主目的とし，超低出生体重児へのケアでは，外気温の影響を少なくするため，壁を二重にし，その間に温風を流すなど高度な設計がなされている．中の換気，空気の流れにも配慮され，これにより機械から発生する騒音への対策も施され，米国では45dB以下を推奨している．

b. 人工呼吸器

新生児用に多くの機種がある．気管挿管を行った後の換気法は，従来の間歇的陽圧換気と，高頻度振動換気がある．

間歇的陽圧換気は成人と異なり，吸気圧の上限を設定，吸気時間を維持し，呼気に移行する従圧式を採用している．呼気では常に肺を一定に拡張させておく呼気末端の陽圧（PEEP：positive end-expiratory pressure）を維持されている．これに加えて，子どもの吸気努力を感知して肺に空気を送るSIMV（synchronized IMV）が比較的使用される．

高頻度振動換気（HFO：high frequency oscillatory ventilation）は，1分間に900回程度の振動を与えて換気する方法で，一定の圧で肺を膨らませた上に一回換気量が死腔を超えない設定で振動を与え，肺胞が大きく膨張，収縮を繰り

返さない，肺を守る換気法のひとつで，超低出生体重児などの長期にわたる人工呼吸法として普及している．

c．CPAP装置

経鼻で陽圧をかけることで，肺の膨らみを補助し，軽度の呼吸障害，未熟性による無呼吸の治療に用いられる．初期の新生児医療が始められた時代では，本装置によって，呼吸窮迫症候群への治療成績が大幅に改善された．

d．パルスオキシメータ

子どもの動脈拍動を捉え，血液中のヘモグロビンの酸素飽和度を非侵襲的，経時的に測定する方法で，心拍数，呼吸波形とともに循環の指標として重要な位置付けである．低酸素症の予防，低出生体重児への高濃度酸素過剰投与の回避目的に，数値設定が提唱されている．

e．経皮酸素炭酸ガスモニタ（TcPO$_2$，CO$_2$モニタ）

子どもの皮膚を37～43℃程度に温めることで皮膚の毛細血管を動脈化（加温効果）し，皮膚から発散する酸素，炭酸ガスを検知する．炭酸ガス変化は視覚による感知ができないため，呼吸管理に有用．

f．マルチモニタ

新生児のパラメータをリアルタイムに，経時的にグラフィック化も取り入れて記録する．心電図からの心拍数，パルスオキシメータ，呼吸波形（数）が基本．血圧，脳波なども併せて記録表示できる装置．

g．輸液ポンプ

新生児の輸液は，量，内容ともに日齢によって異なる．輸液ラインの数が多い場合は，1人の子どもにいくつもの輸液ポンプが装着される．

h．aEEG（amplitude-integrated EEG）

新生児の脳機能を経時的に記録し，グラフィックとして表示する．波形のパターンで子どもの背景脳波，けいれん，覚醒度を評価．低体温療法導入では，補助診断に用いられている．新生児では2チャンネル（左右の活動が分かる）を用いることが多い．電極数は5個．

❷ 入院児の特徴（低出生体重児，合併症・治療）

❶ 低出生体重児の分類

出生体重2,500g未満を低出生体重児，1,500g未満を極低出生体重児，1,000g未満を超低出生体重児と定義されている．わが国の出生数は少子化傾向にあり，年間出生数は100万人を下回った．この中でも低出生体重の占める比率は，2000年過ぎから10％に近づき，この数年これを維持している．原因は特定されていない．また，超低出生体重児出生数はこれらに反して増加しているのが人口動態の特徴のひとつである．在胎22週以後の死産と生後7日未満の早期新生児死亡を総出産数で除した周産期死亡率は低下しており，現実に超低出生体重児そのものが増加しており，NICUのニーズは今後も増加が予想される．

❷ 身体的特徴

低出生体重児の身体的特徴は，呼吸機能，体温調節が未熟であること，また新生児成熟度評価法（Dubovitz，Ballardら）のごとく，神経学的所見つまり筋緊張度は低く四肢は弛緩しており，外表所見は皮膚はみずみずしいものの毛深く，耳介など軟骨は極めて軟らかい．

❸ 合併症（PVL，CLD，IVH，ROP，PDA）

低出生体重児ではより低体重で，在胎が若いほど合併症の頻度は増加する．代表的な疾患について概要を述べる．

a．脳室周囲白質軟化症（PVL：periventricular leukomalacia）

未熟児脳性麻痺の主因．在胎24～32週にみられる脳室周囲の虚血性変化の結果，神経細胞壊死が生じる．本病変部位は錐体路，特に下肢の運動

ニューロンが関与し，これによって，機能が発達する予定日6カ月周辺以後に痙性麻痺を主体とする運動機能障害を発症する．病変は3週間ほどで完成するが，経過中超音波検査では，病変部位の輝度が増強する．

診断には超音波およびMRIが用いられる．

b. 新生児慢性肺疾患（CLD：chronic lung disease）

早産児で主に出生時の呼吸障害の後，生後28日または修正36週を超えて，酸素投与を必要とする肺障害をもつ子どもの診断に用いる．

在胎32週未満，出生体重1,500g未満の早産児がこのような病態を来す原因は，以下の3つの機序で説明される．①肺胞を広げておくサーファクタント欠乏による無気肺，その手前の終末細気管支の損傷によるもの，②人工換気による肺胞の過伸展による損傷，③子宮内炎症，特に絨毛膜羊膜炎による炎症に人工換気による圧障害が拍車をかけて肺損傷を来す．

診断分類は原因疾患と，レントゲン所見で6種類に分類されている．

c. 脳室内出血（IVH：intraventricular hemorrhage）

新生児の脳血管の脆弱性と止血機構の未熟性によって，頭蓋内出血を来しやすい．出血部位によって分類され，早産児と正期産児では出血機序，部位ともに異なる．

低出生体重児では，脳室内出血が多く，発症部位は側脳室全周，特に前方に位置する脳室上衣下胚層である．血管は特に脆弱で薄く弱い毛細血管に富み，代謝は亢進し，内皮細胞は1枚のみ，低酸素，虚血には弱い．脳圧，脳血流の変化を受けやすく，自律神経調節能が脆弱である．32週を過ぎるころには縮小し，影響を受けにくくなる．出血の程度は脳室内穿破の程度と実質内出血で4つの度数に分類され，Ⅲ度・Ⅳ度は神経学的後遺症の発症が高い．

d. 未熟児網膜症（ROP：retinopathy of prematurity）

早産による網膜血管の不完全な形成により，病的な血管増生が起きるため盲になり得る疾患である．いまだ世界的に，子どもたちの視力障害，盲の主因となっている．毎年世界で3万人の早産児が苦しんでいると報告されている．未熟産を防止するのはもちろん，過剰の酸素投与を避けるとともに，血管内皮増殖因子の抑制などの薬剤治療も進められている．

e. 動脈管開存症（PDA：patent ductus arteriosus）

胎児期には，肺動脈と大動脈を継ぐバイパス血管として重要な役割を果たす動脈管は，出生による第一呼吸とともに，肺への血流が増大し，バイパスとしての血管の役目は終了し，自然に収縮閉鎖，右心系と左心系が独立に向かうものである．しかし早産，低出生体重児では閉鎖が起きにくく，このバイパスを介して胎児期とは逆の方向に血流が生じ，大動脈から肺動脈へと血流が増加し，肺血流が上昇するために，心不全，呼吸不全を発症する．この状態を動脈管開存症といい，早産児に特徴的な病態をつくり出す．薬剤による動脈管の閉鎖，外科的結紮術による治療などが行われている．

❹ デベロップメンタルケアとファミリーセンタードケア

低出生体重児はNICUをはじめとする新生児治療施設での入院を余儀なくされ，その期間は体重，在胎に反比例して長期となるため，母子の分離期間が長期にわたることもしばしばである．体重が2kgを超えて呼吸と哺乳が安定し，環境適応が確認されると退院となるが，出生体重1,000gでは2カ月余りの入院期間が必要となる．

デベロップメンタルケア（DC：developmental care）は，子どもの発達に適した環境整備，ストレスへの配慮・回避，家族参加での養育，母親・家族へのエモーショナルサポートをその中心

に置くという考え方のもとに新生児医療を行っている.

ファミリーセンタードケア（FCC：family-centered care）は，DCの考え方に加え，家族の尊厳と尊重，情報共有，意思決定への家族の参加を促すとともに，家族と医療者の協働に焦点を当てながら，新生児医療を行おうとする考え方である．近年はNICU入院中のみならず，広くこのケアのコンセプトを理解し，出生前から退院後に至るまで一連の流れを保ちながら，入院児，家族と医療スタッフが交流を続けながら成長に寄り添う姿勢の必要性が求められている．

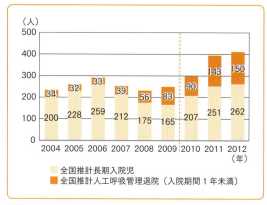

図4 長期入院児と退院時人工呼吸管理児の推定全国推移
（文献1より引用）

❸ 退院後の課題

❶ 低出生体重児の発達予後（脳性麻痺，発達障害など）は？

周産期医療のゴールは急性期治療のNICUを無事退院することではなく，子どもたちが幸福な社会生活を家族と過ごせることにある．このための退院後の発達追跡は必須であり，年齢ごとの評価は現場に常にフィードバックされる必要がある．

PVLによる脳性麻痺（CP：cerebral palsy）は近年減少していると報告されている．発達障害は近年注目され，診断が確立されるにつれ，頻度は増加している．

❷ 長期入院児は増えている？ 人工呼吸器を装着したまま退院！

NICU長期入院児が退院できないため，人工呼吸器装着をしている場合には，NICUベッドを占拠する結果となる．このような子どもを受け入れるための重心施設は飽和状態で，年余にわたる待機時間が発生する．このため，新規呼吸管理を必要とする新生児の入院ができないという悪循環を解決するべく，呼吸器を装着して在宅医療に移行する体制が整備されてきている．厚生労働省研究班調査では，2010年以後長期入院児が増加している上に，人工呼吸器を装着したままでの退院数の増加がみられている 図4 [1]．

❸ 退院調整会議と構成メンバー

NICUから在宅医療への移行を円滑にするため，近年多方面から，そして入院後早期からの対応を考えるようになっている．

患児が在宅医療に移行する場合，日常環境でサポートしてくれる可能性のある職種などが集まって家族を支援し，1日24時間が円滑に進むように調整するための連絡会議がある．退院調整会議と同意義で扱っている施設もある．子どもが入院した場合，退院調整担当と病院のメディカルソーシャルワーカー（MSW）とが協力して関連職種に連絡して，一同に介し，それぞれがカバーできる内容を提案．患児の医療機器の装着度，重症度によって参加が必要な職種が異なっている．代表的な事例に対する参加者一覧 図5 を示す．本人を取り巻く家族環境を確認し，きょうだいがいる場合や，受診が必要な場合に合わせ在宅担当医が診療できるか，などの打ち合わせの必要が生じることがある．主な参加者は，MSW，病院主治医，在宅主治医，保健師，訪問看護師，相談支援専門員，行政，ヘルパー，家族（母親）などである．

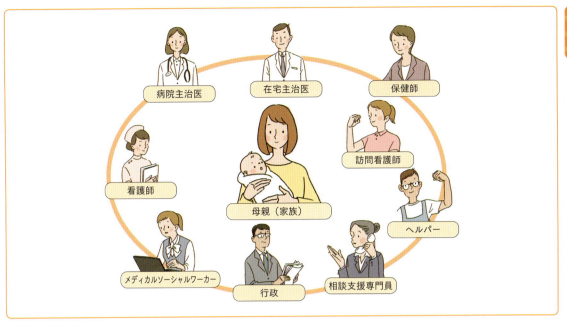

図5 退院調整会議の参加職種例

 訪問スタッフにみてほしいポイント

　患児には笑顔で，目を見て接し，声掛けをしながらケアを行うことは全ての基本である．
　母子健康手帳を見せてもらい，後半にある発育曲線で体格の経緯を把握する．特に，頭囲の発育状況は神経学的発達には重要である．その際には，極低出生体重児では3歳周辺まで修正在胎を用い，出生在胎と40週までのギャップの週数を差し引いたみかたをお願いする．
　特に錐体路症状が顕著となるのは，修正6カ月周辺からであり，それまでは錐体路にPVLによる空洞形成があっても，痙性は顕著とならない．脳性麻痺がある場合は，成人と異なって痙性麻痺が主体となっている．
　発達に伴う変化を確認しながらの訪問リハが，子どもたちにとっても有用である．

（側島久典）

文献

1）田村正徳：厚生労働科学研究 重症の慢性疾患児の在宅での療養・療育環境の充実に関する研究 平成25年度総括・分担研究報告書．2014, 11.

2 小さく生まれた子どものリハ

小さく生まれた子どものリハ

> **サマリー　NICU編**
> - NICU入院中の早産児・低出生体重児は，正期産児と違い落ち着きのなさや反り返り，筋緊張の亢進などを認めるため，適切な週数に適切な介入が必要である．
> - NICU入院中より，呼吸理学療法やポジショニング，哺乳支援，発達支援，家族支援などのリハを早期より介入していく必要がある．
> - NICU退院後の生活を考えて，リハ介入初期より子どもの特徴に合わせた支援を，家族と一緒に行っていくことが大事である．

1 小さく生まれた子どものリハ

❶ 小さく生まれた子どもの特徴

小さく生まれた子ども（低出生体重児）は，予定日付近で体重が2,500g以上で生まれた子どもと比較して 表1 図1 のような特徴を有し，出生後早期より子どもの状態に合わせたリハを提供する必要がある．

❷ 低出生体重児に対するリハ介入の目的や意義

低出生体重児は，正期産児と比べ，落ち着きに

表1 正期産児と低出生体重児の比較

	正期産児	低出生体重児
覚醒	落ち着いている	落ち着きにくい
筋緊張	正常	亢進あるいは低下
姿勢	安定	不安定になりやすい
哺乳	良好	不良の場合がある
発達	正常	遅滞傾向がある

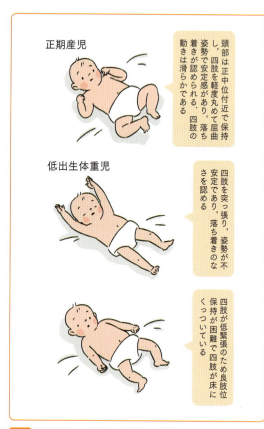

図1 正期産児と低出生体重児の特徴

正期産児：頭部は正中位付近で保持し，四肢を軽度丸めて屈曲姿勢で安定感があり，落ち着きが認められる．四肢の動きは滑らかである

低出生体重児：四肢を突っ張り，姿勢が不安定であり，落ち着きのなさを認める

四肢が低緊張のため良肢位保持が困難で四肢が床にくっついている

くさや筋緊張の亢進あるいは低下などの特徴を有し，発達遅滞を認めることがある．そのため，疾患や病態，修正週数，子どもの反応（ストレスサイン・安定化サイン）に注意しつつ，呼吸・姿勢の安定化やストレスからの保護，哺乳支援，発達支援を早期から行っていくことが大事である．

❸ 埼玉医科大学総合医療センターにおけるリハの介入内容や時期について

当院においては，呼吸状態が安定した子どもに対して修正34～35週ころから経口哺乳支援を行い，経口哺乳が一定量摂取できてくる38週ころからは，発達評価・促進を中心に介入を行っている．その他の介入時期については 図2 を参照されたい．

❷ NICUのリハ：ポジショニング

● 目的
安静の保持や筋緊張の調整のため早期より行う．
● 意義
良肢位による姿勢の安定や呼吸循環器系の安定化を図る．また，長期的な変形予防や子どもの自律神経や運動の安定化を促進する．低出生体重児におけるポジショニングの特徴を 図3 に示す．

低出生体重児は，出生後より高度な医療が必要となるため，光や聴覚刺激を過剰に受ける．早産児は，これらの外部や環境からの刺激に対して相互作用を図るため，さまざまなサインを示している 図4 表2[1] 表3[1]．これらのサインを読みとりながらポジショニングをしていくことが大事になる．低出生体重児におけるポジショニングの特徴ごとに，支援方法を 表4 にまとめておく．

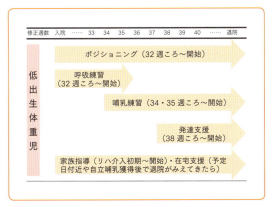

図2 埼玉医科大学総合医療センターにおけるNICUでのリハ介入の流れ
修正週数：予定日を基準とした週数（例：予定日より4週早く生まれた早産児は修正36週となる）

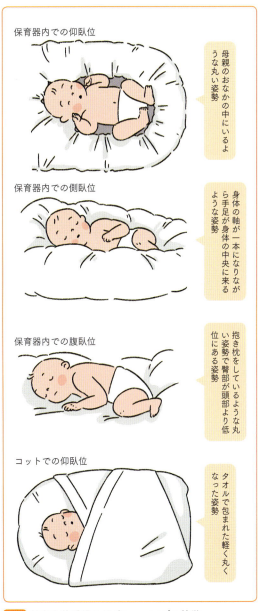

図3 低出生体重児のポジショニングの特徴

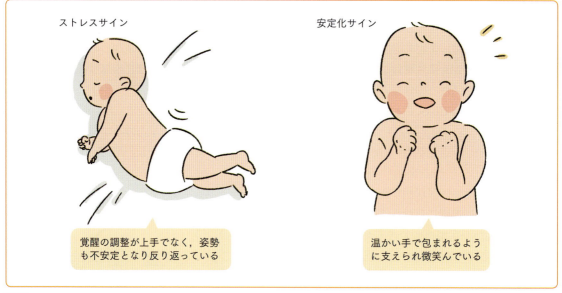

図4 ストレスサインと安定化サイン

表2 ストレスサイン

自律神経系	運動系	睡眠覚醒状態	注意相互作用	自己制御行動
呼吸 ・無呼吸, 多呼吸 ・あえぎ呼吸 皮膚色 ・蒼白, 暗紫色 ・チアノーゼ ・網状 内臓 ・しゃっくり ・あえぎ ・つばを吐く ・腹鳴 運動 ・けいれん ・振戦, 驚愕 ・ぴくつき ・咳嗽, あくび ・ため息	弛緩した… ・体幹 ・四肢 ・顔 過剰な筋緊張… ・下肢伸展 ・上肢伸展 ・下肢を上げる ・弓なり ・指を開く ・舌を出す ・握り拳 過剰な伸展… ・体幹 ・四肢 ・屈曲 興奮, もがく	散漫な状態 睡眠時 ・ぴくつく ・声を出す ・発作性の動き ・不規則な呼吸 ・ため息 ・しかめ面 ・ぐずる 覚醒時 ・目が泳ぐ ・まぶしそう ・ぐずる（強） ・目をそらす ・パニック ・ぼんやり ・弱い啼泣 ・過敏性 ・睡眠覚醒状態の急激な変化	他の段階のストレスサインを表すかもしれない ・不規則な呼吸 ・皮膚色の変化 ・内臓の反応 ・咳嗽 ・ぴくつき ・くしゃみ ・ため息, あくび ・目が泳ぐ ・まぶしそう ・じっと見る ・目をそらす ・パニック ・ぼんやり ・弱々しい啼泣 ・過敏性 ・睡眠覚醒状態の急激な変化	バランスを促進するために, 以下の試みが行われるかもしれない ・覚醒状態を浅くする ・姿勢の変化 ・運動系の方略 　足を支える 　手を組む 　指を組む 　手を口にもっていく 　サッキング ・安静を保つ ・リズミカルに元気よく泣く ・はっきりした睡眠覚醒状態 ・敏活な状態に集中する： 　輝かしい目つき, 　生き生きとした表情, 　眉をひそめる, 　おーという顔つき, 　クーイング, スマイル

（文献1をもとに作成）

表3 安定化サイン

自律神経系	運動系	睡眠覚醒状態	注意相互作用	自己制御行動
スムーズで規則的な呼吸 ピンク，安定した色，以下のような症状がない ・けいれん ・嘔気，嘔吐 ・腸蠕動亢進 ・振戦 ・ぴくつき ・驚愕 ・咳嗽 ・くしゃみ ・あくび ・ため息	スムーズで統制された姿勢 スムーズな四肢や頭部の動き： ・手を組む ・足を支える ・足を組む ・指をつかむ ・手を口にもっていく ・握る ・サッキング ・屈曲 ・手をのせる 筋緊張が良い	はっきりした睡眠覚醒状態 自分で安静保持できる 元気よく泣く 集中する 生き生きとした表情： 眉をひそめる， 頬が緩む， おーという顔つき， クーイング， スマイル	聴覚や視覚刺激に対しての，はっきりした長時間の反応 以下の行動がみられる ・ひとつの刺激から他の刺激に対して，聴覚および覚醒状態の移行がスムーズ ・顔の表情：目が輝く ・興味をもつ ・覚醒からリラックスした状態への変化	子どもが洗練された各システム（自律神経系，運動系，睡眠覚醒状態），自己防衛のレパートリーをもつ 例： 自律神経系：サッキング，つかむ 運動系：屈曲，足を支える 睡眠覚醒状態：見つめる，サッキング 注意相互作用：手を口にもっていく，手を組む

（文献1をもとに作成）

表4 低出生体重児の特徴と支援：ポジショニング

特　徴	支援内容
落ち着きがなく四肢をバタつかせる	タオルで温かく包み込むポジショニングをする
反り返る	肩枕の高さ調整に加え，丸くなる姿勢へポジショニングをする
低緊張で四肢体幹が丸くなれない	タオルで包み込み，強度のある囲いで補強をして屈曲姿勢を強くする

3 NICUのリハ：哺乳支援

● 目的

安全な哺乳支援の早期提供と自律した哺乳の獲得．

● 意義

低出生体重児は，哺乳不良や哺乳中のバイタルサインの変動を認めることが多い．早期より哺乳支援を行い，子どもの特徴に合わせた安全な支援の確立や，病棟との調整，哺乳形態や量の調整などの評価を行いつつ，家族へは直母や哺乳瓶を用いた哺乳指導を行うことが大事である．

低出生体重児に対する哺乳支援のポイントおよび具体的な支援方法を示す 図5 表5．

4 NICUのリハ：発達支援

● 目的

早期より発達を促し，子どもの状態に合わせた関わりを家族へ支援することにより，家族との関係を深め，安心して退院，家での生活が送れるようにする．

● 意義

NICUの限られた環境下でも，早期より子どもの状態に合わせた適切な刺激を提供し，家族と一緒に支援を行っていくことが，子どもへの発達促進のみならず，子どもと家族との絆を深めるきっかけづくりとなる 図6 表6．

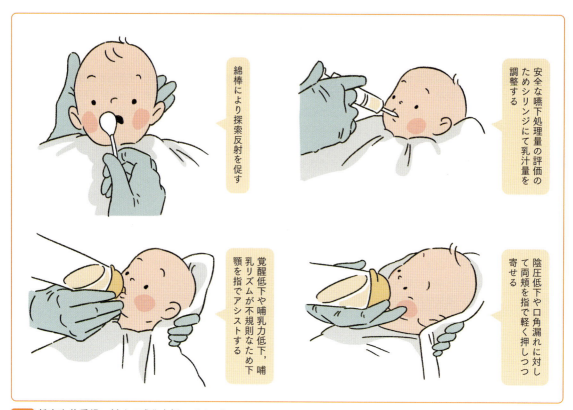

図5 低出生体重児に対する哺乳支援のポイント

表5 低出生体重児の特徴と支援：哺乳支援

特　徴	支援内容
覚醒が悪く哺乳量が増えない	哺乳時間を決める，哺乳反応が弱くなったら無理に行わない，睡眠時間をつくり睡眠と覚醒のリズムにメリハリをつける
哺乳中の覚醒不良	head upを強める，乳首で口蓋を刺激する，声掛けをする
哺乳反射の減弱	下顎のアシストや陰圧介助，乳首で口蓋を刺激する 図5下段
吸啜圧が弱い	乳汁が出やすい乳首へ変更，陰圧介助や下顎のアシストをする 図5下段
哺乳中のチアノーゼ・呼吸抑制	乳汁が出にくい乳首へ変更，1吸啜ごとにボトルを傾け，呼吸を確認してから哺乳を行う

5 NICUのリハ：退院支援

● 目的

家族が安心して退院し，子どもとの生活が過ごせるよう，日常生活で使用する市販のベビー用品を用いて，物品の使用方法や工夫点を理解し使用できる手技を獲得できるようにする．

● 意義

低出生体重児は，退院時も正期産児と比べ低体重の場合があり，子どもの状態によっては呼吸器や経管栄養などの注入物品を持ち帰ることもある．家族の不安を軽減し，安心・安全に物品が使用できるよう，なるべく市販の物品を使用して確認を行い，調整する必要がある 表7 図7．

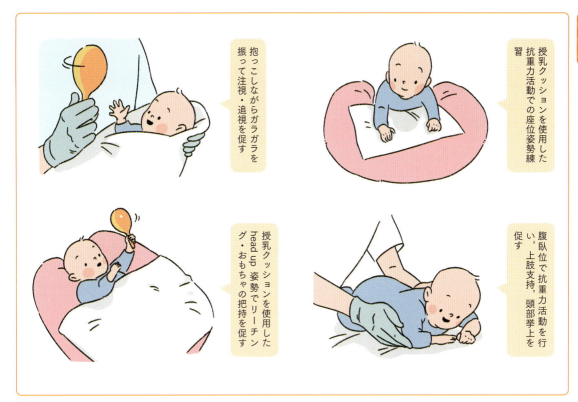

図6 低出生体重児に対する発達支援のポイント

表6 低出生体重児の特徴と支援：発達支援

特　徴	支援内容
非対称性姿勢	正中位・屈曲位姿勢で遊ぶ
落ち着きにくい	おくるみや抱っこで安定した姿勢で遊ぶ
腹臥位が嫌いで頭が上げられない	腹臥位を無理に行わず，顔が見えるようにして機嫌をとりながら短い時間から少しずつ増やしていく
何か関わることで発達が悪くなるからなるべくそっとしてあげる	たくさん抱っこしたり，授乳クッションで姿勢を起こすなど刺激を増やしていく

表7 低出生体重児の特徴と支援：退院支援

特　徴	支援内容
退院時の体重が小さく市販のベビー用品が使用できるか心配	退院前に必ず市販ベビー用品（抱っこ紐・ベビーカー・チャイルドシート）で実際に確認を行い，調整をする
退院時に医療資源が必要	ベビーカーや車内で医療資源の配置位置や移動時の工夫・練習を行う

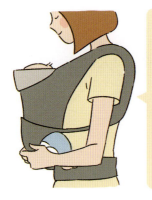
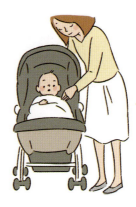
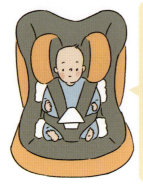
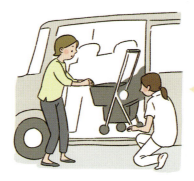

市販抱っこ紐では埋もれてしまうため、タオルを臀部に挿入し調整する

市販ベビーカーのサイズに合わせたポジショニングで調整を行う

市販チャイルドシートはサイズが大きく、背部や臀部にタオルを挿入し調整する

人工呼吸器や注入・吸引物品を持ち帰るため、市販ベビーカーを調整し搭載後、自宅で使用している車まで移動し、車内に積んで場所の確認や安全な方法の検討を行う

図7 低出生体重児に対する退院支援のポイント

ココは押さえておこう！

　低出生体重児は、反り返りや落ち着きにくさなどの特徴を有している。子どもの修正週数や修正月齢、サイン（ストレスサイン・安定化サイン）を考慮し、時期に合った適切な支援（ポジショニング、哺乳支援、発達支援、退院支援）を行っていくことが重要である。また、家族が子どもの特徴を理解し適切に関わっていけるよう、入院中より家族を中心とした子どもへの介入を行いつつ、退院後の生活を視野に入れた支援が大切である。さらには、入院中の子どもや家族に関わる病院の医療従事者と地域の関連職種（保健師、相談員、自治体職員、訪問看護師、訪問リハ職種など）間による情報共有や密な連携によるシームレスな支援の継続が重要である。

（守岡義紀）

文献

1) Vandenberg KA, et al : Behavioral issues for the infants with BPD (bronchopulmonary dysplasia). Lund CH, ed. Bronchopulmonary Dysplasia : Strategies for Total Patient Care. Neonatal Network, 1990, 113-53.

> **サマリー　在宅リハ編**
> - □ NICUを退院した赤ちゃんと両親は，お互いに触れ合う経験が少ないまま，新たな生活を始めることになる．
> - □ 小さく生まれた子どもは，全てが未熟であり，自宅退院後は睡眠覚醒リズムと哺乳が大きな課題となることが多い．
> - □ 在宅リハでは，子どもと関わる"楽しさ"を両親が感じられるように支援していかなければならない．

1 退院後の赤ちゃんと家族の生活

赤ちゃんは，眠い，おなかがすいた，オムツがぬれた，暑い寒いなど，生理的欲求の全てを泣いて教える．両親は，赤ちゃんをしっかりと抱きしめて話しかけ，授乳をし，オムツを替え，お風呂に入れて，また寝かせる．これが育児である．NICU入院が長いほど，赤ちゃんと両親は離れ離れの時間が長いまま，自宅退院を余儀なくされる．ポジショニング，哺乳，発達支援などの指導を受けていても，毎日の生活に精いっぱいで，抱っこすることさえ不安に感じていることが多い．赤ちゃんと両親は，互いに触れ合う経験が少ないまま，新たな生活を始めることになる．

2 小さく生まれた子どもによくみられる特徴

小さく生まれた子どもは，正期産児に比べて全てが未熟である．自宅に帰ってからは，睡眠覚醒リズムと哺乳が大きな課題となることが多い．「なかなか寝てくれない」「寝たと思ったらすぐに起きてしまう」「抱っこしてもなかなか落ち着かない」など，両親が育児のしづらさを訴えることが多い．また，哺乳は「時間がかかる」「飲む量がなかなか増えない」「げっぷがなかなか出ず，頻回に嘔吐する」などの訴えが多い．子どもは，もともとの未熟性に加えて，自宅環境に適応するまでに時間がかかる．両親は，子どもの様子や成長に合わせて育児の内容をアレンジしていかなければならない．さらに，与薬，経管栄養，水分制限，HOT（在宅酸素療法）など，医療的配慮が必要な場合もあり，小さく生まれた子どもの育児はマニュアル通りにはならない．

3 小さく生まれた子どもの在宅リハのポイント

まずは，育児支援の視点をもつことが必要である．育児の難しさ，親子関係の築きにくさなどに配慮し，その子どもなりの育児方法を一緒に考えていく．睡眠，抱っこ，哺乳などは，生活の中では一連の流れであり，切り離さずに支援方法を検討する．小さく生まれた子どもは，睡眠覚醒リズムが変化しやすいため，目覚めたときにはしっかりと抱っこをして優しく話し掛ける．中枢神経障害がなくても，泣くと全身のつっぱりが強まるため，安定した姿勢で抱っこする 図1．子どもを寝かせるときには細心の注意を払い，ベッドにゆっくりと戻す．落ち着かない子どもには入院中と同様にポジショニングが有効である 図2．このときには，子どものストレスサイン・安定化サインをよくみることが必要である．哺乳は，例えば哺乳瓶を使う場合，呼吸とのバランスをみながら適度に休憩を挟み実施する．空気嚥下によるおなかの張りに注意し，排気（げっぷ）をこまめに促

2　小さく生まれた子どものリハ　　037

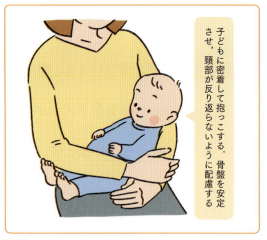

図1 抱っこ

子どもに密着して抱っこする．骨盤を安定させ，頸部が反り返らないように配慮する

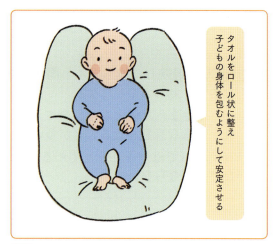

図2 ポジショニング

タオルをロール状に整え子どもの身体を包むようにして安定させる

表1 覚えておきたい専門用語

欧文略語	日本語名称	欧文略語	日本語名称
PROM	早期破水	PDA	動脈管開存症
NRFS	胎児機能不全	ASD	心房中隔欠損症
IUGR	子宮内胎児発育遅延	VSD	心室中隔欠損症
LBWI	低出生体重児	IVH	脳室内出血
VLBWI	極低出生体重児	HIE	低酸素性虚血性脳症
ELBWI	超低出生体重児	PVL	脳室周囲白質軟化症
LFD	出生体重が10%タイル未満（の新生児）	DIC	播種性血管内凝固症候群
SFD	身長体重とも10%タイル未満（の新生児）	NEC	壊死性腸炎
AFD	出生体重が在胎週数相当（の新生児）	GER	胃食道逆流
HFD	出生体重が90%タイル以上（の新生児）	MBD	未熟児代謝性骨疾患
RDS	呼吸窮迫症候群	ROP	未熟児網膜症
STA	肺サーファクタント	AABR	自動聴性脳幹反応
TTN	新生児一過性多呼吸	TTTS	双胎間輸血症候群
MAS	胎便吸引症候群	RSV	RSウイルス
CLD	慢性肺疾患	GBS	B群β溶血性連鎖球菌
PPHN	新生児遷延性肺高血圧症	CMV	サイトメガロウイルス
ECMO	体外式膜型人工肺	SIDS	乳幼児突然死症候群
HFO	高頻度振動換気	GA	在胎週数
CPAP	持続陽圧呼吸療法	CA	修正月齢

すとよい．小さく生まれた子どもと両親は愛着形成がしづらく，虐待のハイリスクといわれている．在宅リハでは，「以前よりも落ち着けるようになった」「哺乳時の息継ぎが上手になってきた」など，子どもの小さな変化に気付き，両親と共有し，子どもと関わる“楽しさ”を両親が感じられるように支援していかなければならない．また，筋緊張亢進や反応の弱さなど，子どもの発達で気になる点があれば具体的に指導を行う．この場合，病院や保健所など関係機関と連携し，子どもの状態を共有し，対応を一致させて関わることが望ましい．小さく生まれた子どもに関わる専門用語も理解しておこう 表1 ．

（長島史明）

文献

1) 三科 潤，他編：ハイリスク児のフォローアップマニュアル 小さく生まれた子どもたちへの支援．メジカルビュー社，2007．
2) 楠田 聡：家族への説明に使える！イラストでわかる 新生児の疾患・治療・ケア．メディカ出版，2010．

2 小さく生まれた子どものリハ

発達評価

> **サマリー**
> ☐ 発達を評価するときにポイントとなる時期があり，「キーエイジ」と呼ばれている．
> ☐ わが国では乳幼児健診を義務付けており，母子健康手帳という優れたツールを用いて発達支援を行っている．ここでは乳幼児健診と発達支援について紹介する．
> ☐ 周産期における発達障害の最大のリスク因子は未熟性である．小さく生まれた子どもの支援には，発達の予後に影響する要因を理解することが必要である．

❶ 発達をみるポイント「キーエイジ」

　発達のスクリーニングをする際にはチェックポイントとなる時期「キーエイジ」に注目してみていく．発達が著しい1歳まででは満4カ月，7カ月，10カ月，12カ月がそれに当たる 表1 ．早く生まれた子どもの場合は，暦月齢（出生日から算出した月齢）ではなく，修正月齢（出生予定日から算出した月齢）で発達をみていくことに注意したい．

❷ 日本における乳幼児の発達を評価する制度と体制

　わが国では母子健康手帳で発達のチェックをすることができる．乳幼児健診で発達の遅れを早期に発見し，早期に支援につながるよう多くの専門職 表2 が関わる体制が整っている．一方で，自治体で体制に違いがあり，格差があるのが現状である．国で義務化している乳幼児健診は4カ月，1歳6カ月，3歳である．
　自治体によっては理学療法士・作業療法士・言語聴覚士が健診スタッフに加わっているが，まだ普及していないのが現状である．

❸ 発達支援の注意点

　発達には個人差がある．養育者が定型発達を目指そうとするのは当然である．しかし発達支援において重要なのは実年齢（修正年齢）でみることではなく，子どもの発達状況とスピードに合わせて「次の発達課題を達成するためには，今何をするべきか」を考えて支援していくことである．遅れていることを伝えることが重要なのではなく，養育者が子どもの発達特性を理解し，発達を最も促進することができる関わり方ができるよう支援していくことが重要なのである．

❶ 発達の予後に影響する要因

　小さく生まれた子どもの発達の予後に影響する要因を 表3 にまとめた．未熟性には人工呼吸管理日数，脳疾患，慢性肺疾患，退院時体重・頭囲などが含まれる．十分な栄養が得られなかったり，合併症によって発達が阻害されたりすることは言うまでもない．さらにNICUにおける環境

表1 キーエイジ

キーエイジ	チェックポイント	疑われる疾患
満4カ月	定頸，追視，股関節の開き，音への反応，あやし笑い	脳性麻痺，先天性疾患など
満7カ月	座位，リーチング，後方からの音への反応	脳性麻痺，知的能力障害など
満10カ月	つかまり立ち，もののつかみ方，模倣，人見知り	知的能力障害，神経発達症など
満12カ月	歩行，発語（有意味語），他者との交流	知的能力障害，神経発達症など

表2 乳幼児健診に関わる主な専門職

専門職	主な役割
医師（主に小児科医）	発育，発達など医学的側面を中心に判定を行う
保健師	子育て支援を通して養育者の支援を行い，必要であれば家庭訪問などを行っていく
栄養士	哺乳や離乳食の指導，食事の重要性など栄養面から育児支援をする
歯科医師・歯科衛生士	歯科健診を通して育児支援をする．不適切な養育の発見に重要な役割を担っている
心理士	気になる子どもの発達の評価を行い，養育者の心理的サポートも提供している
保育士	気になる子どもの集団療法を行いながら，遊び方などの指導を行っている

（音や光などのストレス因子）や治療による痛みなどが，呼吸状態や循環動態に影響し，脳の成熟や神経回路の形成に悪影響を及ぼすことが明らかとなっている．また早産児は呼吸器管理やさまざまなモニタ，そして何よりも重力にさらされているため，動きが制限されてしまい十分な刺激を取り入れることができない．例えば子宮壁を蹴ることによる感覚運動の経験が不足したり，骨への刺激が乏しいため骨密度が低下してしまう．

❷ 在宅でできる発達の評価

発達を支援する際には発達の評価をすることが大きな助けとなる．現状を把握することから発達支援はスタートするからである．今の発達を知った上で，次の発達目標が決定し，リハの内容を計画していくことが重要である．しかし，在宅では検査環境を整えたり，検査道具を入手することも容易ではない．そこで評価をする際に次の目標となる発達課題が把握しやすいように，理学，作業，言語の3領域の視点でまとめたオリジナル発達表を作成した 表4 ．発達は領域ごとに独立し

表3 発達の予後に影響する要因

1	未熟性
2	出生後の低栄養状態
3	併存症・合併症
4	NICUにおける治療環境の影響
5	動きの制限

ているわけではなく，各領域が相互に影響し合って発達していく．そのため横軸と縦軸を双方向にみることが重要である．例えば，理学療法士（PT）の視点で座位が「手を離して座位が可能」を達成していたとすると，横軸でみていくと次の発達課題は「座位で体幹を回旋する」となる．おそらく担当PTは，回旋しないと届かないような位置におもちゃを置くなどして発達を促進させるだろう．しかし「手を離して座位が可能」となるということは作業療法士（OT）視点の上肢機能「一方の手から他方への持ち替え」へとつながっていく．このように横，縦，斜めに表をみて総合的な発達評価を行うことで，相互に影響しながら全体の発達を促進することが可能となる．

第2章 小さく生まれた子どものリハビリテーション

表4 発達表

			0〜1カ月	2カ月	3カ月	4カ月	5カ月	6カ月
PTの視点から	姿勢保持・移動運動	反射	原始反射の統合（探索反射、モロー反射、STNR、ATNR、TLRなど）					原始反射の統合の出現
		仰臥位	生理的屈曲位（頭部は横向き、四肢は屈曲）	四肢の伸展運動が出現、非対称的姿勢	頭部が正中へ、両手を合わせる、対称的な姿勢をとる	定頸する、足をすり合わせる	膝を触る、寝返りができる（丸太様）	足先を触る、ボトムリフティング
		腹臥位	頭部の回旋やや上がり可能、母親の声の弁別ができる	頭部の回旋や前腕上がり可能、前腕で支持する	頭部を45°挙上する、肘支持が少し可能	頭部を90°挙上する、肘支持が安定する	胸部〜腹部を挙上する、手掌支持が可能、左右に重心移動する	エアプレーン姿勢をとる、ピボットターンで動く
		座位					支えれば座位が可能	手をつけば座位が可能
		立位						
OTの視点から	上肢機能		・把握反射のみ ・意図的なリリース困難 ・触れたものに無意識に引っかく	・手掌の横側からの刺激に対し、上肢全体が屈曲し、握らされたものはすぐに離す ・指しゃぶり	・握らされたものをしばらく把握 ・衣服や身体を引っかく ・手と手、手と口	・把握反射消失 ・手掌握りが出現 ・視覚的リーチング ・腹臥位にてon elbow支持	・正中軸を超えたリーチ ・両手把握 ・片手に持っているとき他方に持たせると、前に持っていたものを離す ・ガラガラを振る ・腹臥位にてon hand支持	・手と足、足と口 ・顔の布を取る
	知覚運動		・コントラストがはっきりとしたものへの注視 ・頭部コントロールにて追視と注視 ・高い声に反応	・偶発的に視野に入った手を見つめる ・母親と目が合うと笑う ・色の区別の始まり	・ハンドリガード（固有感覚と視覚の統合） ・フィンガリング（固有感覚と触覚の統合） ・単眼視から両眼視へ（輻輳の始まり） ・光っているものを追視 ・視覚・聴覚情報への選択的注意	・触覚から視覚を用いた外部環境の探索 ・奥行きを知覚、立体視の獲得 ・立体的なものを好む	・握ったものを口に入れ、特徴を理解、感覚と視覚の統合 ・ものの弁別開始	・予測的把握行動 ・目と手の協応の始まり ・頭と眼球の分離 ・両眼視追視、輻輳の安定
STの視点から	言語発達		・叫喚発声（泣く、ぐずる、くしゃみなど） ・クーイング（あー、うー、ウーなど） ・音に反応する	・動くものを目で追う ・あやすと泣き止んだり笑う	・音のする方に顔を向ける（音源探索） ・声を出して笑う ・視線が合うと発声	・喃語の始まり ・子音+母音の音節産生	・音楽や歌のリズムやメロディに声を出す	・反復的喃語（ばば、パパ、ママなど）
	社会性		・生理的欲求 ・共鳴動作 ・母親の声の弁別ができる ・見つめる		・社会的微笑 ・顔の調子で表情が変わる	・自発的な動きかけ ・顔の弁別 ・母親を求める、不安な声を出す	・指さし：大人の指先を見る ・身振りの理解 ・視線での要求	・指さし：近いところなら何を指しているのかが分かるようになる

表4（つづき）

		7カ月	8カ月	9カ月	10カ月	11カ月	12カ月
PTの視点から	反射	立ち直り反応の確立（頭に働く身体の立ち直り反応，身体に働く身体の立ち直り反応，平衡反応の出現と確立，迷路性立ち直り反応，保護伸展反応，ステッピング反応など）					
	仰臥位	腹臥位まで寝返りをする	腹臥位から仰臥位へ寝返りて戻る				
	腹臥位	ずり這いで移動する	四つ這い位をとり、身体を前後に揺らす	四つ這い位へ姿勢を変える	四つ這いが可能	高這いが可能	立ち上がりが可能
姿勢保持・移動	座位	手を離して座位が可能	座位で体幹を回旋する	座位～四つ這い位へ姿勢を変える			
	立位			寄りかかれば、つかまり立ちが可能	つかまり立ち、伝い歩きが可能	回旋を伴う伝い歩きが可能	立位保持が数秒可能、始歩へ
OTの視点から	上肢機能	・橈側手掌握り ・机上に押しつけてのリリース（手関節掌屈位）	・橈側手指握り ・棒を持ってたたく ・一方の手から他方への持ち替え	・手指操作の始まり ・哺乳瓶を自分で持ち上げて飲む ・空間にて目的の場所でのリリース ・ビスケットなどを手づかみで食べる	・三指握り ・両手の協調した動きの始まり ・容器の縁に手を置いてリリース ・示指の分離が可能	・つまみ把握 ・一側の手が安定、一側の手は運動	・三点つまみ ・指腹つまみ ・小さな容器に正確にリリース（手関節背屈） ・ものを組み合わせる ・道具操作の始まり
	知覚運動	・視覚情報の記憶 ・おもちゃを取り去ったら探す（ものの永続性） ・動きを回ることで奥行きの知覚が発達 ・模倣が始まる	・見慣れたものの形に合わせた手の構え ・四つ這い姿勢により、平衡感覚と身体図式が発達	・ものの硬さや重さに応じた力の調節 ・視野外でのものの操作 ・形の恒常性が分かる	・ものの形に合わせて手の構え ・コミュニケーションとして手を使う（拍手、指さしなど） ・自分の身体とものとの空間関係が分かる ・表情の区別ができる	・手の視覚情報なしの手の構え ・記憶力と理解力の発達	・原因～結果、変化が分かるようになる ・標準的な視力（はっきり目の焦点を合わせて見る能力）
STの視点から	言語発達	・名前を呼ぶと反応する ・禁止が分かるようになる	・名前を呼ぶと振り返る（呼びかけに反応） ・動作模倣をし始める	・ジェスチャーの理解 ・同音節の模倣 ・口の動きの真似をし始める	・自分の名前が分かる ・簡単な指示が分かる（ポイントしてきて、ちょうだい）	・おしゃべりのような喃語（宇宙語） ・音の真似をする	・有意味語が出始める（パパ、ママ、まんま） ・応答 ・音が分節されてくる
	社会性		・親しい人に抱っこしてもらいたがる ・人見知りが出てくる	・指さし：驚き、喜び、興味 ・いないいないばーを楽しむ ・手あそびを楽しみ始める	・指さし：要求 ・ものを見せてくる ・手渡ししてくる ・社会的参照	・指さし：叙述 ・三項関係が成立する ・共同注意	・指さし：応答 ・褒められると同じことを繰り返す ・やりとりができるようになる

第2章 小さく生まれた子どものリハビリテーション

表5 おもちゃの発達表

月齢	0	1	2	3	4	5	6	7	8	9	10	11	12
	臥位			定頚		寝返り		座位・四つ這い		つかまり立ち		うたい歩き	

[色や音を使って刺激を入れよう！] — **[自分で触って動かしてみよう！]** — **[両手で遊ぼう]** — **[真似して遊ぼう]** — **[作って遊ぼう]**

←ガラガラ
- 音を短く鳴らして興味を引く
- 見えないところから鳴らしてみる
- 音を鳴らしながら動かす
- 手に持たせる
- 口に入れてもOK

←おしゃぶり
- おしゃぶりで吸啜の練習
- 自己鎮静効果もあり

絵本↑
- このころの視力は0.05以下
- 色やコントラストがはっきりしたもの
- 赤ちゃんは顔に反応することが分かっているので、顔のような絵が多い絵本
- 大人も寝転んでみえる
- 15〜20cmくらいは見える
- 音や音が鳴る絵本も触覚を刺激できる

ボール↑
- 音が鳴るボールなら見ているだけでも遊べる
- 側臥位や腹臥位で転がるボールを追視したり、手を伸ばして触る
- タオルは長く遊べるおもちゃで、「ないない〜」と言いながら提示できる
- 布や後ろに隠して「ないね〜」と言いながら提示ができる
- 音きを使ったあそびや驚きを提示することができる

手で動かすおもちゃ→
- うつ伏せや側臥位で遊べる
- 少し触るで動かして遊ぶ
- 持ちやすいものを選ぶ

←袋を触る
- 袋をぎっぱれて遊ぶ
- おもちゃを触る・引っ張り出す
- などの音がするので、音と触覚の刺激を楽しめる

絵本→
- 擬音語を使った本
- リズミカルに楽しく
- 抑揚が大切

↑ベビージム
- 手を伸ばしてつかむ、引っ張るなどの動きを経験する
- 音を使って刺激する
- キラキラしたり、異なる素材を通して触覚を刺激する

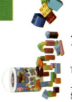

←おきあがりこぼし
- おきあがり
- 音が鳴る
- 少し触ることでそれ以上の動きが出る

←まわしてクルクルサウンド
- 回してクルクルしたりすると音が出て光るおもちゃ
- 因果関係が分かるようになってくる

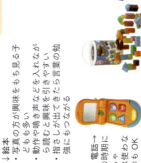

←光るにぎやかドラム
- 座って両手でドラムをたたく
- たたくと音が出て光る

←クルクルチャイム
- ボールを入れる、回って落ちる、繰り返す
- 絵本は学習しやすい構造である

←絵本
- 1ページすつ完結し、待つ、予測することを広げるのあそびにつながる

↓絵本
- 飛び出す絵本や絵を動かす絵本は変化に富んでいるので、注意の持続しやすい

↓絵本
- 写真の方が興味をもち子どもも多い
- 動作や音声などを入れながら読むと興味を引きつけやすい
- 指さしが出てきたら言葉の勉強にもつながる

電話
- 真似し始めるころのおもちゃ
- びっくり本物を好むので使わない携帯を用いるのもOK

積木・ブロック↑
- はめたり、積んだり、空間認知をしながら手を使う練習をしていく
- 見立て遊びの始まり

↑水あそび
- まだ砂遊びができない時期には、これらをお風呂で使って、入れたり移したりするあそびでもなる
- 道具の使用の練習になる

ダンボール
- ダンボール箱や椅子など使って中に入ったり、くぐったりすることで、ボディイメージの発達につながる

←絵本
- 繰り返しが連続してひとつのストーリーとなっている
- 単純な構成が予測する力を伸ばしてくれる

↑マグネット・シール
- 繰り返しはがすことで、手の発達につながる

表6 玩具一覧表

種類	名称	写真	写真（応用）	特性・作成方法
姿勢保持・環境設定	くねくね棒			市販の自遊自在[*1]というワイヤーにタオルまたはスポンジを巻き付けたもの 目と手の協調，手の操作性を促したいとき，頭頸部および体幹の安定性確保のために使用 臥位のポジショニングの際に，タオルでは形状がつぶれてしまう場合にも使うことができる ＊1 自遊自在（日本化線 http://www.nippoly.com/?mode=cate&cbid=1502822&csid=0）
	端座位椅子・食卓用椅子			バスマットを使って，市販の椅子のポジショニングを行う 幼児期に使用する市販の端座位椅子の大半は，骨盤周囲に空間が空いており姿勢が崩れやすい バスマットは彎曲が作りやすいため，骨盤周囲に沿った形で空間ができることなくポジショニング可能 足が広がりやすい子どもは，骨盤周囲から大腿外側までホールドするように作製する
	カットアウトテーブル			ダンボールで作られた床座位時に使用する机 U字部分は，子どもの身体のサイズに合わせてカットする 床座位が安定した時期に，両手で遊ぶ際に使用
	ブラックボード			板に黒色のフェルトを張り付けたもの 目の前の対象物に注意を促したいとき，コントラストが付きやすいため玩具の提示の際に上に乗せたり貼り付けて使用する フェルトになっているのでベルクロの玩具（ままごとトントンなど）の付け外しがしやすい
手作り玩具	ミニプラネタリウム			＜特性＞視覚機能と覚醒・注意を促す 100円ショップで購入できるカップ，部屋を暗くし，スマートフォンのライトをつけ，ライトの上に桜カップをかぶせる 部屋中に桜型の光が見え，くるくる回すとプラネタリウムのようになる 小さな光をながめ，追うことが，心地よい刺激となり，脳性麻痺などの肢体不自由の子ども，多動や情緒不安定になりやすい子どもにも効果的，暗めの部屋で使用し，集中する時間，ほっと安らぐ時間をつくりたいときに使用．ただし，てんかん発作がある子どもに対しては刺激となる可能性があり注意が必要
	ペットボトルの玩具			＜特性＞視覚，聴覚，触覚情報をもとに，注意，手指の分離，両手動作，目と手の協調などを促す ペットボトルにひも状のもの（カラフルな色や光るもの，水の中に入れて動くもの）を入れる ペットボトルの入り口から取り出すためには，示指の分離が必要であるため手指の分離を促したり，左右手の分離（保持と操作）を促す ひもの出し入れの際は持続的に注視を促すことができ，ペットボトルの太さや形状を変えて段階付けも可能
	ベルクロ付きピンポン球			＜特性＞指先に入る触覚情報により，リーチ，把握，リリースを促す ピンポン球に両面テープ付きのベルクロをつけたもの 触ったときに，指尖と指腹に触覚情報が選択的に入りやすく，課題への注意が促せる．また，ブラックボードにつけることで，リーチ，把持，缶へのリリースの手指機能の練習になる．缶の中に落とすと「カラーン」と音がして，達成感がある．蓋を閉めるとものの永続性などの評価にもなる
	空気入れ用ホース			＜特性＞持続的な固有感覚，聴覚情報により，両手動作，目と手の協調を促す タッパーに穴を開けて作製した玩具．ホースは，両手で引っ張って出すことで，「ボボボ」という振動と音が楽しく，両手の交互運動，集中力を引き出せる 繰り返しあそびを好む子どもに目と手を使ってもらう，次にやりたいという要求を出してもらうなどさまざまな目的で使える
	プレイスティック			＜特性＞音と振動により，把持力や手の構え，空間認知力を高める プレイスティックとドレッシングケースに穴を開けた玩具 筒の中からものを取り出すときは，ボコボコが縁に当たり，筒の中から棒を出す感覚を目や手で感じることができる．尺側握りの子どもでも一番長いスティックなら取ることができ，だんだんと短いスティックに挑戦して，筒に手を入れる，見る，手で探索する力がつく 穴にスティックを入れるときは，スティックの縦横の理解が促される
	ペットボトルのキャップのラトル			＜特性＞乳児期の握り，手指操作を促す ペットボトルのふたをビニールテープでくっつけて，ラトルにしたもの 中には大豆や米などが入っている．0～1歳の握りにちょうどよいサイズで，プッシュインしたりつまんで取ったり，指さしで入れることができる．またラトルを左右の手で持ち替えたり，投げたり，楽器にぶつけたりすることもできる

第2章 小さく生まれた子どものリハビリテーション

種類	名称	写真	写真（応用）	特性・作成方法
手作り玩具	カッチン			<特性>強い固有感覚刺激で，両手動作を促す マスキングテープとバックルで作られた玩具．バックルをくっ付けることで，両手動作の練習となる ぎゅっと入れるので固有感覚が入り，手元に注目できたり集中力を高めることができる
手作り玩具	お野菜カード			<特性>ものの形状に合わせた手の構えを促す 入れものの上蓋をポストの入り口のようにカットしており，そこにカードを入れていく玩具 入り口の形・向きに合わせてカードを入れるので手の操作性，手の構えを作る練習となる 蓋を黒くすることで，入り口とのコントラストをつくり，注目しやすく工夫している．また，入れ物自体は透明なので，入れたものが見え，達成感がある．子どもに人気のある絵本のイラストから作った
自助具（市販・手作り）	お絵描き用のペン・ペンホルダー			1歳ごろに道具操作が始まってから，就学後に鉛筆を使用するまで手の発達に合わせて段階付けをしていく 手掌回内握り→手指回内握り→静的三指握り→動的三指握りへと発達していく（巧緻運動発達：ココは押さえておこう！「道具操作における手の発達」）63ページ参照
自助具（市販・手作り）	スプーン・フォーク・箸			スプーン・フォークは100円ショップで先が曲がりやすいものが購入できる．柄は自由樹脂（pla-friend）*2 を用いて手の形に合わせて作製する．もしくはホースを切って柄に付ければ，安価・短時間でT字部分の柄の作製が可能である（鴨下賢一先生による） 尺側の安定性を確保した中で，すくう，刺す，口に運ぶなどの前腕回内外コントロールを促す 手の発達段階に応じて，形状を変えていく，またはT字部分を外していく *2 pla-friend（http://plafriend.com/） また，最近は3Dプリンターが安価で入手できるようになってきたので，各発達段階に合ったスプーンを3Dプリンターで作ることも比較的簡単にできるようになった
自助具（市販・手作り）	miffy 自助食器*3			滑りにくい・縁があるためスプーンですくうときの切り替えが行いやすい 縁が黄色いため，注目しやすい．端にニンジンが描いてあり，「ニンジンに手を置こうね」と言って，皿を持つことを促せる *3 miffy自助食器（朝日化工 http://asahi-kako.co.jp/brand/kyucera/index.html）
自助具（市販・手作り）	ハートブリッヂスモック			衣服は形が変化しやすいため，更衣動作には空間認知力，体性感覚とボディイメージ，衣服やボタンを把持する手指操作が必要とされる ハートブリッヂの衣服は，手指操作や空間認知の手掛かりとなる視覚的，触覚的な工夫がされており，「できた！」と達成感を得ることができる ボタンの掛け外しの練習ができるスモックは，把持しやすい形状のボタンで，ボタンとボタンホールは色のマッチングで合わせるなど視覚的な工夫もなされている．ボタンの形状は子どもの発達に合わせた段階付けができるため，成功体験を積むことができる
自助具（市販・手作り）	ハートブリッヂエプロン			腰ひもは左右色違いになっているため，蝶結びのトレーニングができる 腰ひもの中に硬めのひもが入っており蝶結びの形を作りやすいし，結ぶ動作を行う上での手掛かりとなる 左右色違いのループが取り付けられている．それぞれの色に合わせて腰ひもをループに通すことにより，ひもが途中で落ちてしまうことを防ぎ，色のマッチングをしながら，ゆっくり蝶結びのトレーニングができる
自助具（市販・手作り）	ハートブリッヂふろしき			ループエンド（玉）を四隅に取り付け，対角線上に色を合わせていることにより，正しく結ぶトレーニングができる ループエンド（玉）の重みで，結びやすくなっている

（作表：竹中佐江子）

ココは押さえておこう！

●おもちゃの使い方

　子どもの発達を促すために，おもちゃはとても有効なツールである．しかし，たくさんのおもちゃがある中から，子どもの発達に応じたおもちゃを探すことは容易ではない．そこで本書ではおもちゃの発達表 表5 （43ページ）を作成した．この表の中には主に市販されているおもちゃを提示しているが，必ずしもそれでなければいけないというわけではない．標的としている機能に合い，子どもが楽しめるものであれば，どんなおもちゃでも発達促進ツールになるのである．また， 表6 には手作りおもちゃも紹介したので参考にしてほしい（44ページ）．

　ここでひとつ注意してほしいのは絵本の使い方である．言葉の遅れが気になる家族は一生懸命に本を読もうとしてしまうが，発達段階によって読むよりも「音と絵を楽しむ」方が効果的であることがある．特に言葉が出るまでは，読むよりも効果音を付けながら見て楽しむことを目標にしよう．

（尾上ふみ）

② 小さく生まれた子どものリハ

発達促進：
粗大運動発達と促進方法

> **サマリー　4カ月**
> - 発達の目安は，「仰臥位での頭部の正中保持」「腹臥位での頭部挙上」「抗重力位での頭部保持」である．
> - 小さく生まれた子どもは，いずれの姿勢でも頭部コントロールが不十分なことが多い．
> - 定頸に必要な要素は，「原始反射の統合」と「頭部の保持とコントロール」である．

❶ 発達の目安

4カ月児の発達の目安を図1に示す．また，抗重力位であっても，頭部を正中で保持することができるようになる．

❷ 小さく生まれた子どもによくみられる特徴

小さく生まれた子どもには図2のような特徴がみられる．また，抗重力位が苦手で頭部保持ができないため，抱っこで落ち着けず，泣いて反り返ってしまうことがある．

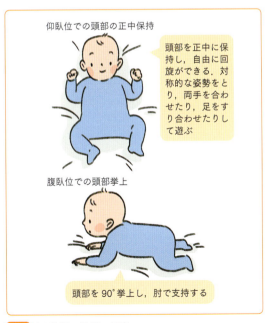

図1　4カ月児の発達の目安

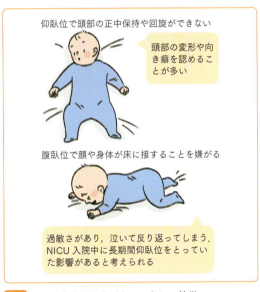

図2　小さく生まれた子どもにみられる特徴

2　小さく生まれた子どものリハ

❸ 発達促進のためのコツとアイデア

4カ月の子どもは，原始反射による伸展運動を経験した後，頭部の正中保持や回旋のコントロールが可能となり定頸する．発達を促進するためには，床と身体の隙間を埋めるようなポジショニング（環境設定）図3 や，頭部コントロールを促すこと（ハンドリング）図4 が必要である．

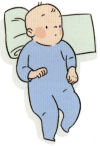
頭の形に合わせてタオルを入れる

まず，床と頭の隙間にタオルを入れて頭部を正中に保持する．苦手な方向から声を掛け，頭部の回旋を促す

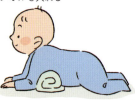
胸の下にタオルを入れる

胸の下にタオルを入れて重心を骨盤方向へ移動させる．
肩よりも肘が後方に引けないようにして体重を支持させる．タオルはしっかりと巻いて重みでつぶれないようにする

図3 環境設定

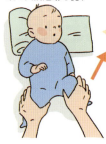
頭の回旋運動を促す

子どもの大腿部を保持し，頭を回旋させたい側の骨盤と下肢を挙上する．同時に頭を回旋させたい側に重心を移動させる

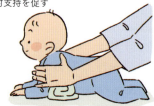
肘支持を促す

子どもの両肩を把持し，肩甲骨を外転・下制させながら肘に荷重する

図4 ハンドリング

✅ ココは押さえておこう！

定頸の発達チェック方法として，「引き起こし反射」をみる 図5．子どもの手掌を把持し，ゆっくり引き起こすと頭部や四肢の屈曲方向への運動が起こり，頭部コントロールの指標となっている．

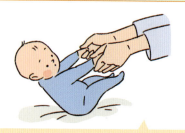

- 手掌を握り，子どもの反応をみながらゆっくりと引き起こす
- 上方へ上肢を引っ張るのではなく，やや前下方へ引き起こすとよい
- 約45°で止めて反応をみてみる

図5 定頸のチェック方法（引き起こし反射）

> **サマリー 7カ月**
> ☐ 発達の目安は,「仰臥位からの寝返り」「腹臥位での手掌支持と胸部挙上」「座位保持」である.
> ☐ 小さく生まれた子どもは,いずれの姿勢でも体幹支持が弱く,運動パターンが乏しいことが多い.
> ☐ 座位保持に必要な要素は,「立ち直り反応の出現」と「体幹の保持」である.

1 発達の目安

7カ月児の発達の目安を 図1 に示す.

2 小さく生まれた子どもによくみられる特徴

小さく生まれた子どもには 図2 のような特徴がみられる.

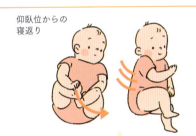

仰臥位からの寝返り
手で足を持って活発に遊ぶようになる(ボトムリフティング).左右の重心移動とともに寝返りを始める

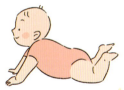

腹臥位での胸部挙上
上肢の支持性が向上し,胸部を挙上することができる.四肢体幹の伸展運動が活発になりエアプレーン姿勢をとったり,四肢の運動性が向上して腹部を支点としたピボットターンができるようになる

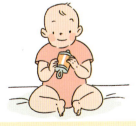

座位保持
上肢で支持することなく座位を保持することができるようになる.上肢が自由になり,おもちゃに手を伸ばしたり両手で遊ぶ

図1 7カ月児の発達の目安

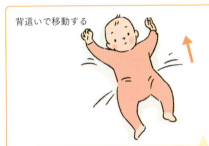

背這いで移動する
両手で遊んだり,足を持ったりして遊ぶ経験が少なく,体幹筋が働きづらい.仰臥位のまま下肢で蹴りながら移動する

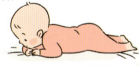

腹臥位で身体がつぶれてしまう
頭部の重さや原始反射の残存などが影響し,頭や体幹が挙上できず,上肢の支持も弱い

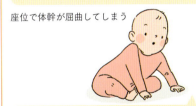

座位で体幹が屈曲してしまう
体幹の伸展筋が弱く,頭部のみ挙上する.上肢の支持が外せず,おもちゃに手を伸ばそうとするとバランスを崩してしまう

図2 小さく生まれた子どもにみられる特徴

❸ 発達促進のための コツとアイデア

　7カ月の子どもは，立ち直り反応が出現し，重心移動を伴った体幹支持を経験することで，寝返りが可能となり，座位保持が安定する．発達を促進するためには，身体の支持をサポートするようなポジショニング（環境設定）図3 や，重心移動を促進すること（ハンドリング）図4 が必要である．

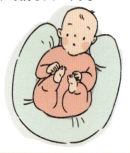

仰臥位で身体の支持をサポートする

肩甲骨外転・骨盤後傾位として自発的な手足の運動を促す

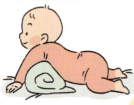

腹臥位で胸の下にタオルを入れる

頭部，胸部の重さを支え，重心を骨盤方向へ移動させる．身体が軟らかく，骨盤の前傾が強い場合は腹部までタオルを入れて調整する

図3 環境設定

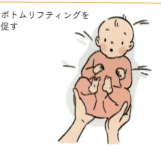

ボトムリフティングを促す

骨盤を把持し，手足の運動を促すとともに，左右の重心移動を経験させる

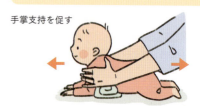

手掌支持を促す

子どもの両肩を把持し，手掌に荷重する．前後左右への重心移動を促す．床に顔を打ちつけないように注意する

図4 ハンドリング

✓ ココは押さえておこう！

　座位の発達チェック方法として，「立ち直り反応」をみる 図5 ．抱っこで重心移動を促すと，頭部や体幹が反対側へ立ち直る反応がみられる．座位は，「上肢で支持して座る」→「上肢の支持なしで座る」→「体幹を回旋しながらバランスをとる」と発達していく．

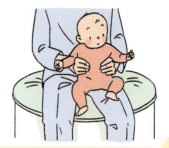

- 子どもを抱っこし，座骨に荷重する
- 体幹伸展を促しながら左右に重心移動を行う
- 重心移動をした側の骨盤をやや前方に回旋させるとよい

図5 座位のチェック方法（立ち直り反応）

> **サマリー　10カ月**
> - 発達の目安は,「四つ這い」「つかまり立ち」「伝い歩き」である.
> - 小さく生まれた子どもは,いずれの姿勢でも支持が弱く,移動運動が遅れることが多い.
> - 四つ這い移動に必要な要素は,「平衡反応の出現」と「身体の保持,四肢の交互運動」である.

❶ 発達の目安

10カ月児の発達の目安を 図1 に示す.

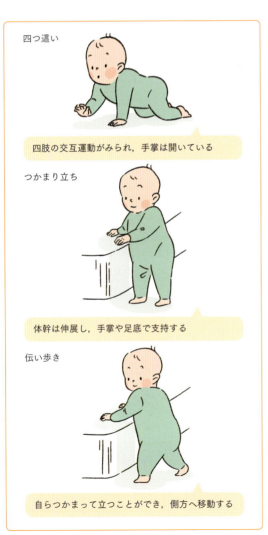

図1　10カ月児の発達の目安

❷ 小さく生まれた子どもによくみられる特徴

小さく生まれた子どもには 図2 のような特徴がみられる.

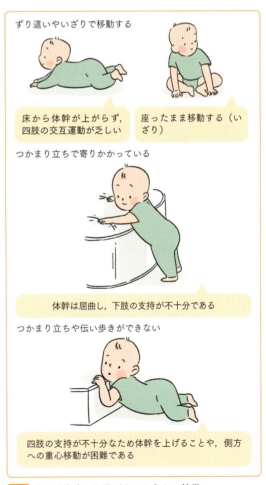

図2　小さく生まれた子どもにみられる特徴

❸ 発達促進のためのコツとアイデア

　10カ月の子どもは，四肢の支持性が向上するとともに，平衡反応が出現することで，四つ這いやつかまり立ち・伝い歩きが可能となる．発達を促進するためには，身体の支持をサポートするようなポジショニングや家具の配置（環境設定）図3 や，荷重や重心移動を促すこと（ハンドリング）図4 が必要である．

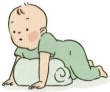

胸の下にタオルを入れ，手掌と膝で支持させる．股関節が外転しないように注意する

適度な高さのものにつかまり立ちをさせる

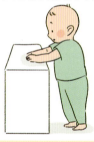

寄りかかるものが低いと体幹が屈曲しやすいため，高さを調整する

図3 環境設定

四つ這い位で重心移動を促す

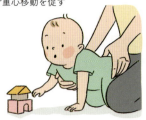

胸部と骨盤に軽く手を添えて前後左右に重心移動を促す．荷重した側と反対側の上肢でおもちゃに手を伸ばさせ，上肢の交互運動につなげる

立位で重心移動を促す

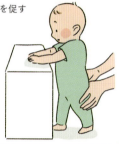

骨盤を把持し，前後左右に重心移動を行う．荷重した側と反対側の下肢の振り出しを促し，下肢の交互運動につなげる

図4 ハンドリング

✓ ココは押さえておこう！

　四つ這いの発達チェック方法として，「パラシュート反応」をみる 図5．四つ這い移動を獲得するためには，上肢の前方への保護伸展反応（パラシュート反応），四肢の支持性および交互運動が必要である．

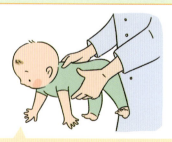

- 体幹を支えて抱っこした子どもを前下方向に動かし，上肢の反応をみる（高く持ち上げる必要はない）
- 上肢が前に出て，手掌は開く

図5 四つ這いのチェック方法（パラシュート反応）

> **サマリー　12カ月**
> ☐ 発達の目安は，「ひとり立ち」「支え歩行」である．
> ☐ 小さく生まれた子どもは，四肢体幹の支持が弱く，始歩が遅れることが多い．
> ☐ 始歩に必要な要素は，「平衡反応の確立」と「身体の保持，バランス能力」である．

❶ 発達の目安

12カ月児の発達の目安を 図1 に示す．

❷ 小さく生まれた子どもによくみられる特徴

小さく生まれた子どもには 図2 のような特徴がみられる．

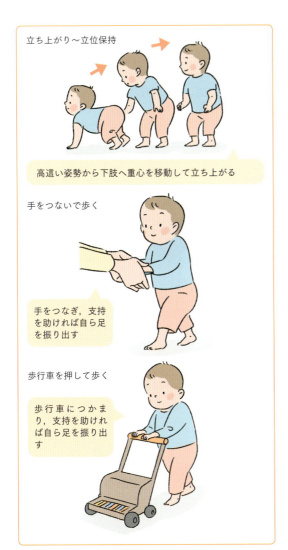

図1　12カ月児の発達の目安

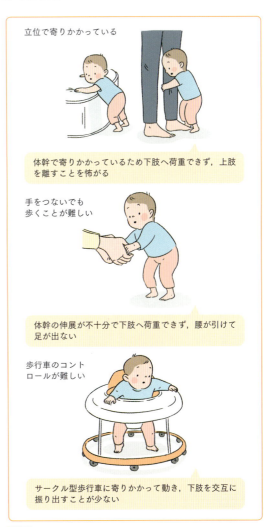

図2　小さく生まれた子どもにみられる特徴

❸ 発達促進のための コツとアイデア

　12カ月の子どもは，平衡反応が確立し，身体保持能力やバランス能力が発達することで，ひとり立ちや支え歩行が可能となる．発達を促進するためには，身体の支持をサポートするようなポジショニングや家具の配置（環境設定）図3 や，姿勢保持や重心移動を促すこと（ハンドリング）図4 が必要である．

　手つなぎ歩行も同様に，手をつないで安心感を与えて，子どもの支持する能力に合わせて支える力を調整する 図1中段．

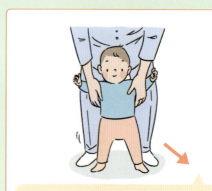

伝い歩きで重心移動や回旋運動を促す

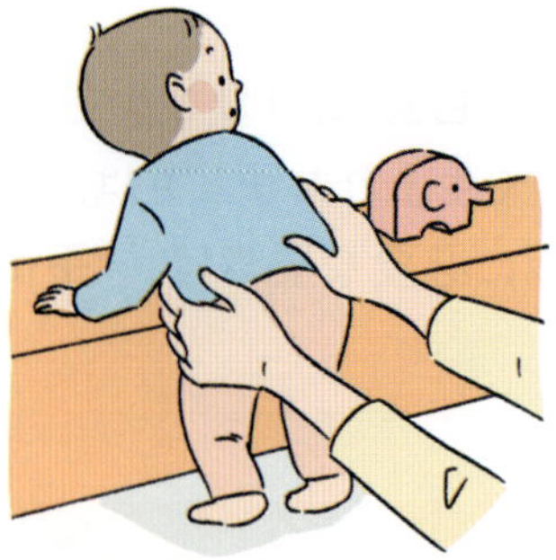

骨盤を把持し，回旋を伴った伝い歩きを促す．おもちゃを使って子どもの意欲を引き出す

図4　ハンドリング

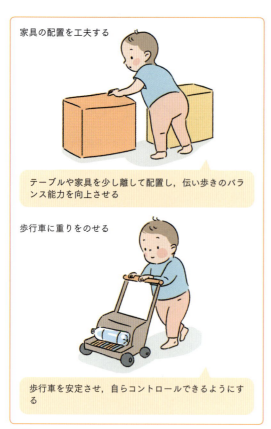

家具の配置を工夫する

テーブルや家具を少し離して配置し，伝い歩きのバランス能力を向上させる

歩行車に重りをのせる

歩行車を安定させ，自らコントロールできるようにする

図3　環境設定

✓ ココは押さえておこう！

　ひとり立ち，支え歩行の発達チェック方法として，「下肢のステッピング反応」をみる 図5．ひとり立ち，支え歩行を獲得するためには，下肢の支持能力と交互運動の促進が必要である．

- 子どもの体幹を支えながら，前後左右に重心移動を行い，下肢の反応をみる
- 体幹を自ら支える力が弱いと反応が出づらい
- 前方→側方→後方の順に発達する

図5　ひとり立ち，支え歩行のチェック方法
　　　（下肢のステッピング反応）

（長島史明）

2 小さく生まれた子どものリハ

発達促進：
巧緻運動発達と促進方法

> **サマリー** 4カ月
> - 発達の目安として，「触覚から視覚優位による探索活動」が始まり，「視覚誘導のリーチ，把握反射の消失と手掌握り」が出現する．
> - 小さく生まれた子どもは，腹臥位の経験が少なく，上肢で支える力が弱い．また，首〜肩周囲に力が入っていることが多く，上肢の動きが少ない．
> - 安定，安心した姿勢で知覚運動経験が得られるよう，ポジショニングや抱っこの仕方を工夫することが重要．

1 発達の目安

① 姿勢：支持とバランスの役割
- 仰臥位から側臥位になるときには肩甲帯と上腕で支え，腹臥位になるときには肘と前腕で支えて頭部を挙上する 図1．
- 上肢の支えを変化させながら，姿勢変換をスムーズにしている．

② 知覚：触覚から視覚優位の探索活動へ
- 胸の上で手を合わせて手指を触る 図2，手を空間に保持してじっと見る（ハンドリガード），手を口にもっていきしゃぶるなど，自分の身体への探索が盛んになる．
- 頭部コントロールの向上とともに，見える世界が広がり，視覚機能が発達していく．

③ 上肢：視覚誘導のリーチ・把握反射の消失とともに手掌握りの出現
- リーチ：目で見たものに意図的に手を伸ばすようになる．
- 把握：手掌に触れたものを手指全体で握る手掌

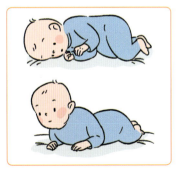

図1 姿勢の変化における上肢の支持

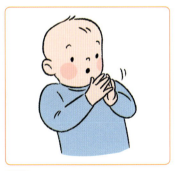

図2 自己身体の探索

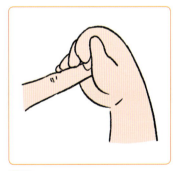

図3 手掌握り

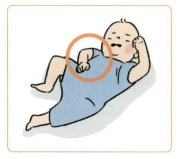
図4 上肢の動きが少ない

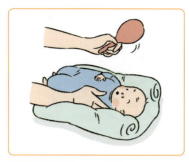
図5 視覚誘導による姿勢コントロール

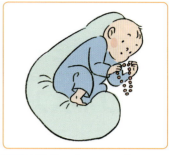
図6 側臥位ポジショニング

握り 図3 がみられる．
・リリース：手指の動きはみられるが，意図的にものを離すことはできない．

2 小さく生まれた子どもの特徴

・子宮内運動経験が乏しく，四肢を身体の中心に集めるような動きが少ない．
・刺激に敏感で，泣いたり反り返ったりすることが多く，落ち着きにくい．
・腹臥位の経験が少なく，上肢で支える力が弱い．
・首～肩周囲に力が入っていることが多く，上肢の動きが少ない 図4．

3 発達促進のためのコツとアイデア

この時期はポジショニングと抱っこにて安定，安心した姿勢の中で知覚運動経験を積むことが大切である．ポイントは接触面をつくること，正中軸を保ったポジショニングを行うことである．

1 仰臥位

・ロールタオルで身体を支え，四肢を動かしやすい姿勢をつくる．
・光ったり，音が鳴るおもちゃを使い，注視を促す．
・おもちゃをゆっくり動かしながら，追視や頸部の回旋を促す 図5．
・上肢の動きを助けつつおもちゃへリーチを促す．

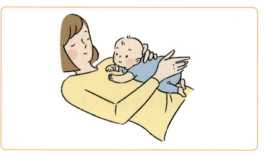
図7 胸の上での腹臥位

2 側臥位

・ロールタオルで身体を支え，手と手，手と足が触りやすい姿勢をつくる 図6．
・ビーズを細長くつなげたおもちゃなどを利用し，触覚と視覚を使って遊ばせる．

3 抱っこ（腹臥位）

・心地よい揺れ，ボディータッチ，人の顔を見るなどを経験させる．
・腹臥位を嫌う場合は，縦抱っこをしたり，胸の上で抱っこをする 図7 など工夫する．

> ✅ **ココは押さえておこう！**
>
> ●上肢・手の役割
> 　手の発達の第一段階は探索活動であり，巧緻動作や道具操作の基盤となっている．また，以下のようなさまざまな役割がある．
> ・運動器官としての手（ものの操作・道具操作）
> ・姿勢保持，変換のための手（支持・バランス・保持）
> ・感覚器官としての手（ものの識別，重さ，長さ，大きさ，温度などの判別・探索）
> ・コミュニケーション機能としての手

> **サマリー** 7カ月
> - 発達の目安は，「手掌アーチの広がりと肩甲帯の安定性獲得」「高さ・距離・奥行きなどの空間知覚の広がり」「前腕コントロール・橈側手掌握り・両手持ち替え」である．
> - 小さく生まれた子どもは，身体を支えるために手足の末梢に力を入れたり，姿勢を固定させることで代償する．このため，手で支える経験や操作の経験も少ない．
> - 活動に必要な安定性を助け，手掌面への感覚入力を促していくことが大切．日常生活での工夫も検討していく．

❶ 発達の目安

❶ 姿勢：手掌アーチの広がりと肩甲帯の安定性獲得

・腹臥位では，肘支持（on elbow）から手掌面（on hand）の支持に変わる 図1．
・手掌で支持することにより，肩周囲の筋力がつき，肩甲帯の安定性が得られる．
・手掌アーチが広がることで，リーチするときの手の構えや手指の分離が得られるようになる．

❷ 知覚：高さ・距離・奥行きなどの空間知覚の広がり

・自ら動くことで，高さ・距離・奥行きなどの空間について学習し始める．
・両手で触る，見る，口でしゃぶるなどを交互に行うことで，視覚と体性感覚を同時に使い，ものを探索していく 図2．

❸ 上肢：前腕コントロール・橈側手掌握り・両手持ち替え

・リーチ：両手同時に手を伸ばすことができる．
・把握：母指と4指を使って橈側手掌握り 図3 ができる．前腕を動かしておもちゃを操作する．
・リリース：新しいものを見ると持っていたものを離してしまう．

❷ 小さく生まれた子どもの特徴

・仰臥位で四肢を持ち上げるときに，肩甲帯や骨盤の動きが乏しい．また指先に力が入ってしまうことが多い．
・腹臥位や座位では，上肢で支える力が弱く，手指を握っていることも多い．
・手のひらにしっかりと感覚が入る経験が少なく，触覚刺激に対して反応が乏しい．

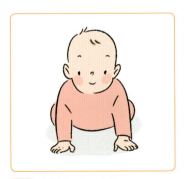
図1 手掌面による支持

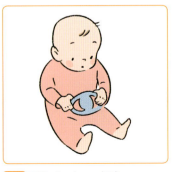
図2 両手でのものの探索

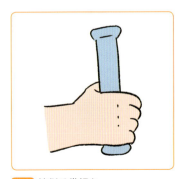
図3 橈側手掌握り

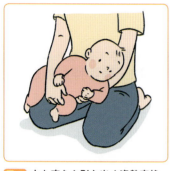
図4 立ち直りを引き出す姿勢変換

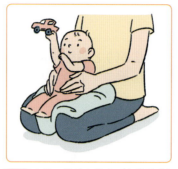
図5 上肢の発達を促す（姿勢設定）

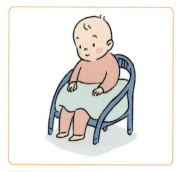
図6 市販椅子のポジショニング

❸ 発達促進のための コツとアイデア

　この時期は，臥位のまま過ごすことのないよう，自ら動いたり，触る経験を増やしていくことが大切である．ポイントは，自らの動きを引き出すための安定性を提供することである．

❶ 姿勢変換の際，運動に必要な安定性を助ける

- 座位から腹臥位，腹臥位から座位などの姿勢変換時に，子どもの身体を支えながら上肢の支持を促す．このときには，身体の柔軟性や回旋の動きも引き出すようにする 図4．

❷ 上肢で遊ぶときの設定

- 手掌への感覚入力を促す．おもちゃの提示場所，形状，姿勢を工夫する．
- 座位で，子どもを両膝で挟み，骨盤と体幹を安定させて，上肢を空間で動かす経験をさせる 図5．
- おもちゃは手の大きさに応じて，さまざまな硬さや重さ，感触のものを選ぶ．
- 子どもの両手で拍手させたり，自分の身体に触れさせたりすることもよい．
- 子どもの手の上から一緒に握ったり，別のおもちゃでコンコンしたりすると，把持する力がつく．

❸ 日常生活での工夫

- 椅子を使って，上肢を使う経験を増やしたり，高さの感覚を得る経験をさせる．
- 椅子は，骨盤周りを支えたり，前方にクッションか机を置くなどの工夫をする 図6．
- 離乳食が始まるため，日常で一定の時間を座位で過ごし始めるのがよい．また，両手でコップを持って飲むなど生活の中で手を参加させる機会をもつ．

✓ ココは押さえておこう！

● 把握運動の発達過程（Halversonの把握運動 図7 [1]）
- 16週（4ヵ月）：手を出すが触れない
- 28週（7ヵ月）：全指握り・拳に握りこむ
- 36週（9ヵ月）：指でつかむが上手ではない
- 52週（16ヵ月）：つまみ握り・ものに適応した握り

16週（4ヵ月）　28週（7ヵ月）　36週（9ヵ月）　52週（16ヵ月）

図7 Halversonの把握運動
（文献1をもとに作成）

サマリー ◀10ヵ月◀

- □ 発達の目安として,「姿勢のバリエーションが増えることによる一側支持・一側リーチ」「視覚による探索活動への移行」「つまみ操作,両手の協調動作の始まり」がある.
- □ 小さく生まれた子どもは,重心移動を嫌い,動きが固定的である.このため,リーチ範囲も限定される.あそびに対しては,感覚情報の入り方に偏りが生じやすく感覚あそびを好む.
- □ 奥行きや高さなどの空間知覚を習得するための移動経験を促す.手の機能発達には,おもちゃの特性を利用して手の動きを引き出すことが大切.

① 発達の目安

❶ 姿勢
- 姿勢のバリエーションが増え,一側の支持・一側のリーチがみられる.

❷ 知覚:視覚による探索活動への移行・ものの特徴を学習
- 視覚が手指操作を引き出すための主な感覚となる.
- 裏返しや回転させることによって形を判別し,たたくことで重さを知覚し,ものの特徴について学習する.
- ものの特性に応じて手をコントロールする 図1.例えば,大きさや形に合わせて手を構える,手づかみ食べの際に力を調整して持つことができる.

❸ 上肢:つまみ操作,両手の協調動作の始まり
- リーチ:身体の中心を超えたリーチが可能となる.
- 把握:母指と示指の二点指腹つまみ 図2,示指・中指・母指の指腹を使った三指握りが出現.指さしやつつく動作もみられる.
- リリース:意図的なリリースができるようになる.
- 両手動作:一方の手でものを保持し,もう一方の手で操作する協調した動きがみられる.
- 拍手,手を振る,指さしをするなどコミュニケーションの手段としても手を使い始める 図3.

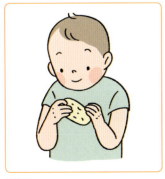

図1 手の構えと力のコントロール

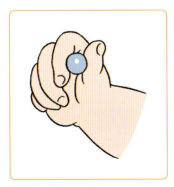

図2 二点指腹つまみ

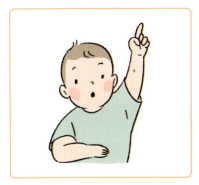

図3 コミュニケーション手段としての手

❷ 小さく生まれた子どもの特徴

- 重心移動や体幹の立ち直り反応が得られづらいため，同じ姿勢で遊び続けることが多い．
- 電子音や光るもの，揺れるものなどの感覚あそびを好むため，あそびが偏りやすい．
- 対象物の向きに対して手の構えを変えることが難しい．

❸ 発達促進のためのコツとアイデア

　この時期は，高さを意識した移動の経験を積むこと，環境設定やおもちゃの特性を生かした介入で手の発達を促すことが大切である．介入時のポイントとしては，注意の持続と手の発達のためには，姿勢を安定させることである．

❶ 姿勢変換において高さを意識した知覚運動経験を促す

- 意欲を引き出しながら移動の経験を積み重ねていく．
- 母親の声掛けにより，膝の上によじ登って抱っこしてもらう，布団の上におもちゃを置くなど高さの段階付けを試みてもよい．

❷ 上肢で遊ぶときの設定：視覚刺激に伴う手の構え・探索活動を引き出す

- 上肢機能の発達，および落ち着きがなく長く座れない子どもの注意持続のために重要なのは，姿勢の安定を提供することが最低限必要である．
- 絵本の読み聞かせは，持続的な座位保持練習としては導入しやすく，ページめくりの機会を子どもに与えることで，手の動きを引き出すことができる．
- おもちゃの提示の仕方は，方向（縦，横，斜め）が分かりやすいように，さまざまな向きでおもちゃ（持ち手部分）を提示する．または，目の前でやってみせることで模倣を促す．

- 対象物の大きさや形を変えることによって，手や手指の動きを引き出していく．棒状のものは把握，ビー玉のような小さいものはつまみ動作を引き出す．

❸ 日常生活での工夫

- 部屋の角などを用い，左右に倒れないような環境で座位バランスをとる機会をつくる．
- 上着を着る際に，両手で頭にかぶっている衣服を引き下ろす，袖口に手を入れてあげた後に自ら腕を伸ばす，靴下を引っ張って脱ぐなど日常生活への関心も促していく 図4 ．

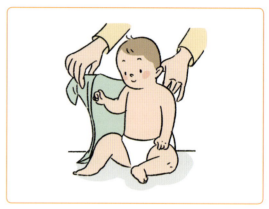

図4　お着替えでの手の参加

✅ ココは押さえておこう！

● 空間知覚の発達

　空間知覚は，以下のように視覚だけでなく運動を伴いながら発達していく．自ら動くことで空間が分かるようになり，空間知覚が発達することで自分がどのように動くかを学習していく．

- 4カ月ころ：頭部が安定することによりしっかりとものを見ることができ，立体的なものを好む．
- 7カ月ころ：自ら動くことで奥行き知覚が発達していく．スムーズにものにリーチできるようになる．
- 10カ月ころ：姿勢を変化させていくことで，自分とものの空間関係を知覚していく．
- 12カ月ころ：ものにリーチするとき，予測して姿勢の構えをつくることができる．

> **サマリー 12カ月**
> - 発達の目安として，先を予測した「姿勢の構え」がみられる．感覚あそびから「原因─結果」のあそびへと発展していく．上肢においては「道具操作」が始まる．
> - 小さく生まれた子どもは，姿勢コントロール，視覚，体性感覚の統合が困難であるため，対象物と自己身体の距離感を捉えることができない場合が多い．
> - 立位になっても上肢で支える経験はさせる．おもちゃの特性や提示や介入の仕方で上肢操作のバリエーションを増やす．セルフケアにおいても上肢操作が促せるような環境をつくることが大切．

❶ 発達の目安

❶ 姿勢
立位にて上肢・手を再び支持・バランスとして使う．

❷ 知覚：姿勢の構え・原因─結果あそび・認知的な理解の出現
- ものにリーチ，把持する前に，先の動きを予測した姿勢の構えがみられる．
- 自分が起こしたアクションにより継時的に変化を伴うあそびを好み，何度も繰り返す（原因─結果あそび）図1．
- カートを手で動かす，道具を使って操作するというような意図的なあそびが増える．

❸ 上肢：左右の分離，両手の役割分担，より正確なリリース，道具操作
- リーチ：対象物に合わせたリーチが可能．方向性は肩，自身との距離は肘，傾きは前腕でコントロールする．手は大きさや形に合わせた構えをつくる．
- 把握：三点つまみ，指尖つまみ操作ができる図2．手のアーチがみられ，ものに合わせて把持できる．
- リリース：小さな容器に正確なリリースができる．
- 両手動作：片手で操作し，片手でものを支え安定させるような協調的で非対称性な動きがみられる図3．
- 道具操作：スプーンを持って口に運ぶ，棒を持ってリーチするなどがみられる．

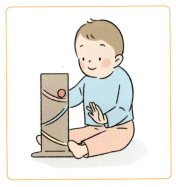
図1 原因─結果のあそび

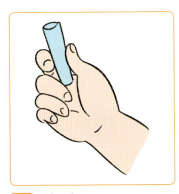
図2 指尖つまみ

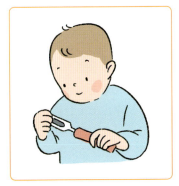
図3 両手動作での協調的な動き

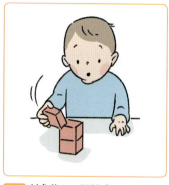
図4 対象物との距離感がつかみにくい

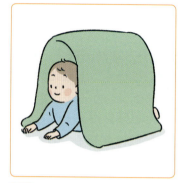
図5 トンネルあそび

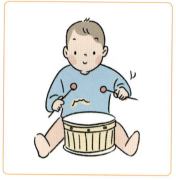
図6 おもちゃの特性を生かした介入

❷ 小さく生まれた子どもの特徴

- ハイハイを経験しないまま立位になる子どもが多く，手で支える経験が少ないまま歩行を始める．
- ものを把持するときに指先や手首に力が入りやすい．しっかりと把持し続けたり，向きを変えるなどが困難．
- 自分と対象物の距離感をつかむことが苦手 図4．

❸ 発達促進のためのコツとアイデア

　この時期は，おもちゃの特性に加え，提示や介入の仕方によって上肢操作のバリエーションを増やしていく．また，セルフケアにおいても，手を参加させる場面も増やしていくことが大切．

❶ 姿勢への介入：歩き始めても手で支える経験を促していく

　歩き始めても両手でバーを持つ，歩行器を押す，トンネルあそび 図5，母親と手をつなぐなど，あそびや生活の中で上肢を姿勢保持の役割として使う場面をつくる．

❷ 上肢で遊ぶときの設定：おもちゃの特性を生かした介入

　10カ月時と同様，姿勢の安定や注意持続のための環境設定に留意する．おもちゃの提示の仕方，特性を生かして遊ぶ．

- 原因ー結果が分かるもの（入れたら音が鳴る・積み上げたら倒れるなど）
- 両手動作が必要なもの（容器への出し入れ・ままごとトントンなど）
- 道具操作の準備．棒状のものを持って操作（たたく・鳴らすなど）図6
- 手指操作を伴うもの（示指でボタンを押す・ペットボトルの中身を取るなど）

❸ 日常生活での工夫

- 椅子座位では，足底が着くようにし，バスマットやタオルなどで骨盤周囲を支える．机も手が使いやすい高さのものを選ぶ．
- 食事場面では，少しずつスプーンやフォークの把持を経験させる．柄は把持，操作しやすい形状のものを選ぶ 図7．
- 整容動作では，手洗いへの協力やくしを持って頭にリーチするなど，手を参加させる場面も増やしていく 図8．

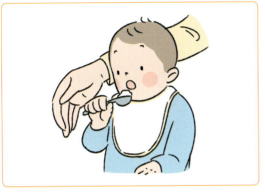

図7 食事場面でのスプーン操作

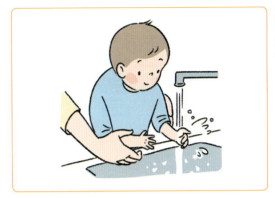

図8 手洗い

> **ココは押さえておこう！**
>
> ●道具操作における手の発達
> 　1歳になるとペンやスプーン操作が始まるが，道具操作においても発達段階がある 図9．
> ・第1段階：手掌回内握り．全ての指で握る．肩・肘関節の動きで操作
> ・第2段階：手指回内握り．親指や人さし指が伸びた状態で持つ
> ・第3段階：静的三指握り．肘・手関節の分離した動きが可能
> ・第4段階：動的三指握り．尺側2指（薬指・小指）と橈側3指（親指・人さし指・中指）が分離して動く．橈側の3指は主に握りなど直接ものの操作を行う役割，尺側2指は主に手やものを安定させる役割
> 　手の発達は就学後も続くため，発達段階に合った練習とともに長期にわたり支援していくことが必要である．

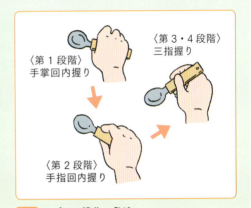

図9 スプーン操作の発達

（竹中佐江子）

文献

1) Halverson HM：An experimental study of prehension in infants by means of systematic cinema records. Genetic Psychology Monographs. 1931；10：107-286.

2 小さく生まれた子どものリハ

発達促進：精神言語発達と促進方法

> **サマリー　4カ月**
>
> ☐ 発達の目安は外界からの刺激に対して反応が適度にあることである．音の方に目を向けたり，聞き慣れない音にははっきり顔を向けたりする（音源探索）．親しい人に向けて声を出したり，あやすと声を出して笑ったりなどの反応がみられる時期である．
>
> ☐ 小さく生まれた子どもは，感覚受容器の障害（難聴や未熟児網膜症など）のリスクが高い．また全体的な発達の遅れがあると刺激に対する反応が鈍いことがある．そのため，十分に外界からの刺激を受容・認知することができず，脳の成熟に必要な刺激を得られないことが多い．
>
> ☐ 外界からの適刺激が必要である．声の大きさ，音の音色やリズム，刺激提示のタイミング，おもちゃの色や形などを意識する．刺激の質だけでなく量も重要である．

❶ 発達の目安

❶ 反応性
・音の方に追視／目を向ける．
・不意の音や聞き慣れない音にはっきり顔を向ける．
・水平／垂直に動くものを追視する．

❷ 言語
・母音様の発声（/a:/，/u:/，/ku:/）
・声を出して笑うなど，声にバリエーションが出てくる．

❸ 社会性
・対面で抱っこしたときに視線が合う．
・親しい人の声に振り向く．
・目が合い話し掛けると声を出す．
・ガラガラなどであやすと声を出して笑う．

❷ 小さく生まれた子どもによくみられる特徴

❶ 反応性
・音に対する反応が弱いもしくはない．
・おもちゃに注目しない．
・過敏がある子どもはずっと泣いていて，落ち着きにくいことも多い．

❷ 言語
・聴覚や刺激に対する反応性の弱い子どもは自分の声をフィードバックすることが難しく，声を出すことが少ない．

❸ 社会性
・音への反応がない，もしくは鈍い．
・視線が合わない．

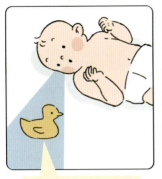 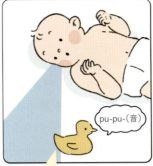 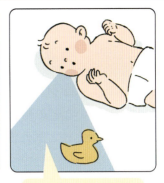

視野*内に提示：見える　　視野から外す：探す　音で注意を引く　　視野の拡大につながる

図1　おもちゃの提示の仕方

＊視野：赤ちゃんが見られる範囲のことを指す

3 発達促進のためのコツとアイデア

この時期は適切な刺激を与えることが重要である．適切な刺激というのは，子どもが好む刺激，バリエーションが豊富，十分な量とタイミングが揃ったものをいう．子どもには見慣れないものや好きなものを長く見つめるという特性がある．そのため，さまざまなおもちゃを用いて興味を引くことが，コミュニケーション能力の促進につながる．

❶ 環境設定

- 刺激が多すぎたり少なすぎたりしないようにする．
- 不快刺激（空腹，オムツがぬれている，眠いなど）が強いときは，不快刺激を除去することを優先させる．

❷ 促進方法

- 動き，音，色，触覚などを考慮しておもちゃを選ぶ．
- 子どもの声や動きのリズムやスピードに合わせて遊ぶ．
- 親が子どもの発声を真似し，それに子どもが応えて声を出す．これらの行動を通して親と子どもとの相互作用が生まれる．これをエントレイメントという．
- 子どもの認知可能な範囲を徐々に遠くしていく図1．
- 視界が外れてしまったり刺激物に気付かない場合は，音などを組み合わせたり，新しいおもちゃに変えたりして変化を加える．

✓ ココは押さえておこう！

●エントレイメント
　赤ちゃんの声に合わせて大人が声を出すと，赤ちゃんがさらにそれに合わせて身体を動かしたり声を出したりする．こういった現象を「エントレイメント（母子相互作用）」と呼ぶ．エントレイメントはその後の社会性の発達を促進することが分かっている．柔らかく，ゆっくりなピッチ（速さ），高めの声に対する反応が良いといわれている．

> **サマリー 7ヵ月**
> - □ 発達の目安は「音源定位」「ものの永続性」「二項関係」「子音＋母音」「人見知り」である．
> - □ 小さく生まれた子どもは，やりとりの中での反応が乏しい，おとなしく育てやすい，抱っこしにくいなどの特徴がみられることがある．
> - □ この時期は予期性と意外性を組み合わせた関わりをしていくことがポイントとなる．

1 発達の目安

❶ 反応性
- 音がする方向にさっと振り返る（音源定位）．
- 隠されたおもちゃを探そうとする（ものの永続性）．
- ものを見て次のことが予測できる（例：哺乳瓶を見るとミルクを飲むことが分かる）．

❷ 言語
- /ma//ba//bu//pa//pu//wa/などの「子音＋母音」音をつくれるようになる．
- /mamamama//dadadada//papapapa/など複数の音を繰り返す（反復的喃語）．
- うれしいと声を出して喜ぶ．

❸ 社会性
- 人見知りが出てくる．
- 「いないいないばー」を喜ぶ．
- 話し掛けたり歌を歌うと，じっと聞きそれに応じて声を出す．
- 声の調子を聞き分けられる．
- 視線で要求を示す．
- 動作模倣を始める．

2 小さく生まれた子どもによくみられる特徴

❶ 反応性
- 音に気付かない，関心を示さない．
- 変化に対する耐性が低い（例：同じおもちゃでしか遊ばない，人見知りや場所見知りが強いなど）．
- 反対に変化に対する反応が乏しい場合もある．
- 提示されたものに関心を示さない．

❷ 言語
- 哺乳や摂食を通して発達する口腔運動の発達の遅れに伴い，子音が遅れることがある．
- 聴覚障害児も子音をつくれない．
- 社会性の発達が遅れると喃語の出現も遅れる（人への働きかけが弱い）．

❸ 社会性
- 人見知りがなかったり，人見知りが強かったりする．
- 関わりに対する反応に乏しい．
- 人への働きかけが乏しい．
- 働きかけに対し注目しにくい．

3 発達促進のためのコツとアイデア

できるだけ子どもの興味を引き出すような関わ

りを行うことが重要である．そのためには予期性と意外性がキーワードとなる．予期性とは「次にくるのは〜だ！」と予測できることで，それに備えて構えをつくるようになる．つまり「期待」するようになる．期待通りであることで，子どもは喜びや有能感を得ることができる．一方，予期していたことと異なることがくると「驚き」「悲しみ」という感情が芽生えてくる．このようにやりとりの中でさまざまな情緒を経験していくことが，コミュニケーションの発達を促進していく．

❶ 環境設定
・生活リズムを整える．1日の流れが決まっていると，予測可能な状況や，物事の始まりと終わりという体験をすることができる．

❷ 促進方法
・「いないいないばー」はこのころに最も楽しめるあそびである．大人の顔だけでなく，絵本を使った「いないいないばー」だったり，おもちゃを見せてその次はなくなっているなど隠すあそびをする．その際，大げさに「あれ〜？」などと大人が言ってあげると子どもは喜ぶ．
・繰り返しの体験をさせることで，その先を予測することができるようにする．
・何かをしようとしているときに，先取りをせずに励ます．
・ひとりで達成が難しいと思われる場合は，達成可能なところまで手を貸す．そのときに全てやってしまってはいけない 図1．
・口を閉じたり開けたり舌を出して見せるあそびは，模倣を促すだけでなく，かむ筋肉や舌の動きなど構音運動や摂食に必要な口腔運動の練習になる．

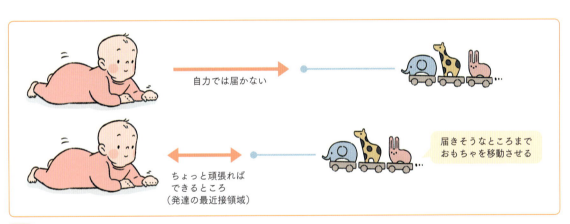

図1 達成可能なところまで手を貸す

> ✅ **ココは押さえておこう！**
>
> ●二項関係と三項関係
> 　7カ月の子どもは注意をひとつの方向にしか向けられず，子ども—もの，子ども—大人といった二項関係が中心になる．子どもはものに注目しているときは人に注意を向けられず，人に注目しているときはものに注意を向けられない．それが9カ月以降の子どもになると，人とものの両方に注意を向けることができるようになり，「子ども—もの—人」の関係へと発展していく．これを三項関係と呼ぶ．言語コミュニケーションはこの三項関係を基礎としている．

> **サマリー　10カ月**
>
> - ☐ 発達の目安は「探索行動」「複数音の喃語」「共同注意」「指さし」「模倣の確立」である.
> - ☐ 小さく生まれた子どもは，喃語や言葉の模倣などの言語発達が遅れる傾向にある．しかし背景要因によって現れてくる症状が異なる.
> - ☐ コミュニケーション発達における節目の時期である．言語発達のベースとなる三項関係を発達させるためには，他者の存在に気付き注目できることが必要となる.

1 発達の目安

❶ 反応性
- 興味のあるものに近づく（探索行動）.
- 喜怒哀楽（感情の分化）.
- 呼ぶと来る.

❷ 言語
- 表出は/manmanman//papa//mamama/など分節化されてくる.
- 簡単な指示を理解できる.
- 視覚的情報に依存している.
- 音を真似するようになる.

❸ 社会性
- 共同注意，対象の共有ができるようになってくる 図1.
- 要求の指さしが出てくる.
- ものを見せてくる（提示）.
- 社会的参照（困ったときに母親の表情を見て判断する）.
- 模倣の確立

2 小さく生まれた子どもによくみられる特徴

❶ 反応性
- 運動発達が遅れている場合は，移動ができないため活動が制限されることがある.
- 感覚が過敏だったり鈍麻があると適切に反応しにくい.

❷ 言語
- 注目することが苦手な子どもは，目に見えない音声でのやり取りの習得が遅れる.
- 小さく生まれても社会性に遅れのない子どもは，言語発達が遅れないことが多い.

❸ 社会性
- ものには興味を示すが人には関心を示さない子どももいる.
- 新しい場所や新しいものを拒否する.
- ひとりあそびが中心でおとなしい.

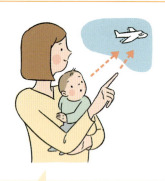

母親が指さしたものに注目する．同じものに注意を向けられることを共同注意という．指さしや言葉を使ったコミュニケーションに必要な能力である

図1　共同注意

・アイコンタクトが少ない．

❸ 発達促進のための コツとアイデア

　他者の存在に気付けるような環境設定と関わり（あそび）が必要である．どんな特性のある子どもでも，他者の存在に気付くためには，楽しいことを提示することが一番である．感覚あそびが好きな子どもであれば感覚あそびを，おもちゃあそびが好きな子どもであればおもちゃを用いて，大人との中で体験するようなあそびを設定する．そのためには，その子どもが何を好きで何に興味をもちやすいかを知ることが重要である．

❶ 環境設定

・おもちゃは出し過ぎないようにし，注目しやすいようにする．
・ひとつの遊びに固執するか，視覚刺激に反応し次から次へと興味が移ってしまう場合は，おもちゃの数を限定する．対象物に注意が向きやすいように背景と対象物のコントラストをつくるなど，対象物に注意を向けやすい環境をつくる．

❷ 促進方法

・たかいたかい，回る椅子でくるくる，一緒にジ

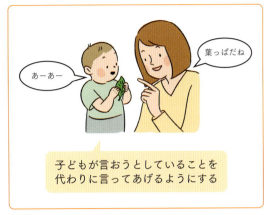

図2　子どもの視線に合わせて声を掛ける

ャンプなど対面で行う感覚あそびは，相手の顔に注目しやすく，発声（「わ〜い」「たか〜い」「くるくる〜」「ピョーン」など）の音声模倣が出やすい．
・子どもの選ぶおもちゃを使って，遊んでいるときに言葉（「くるくるだね〜」「ど〜ん」「ごっちんだね〜」など）を使う．真似させようとしないように注意する．
・擬音語や擬声語，感嘆を表す言葉などは真似しやすい．
・声のトーンは高めにし，ゆっくり話す．
・視線は子どもに合わせて低くする 図2 ．
・子どもの発信に素早く応じる．

✓ ココは押さえておこう！

●指さしの発達
　指さしには主に5つの機能があり，それぞれ発達段階がある．9カ月ころに出てくる第1段階の指さしは，「興味・驚き・再認」の指さしである．10カ月ころになると「要求」の指さしが出てくる（第2段階）．11カ月ころになると「叙述」の指さしが出てくる（第3段階）．叙述の指さしは対象物を相手に伝える指さしで，犬や車などを見つけたときに相手に知らせたい場合に使う．第4段階の「質問・確認」の指さしは，「これなあに」でよく出てくる指さしである．最後の段階の指さしは「応答」の指さしである．応答の指さしは「〜はどれ？」の問いかけに対して，指さしで指し示すものである．指さしは言葉の発達のひとつの目安になるが，どんな指さしが出ているかを確認することが重要である．

サマリー 12カ月

- □発達の目安は「初語の出現」「応答や自発の指さし」「意図的なやりとりの成立」である.
- □小さく生まれた子どもは必ずしも精神言語発達が遅れるということではない.
- □初語が出るためには，相手に伝えたいという気持ちを育てることが最も重要なことである.

1 発達の目安

❶ 反応性

- 見通しを立てられるようになる 図1（例：帽子をかぶると出掛けると分かる）.
- 褒められると何度も同じことをする.

❷ 言語

- 有意味語が言えるようになる（例：「ママ」「パパ」「ブーブ」「アンパン」）.
- 部分的な発語が増える（例：いちご→「ごー」，バナナ→「なー」）.
- ジャルゴン（宇宙語）が出てくる.
- 「ちょうだい」「パパどこ？」などにジェスチャーで応じる.
- 一語文の多様化（さまざまな意味がある）図2.

❸ 社会性

- ジェスチャーの真似ができる.
- バイバイ，タッチに応じる.
- 名前を呼ぶと返事をする.
- おいしいなどジェスチャーで教える.
- やり取りあそびができる.

2 小さく生まれた子どもによくみられる特徴

❶ 反応性

- 過敏性のある子どもは落ち着きがないことが多い.
- ひとつのあそびに集中することができない.

❷ 言語

- 言葉が出ない.

おでかけだ！

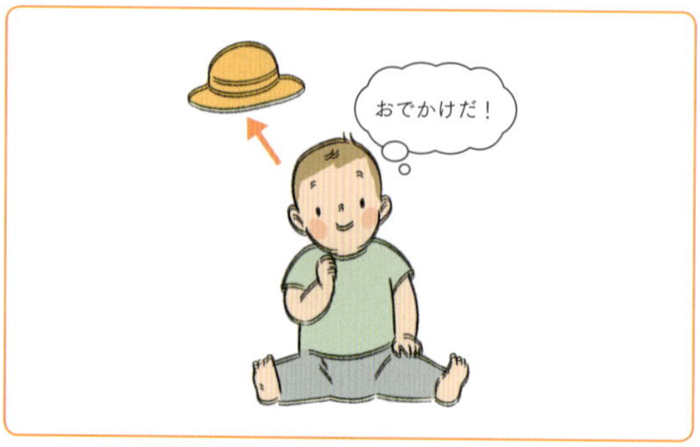

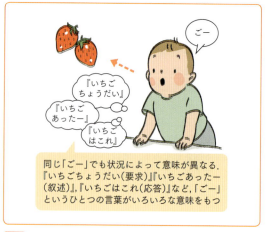

図1 帽子を見ておでかけだと分かる

ごー
『いちご
ちょうだい』
『いちご
あったー』
『いちご
はこれ』
同じ「ごー」でも状況によって意味が異なる.『いちごちょうだい(要求)』『いちごあったー(叙述)』,『いちごはこれ(応答)』など,「ごー」というひとつの言葉がいろいろな意味をもつ

図2 一語文の多様化

- 理解はしている場合もあればしていない場合もある．

❸ 社会性
- 呼び掛けに応じない．
- 人見知りが強く親しい人以外とは関われない．
- 要求があるときだけ関わってくる．

❸ 発達促進のためのコツとアイデア

この時期は有意味語が出てくる時期で，周囲の大人も言葉が出ていないと一生懸命に言葉を話させようとする時期である．しかし，相手に何かを伝えたいという気持ちが育たないと出てこない．そのためには，声の出やすいあそびや，歌や手あそびなど楽しさを共有することができるあそびを行うことが言語発達促進となる．さらには，ものを介したやり取りあそびが，言葉のやり取りの前段階となる．注意点としては，このころの子どもの記憶容量を考えると，できるだけ短い言葉で易しい言葉掛けをすることである．

❶ 環境設定
- 同年代の子どもとの関わりが発達を促すことがある．1歳を過ぎたら，少しずつ他児と関われ

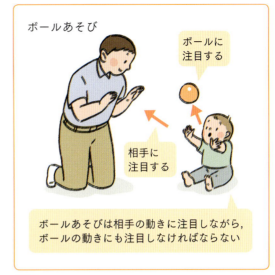

図3 発達促進の方法

る機会を設けていくとよい．大人との関わりでは興味を引けないことでも，同年代の子どもや少し年長の子どもがやっていることを見て興味をもったり，真似しようとする．そうすることで，興味関心も広がっていく．

❷ 促進方法
- おままごとやボールあそびなどのやり取りあそびは，言葉でのやり取りの前段階となる 図3．おままごとはやりもらいあそびの王道である．

✓ ココは押さえておこう！

●言語発達の見通し

言語発達にはさまざまな能力が必要である．そのため，言葉の発達をみるときは表出される言葉数だけに注目してはならない．まずは聞こえているか（聴力）と，見えているか（視力）を評価する．それらに問題がない場合は，言葉の理解がどうかを評価する．もし理解はできているが表出がなかったり少ない場合は，声掛けの仕方やあそびを工夫してみよう．一方，1歳半までに有意味語がなく共同注意や指さしがなかったり，指示理解もできていない場合は，専門家に相談することを勧める．社会性の発達や落ち着きのなさに関しては，12カ月ではまだ正常範囲かそうでないかは分かりにくいが，アイコンタクトが少なかったり，真似をしなかったり，聴力は正常なのに呼び掛けても指示が入りにくい場合にも専門家に相談してみよう．言語発達は性格（慎重なタイプ，社交的なタイプなど）や環境（きょうだいが多い，ひとりっ子，周囲に大人が多いなど）も影響するので，総合的に判断していく必要がある．

（尾上ふみ）

第3章

重い障がいのある子どもの リハビリテーション

重症心身障害児の特徴

重症心身障害児の特徴

> **サマリー**
> - 医療技術の進歩により，従来の「重症児」とはいえず，歩けるし，話せるが，人工呼吸器・気管切開・経管栄養などの濃厚な医療ケアが必要な子どもが出現している．
> - 子どもの病態は変化しており，子どもと家族を支援するためには，その変化を法律・社会制度にあらかじめ組み込んだ法制度の整備が必要である．
> - 在宅医療が必要な子どもの特徴は，医療依存度が高いこと，呼吸管理が複雑であること，成長に伴って病態が変化していくことである．

1 はじめに

❶ 重症心身障害児（者）とは

　重症心身障害児とは，重度の肢体不自由と重度の知的障害とが重複した状態の子どもである．さらに，成人した重症心身障害児を含めて，「重症心身障害児（者）」，略して「重症児（者）」と呼ぶ．これは，脳性麻痺，低酸素脳症などのような医学的診断名ではなく，行政上の措置を行うための定義である．その判定基準を国は明確に示していないが，現在は，元東京都立府中療育センター院長の大島一良氏が1971（昭和46）年に発表した「大島分類」図1 という方法により判定するのが一般的である．この分類による重症児（者）の定義は，わが国の障害福祉サービスの土台になっている．しかし，この定義では医療ケアや医療機器の有無は考慮されていない．この分類が示された当時，医療ケアや高度な医療機器が必要な障害児は地域や在宅には存在しなかったのである．

21	22	23	24	25	70
20	13	14	15	16	50
19	12	7	8	9	35
18	11	6	3	4	20
17	10	5	2	1	0
走れる	歩ける	歩行障害	座れる	寝たきり	IQ

1，2，3，4の範囲が「重症心身障害児」
5，6，7，8，9は「周辺児」と呼ばれる

図1 大島分類

❷ 超重症心身障害児（者）とは

　医療技術の進歩により，医療機器に依存して生活する子どもたちが増加し，「超重症心身障害児（者）」（略して「超重症児（者）」）と呼ばれるようになった．これらの超重症児は，重症児の中でも，医学的管理下に置かなければ，呼吸をすることも，栄養をとることも困難な状態にある障害児

表1 超重症児スコア

超重症児とは，医学的管理下に置かなければ，呼吸をすることも栄養をとることも困難な障害状態にある児で，以下のスコア25点以上，準超重症児は10点以上	
呼吸管理	レスピレータ（10），気管内挿管，気管切開（8），鼻咽頭エアウェイ（8），酸素吸入（5），1時間に1回以上の吸引（8），1日6回以上の吸引（3），ネブライザーの1日6回以上または常時使用（3）
食事機能	IVH（10），経口全介助（3），経管（経鼻，胃瘻）（5），腸瘻（8），腸瘻・腸管栄養時に注入ポンプ（3）
他の項目	継続する透析（10），定期導尿，人工肛門（5），体位交換1日6回以上（3），過緊張で発汗し更衣と姿勢修正1日3回以上（3）

で，鈴木らの超重症児スコア 表1 を用いて，必要な医療処置によって点数をつけ，スコア25点以上を超重症児，10点以上を準超重症児としている．

2 変化する子どもの病態：歩ける話せる気管切開，人工呼吸器装着児

超重症児という概念も，その基盤は重症児の大島分類である．つまり重度のADL障害があり，寝たきりの患者が，気管切開し，人工呼吸器をつけ，経管栄養を行っているという状態像である．しかし，近年の小児医療の進歩により，制度の枠組みを超えた子どもたちが出現している．それは，気管切開，人工呼吸器，胃瘻，中心静脈栄養などの高度な医療を必要としながらも，歩けるし，話せる子どもたちである．この子どもたちは，歩ける，話せるという点から，従来の重症児の枠に入らない 図2 ．

●事例1：複雑先天性心疾患の子ども

新生児期から何度も手術を繰り返すが，その経過中に気管軟化症を発症し，気管切開，人工呼吸管理となる場合がある．嚥下機能が正常でも，食事を経口でとれず，経管栄養になる子どもがいる．

●事例2：気管・食道の先天異常の子ども

食道閉鎖や喉頭裂など気管・食道の先天異常の子どもは，術後に気管切開・人工呼吸管理になることがある．

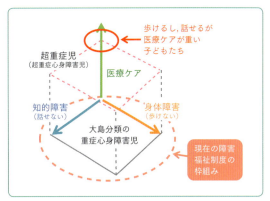

図2 大島分類，超重症児スコア，歩けて話せる医療的ケア児の概念図

●事例3：ヒルシュスプルング病の子ども

新生児期に小腸を切除し，短腸症候群となった子どもは，新生児期から中心静脈栄養を行うとともに，人工肛門や胃瘻などを造設する．腸が短く，消化吸収能・蠕動運動が弱い中での排便・人工肛門の管理が必要である．

これらの複雑先天性心疾患，気管・食道の先天異常，短腸症候群の子どもなどは，近年の小児医療の技術の進歩によって，救命できるようになった子どもであり，知能や運動能力には異常がないことが多く，重症児の枠には入らない．医療法人財団はるたか会あおぞら診療所の利用者では，約4割が濃厚な医療を必要としながらも自分で動くことができる子どもであった．

❸ 医療技術の進歩によって変化する子どもの病態

わが国の新生児医療は，1970年代後半から急速に進歩し，従来は救命できなかった子どもたちが多数救命できるようになった．一方で，救命できたものの，脳機能に障害を残し，寝たきりで発語ができない重症児が多く生まれた（重症心身障害児）．医療技術が発達し，救命できる子どもの数が増えると，重症児の中には，人工呼吸器・気管切開・経管栄養などの医療機器と，気管内吸引・注入などの医療ケアが常に必要な子どもたちが出現してきた（超重症心身障害児）．さらに医療技術が進歩すると，重症児とはいえず，歩けるし，話せるが，人工呼吸器・気管切開・経管栄養が必要な子どもが出現した．複雑先天性心疾患や気管・食道病変の子どもたちである．このような子どもは，大島分類は正常であるが，超重症児スコアをつけると高点数になり，超重症児の点数になるので，超重症児スコアを用いて，その医療依存度の高さが評価できる．しかし，前述したような複雑先天性心疾患，気管・食道の先天異常，短腸症候群などの子どもの中には，自分で動けて話せる子どももいるため，定義する用語がなかった．この子どもたちの医療は濃厚で，家族の介護負担は大きいが，既存の法制度に当てはまらない 図3．このような，日常的に高度な医療機器・医療ケアに依存して生きている子どもたちを，厚生労働省は「医療的ケア児」と称するようになった．「医療的ケア」という言葉は，そもそも大阪府の「医療との連携のあり方に関する検討委員会」報告書（1991年）に掲載されたのが，自治体文書としての最初である．本会の委員であった松本は「『医療ケア』となればそれは医療の範囲に入り，医療，看護という意味になるが，学校では，教育の現場で教育行為の一環として行うのだから，『医療的ケア』と『的』という文字を入れた」と，「医療的ケア」という言葉の成り立ちを説明している．したがって，「医療的ケア」とは，

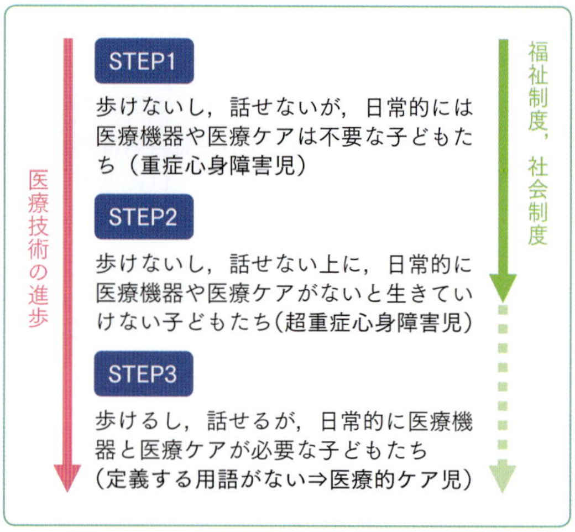

STEP1
歩けないし，話せないが，日常的には医療機器や医療ケアは不要な子どもたち（重症心身障害児）

STEP2
歩けないし，話せない上に，日常的に医療機器や医療ケアがないと生きていけない子どもたち（超重症心身障害児）

STEP3
歩けるし，話せるが，日常的に医療機器と医療ケアが必要な子どもたち（定義する用語がない⇒医療的ケア児）

（左：医療技術の進歩／右：福祉制度，社会制度）

図3 医療技術の進歩によって変わっていく病態

経管栄養や痰の吸引，導尿などをさし，家族が自宅で日常的に介護として行っているもので，病院で行われる急性期の治療目的の「医療行為」とは異なるものであり，そのような「医療的ケア」を必要とする子どもを，「医療的ケア児」と呼ぶ．奈倉らは，急増する医療的ケア児の全国調査を行い，その実数を示している 図4 [1]．

現在，障害福祉サービスは市町村単位で運用されているが，「3歳以下の子どもにはホームヘルパーを支給しない」，「通院や通学・外出の支援をしない」など課題が多い．これは医療機器・医療ケアの軽重を加味していない大島分類が制度運用の原則となっているためである．今後は，医療技術の進歩による障害福祉制度適用の対象者の変化を，法律・社会制度にあらかじめ組み込んだ法制度の整備が必要である．

❹ 在宅医療が必要な子どもの病態と特徴

在宅医療が必要な子どもは医療依存度が高いことが特徴である．多くの子どもが日常的に医療ケアを必要としており，気管切開と人工呼吸器，経管栄養などのように複数の医療デバイスを使用している．また，特に生命維持のための呼吸管理は

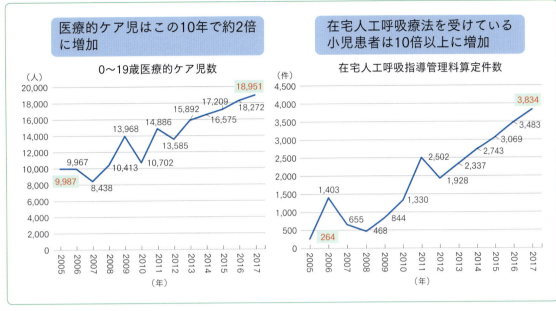

図4 医療的ケア児数等の推移
(文献1より引用改変)

複雑であり，中枢性の無呼吸，先天性あるいは後天性の気道閉塞性疾患で，気管切開，エアウェイ，在宅酸素，人工呼吸器などの呼吸管理を行うことが多い．側弯など胸郭の変形から呼吸不全に至る場合もある．

成長に伴って病態が変化していくことも子どもの特徴である．寝たきりのまま成長する子どもは，さまざまな二次障害を起こす．例えば，脳性麻痺の子どもが，成長に伴い側弯が悪化し，胸郭の変形による呼吸障害，腹腔の変形と消化管の偏位による腸閉塞，頑固な褥瘡といった皮膚障害を起こすなどである．

知的障害も合併している子どもの場合，自分の状態を伝えられないことが多い．本人とのコミュニケーションが困難な状況の中で異常を発見するためには，子どもの普段の状態を把握しておく必要がある．調子の良いときの体温，脈，排便，睡眠，消化の状況を把握しておく．

成人では独居で在宅医療を受けることもあるが，小児の場合，独居は全く不可能である．医療デバイスのついている子どもは，数分間でも目を離すことは危険で，夜間もモニタリングが不可欠であり，介護者の負担は大きい．さらに，子どもは成長する存在であり，先天的な障害があって，生活に困難を抱える子どもも，その子なりに成長し，さまざまな能力を獲得することができる．

当院の小児在宅医療の特徴を示す．①呼吸管理：日常診療の7～8割を占める．病院と在宅との違いを考慮し，生活（外出，通園，通学）の中での呼吸管理を行う．成長に伴う呼吸状態の変化に対応する．②退院支援：退院調整会議へ参加し，病院と連携する．病院ごとに異なる医療管理，ケアの方法を整理して，子どもの在宅生活を支援する．③地域支援のコーディネート：病院と地域，施設間，職種間をつなぐ．④家族支援：子どもの生活を支える母親やきょうだいの診療，相談にのる．⑤transition（移行）ケースの支援，⑥在宅緩和ケア（看取り）．

❺ NICUからの退院支援

子どもがNICUを退院する場合，生まれて初め

て在宅生活を送ることになる．退院調整会議では，以下の事項を確認する．
- 子どもの病態
- 急変時の対応や連絡先
- 気管カニューレなどの医療デバイスの種類，交換頻度，交換場所
- 内服薬や栄養管理方法
- アレルギーや禁忌投与薬の有無
- 耐性菌保有の有無
- 予防接種歴
- 家族背景
- レスパイト病院や施設など

　退院後，子どもには病院，在宅支援診療所，療育施設など複数の医療機関が関わることになる．在宅では，治療可能な感冒や胃腸炎であれば対応するが，症状が遷延したり重症化した場合は，外来受診や救急搬送を行う．重篤な合併症や進行性疾患をもつ子どもの場合，急変時に備えて，治療方針を家族と話し合っておく．

6 急増する医療依存度の高い若年成人

　もともと自宅，地域で暮らす重症児の加齢に伴う医療依存度の高度化，重症化の問題も深刻である．NICUや小児医療の医療技術が発達し始めた20〜30年ほど前に生まれ，救命された重症児は，寝たきりであり，歩行不可能で話せない重症心身障害児でも，医療機器や医療ケアは不要で，介助すれば自力で食事を食べることができ，養護学校（現在の特別支援学校），病院に通い生活してきた．しかし，その子どもたちが，加齢とともに，医療ケアを必要とするようになっている．これらの子どもたちは，社会資源を活用せず，親だけで介護している場合も多い．あるいは社会資源を活用していても，医療ケアが必要となった場合，それをこれまで受けてきたケアと組み合わせて実施するのが困難である．早期高齢化，運動や栄養，呼吸や排泄の問題だけではなく，看取り（緩和ケア）も視野に入れて関わる必要がある．日本小児科学会はtransition医療として，年齢とともに変化する病態や変遷する合併症に対応できる医療の開発と「小児医療から成人医療へ」の切れ目ない診療が必要と提言している．

7 重症心身障害児に対する在宅医療の実際

緊張の強い子どもと低緊張の子ども

　重症心身障害児をみる際に気をつけてほしいポイントは，痙性が強い子どもか，もしくは低緊張で筋肉が弛緩傾向にあるかである．従来の脳性麻痺の重症心身障害児は，痙性が強く緊張の強い子どもの代表である．低緊張の子どもは，先天性のミオパチーや，骨系統疾患，重症で複雑な先天性心疾患などが含まれる．

　痙性の強い子どもをみる際には，呼吸，緊張，嚥下を一体としてみる．すなわち，緊張の強い子どもでは，背景に呼吸苦がないかどうか，また，緊張による全身の痛みがさらなる緊張を促進し，悪循環に陥っていないかを考えながらみる．われわれは，緊張の強い子どもに十分な量のアセトアミノフェン（解熱剤として使用するより量が多く，15mg/kg/回以上を用いる）を使用することが多い．

　また，呼吸に関しては，緊張によって気道の軟化症を起こしていたり，アデノイドなどの気道狭窄や，気管，気管支の軟化症が背景にあることが多く，マスクを用いた非侵襲的な陽圧換気療法（バイパップ，BiPAP）を行うことで，驚くほど改善することをしばしば経験する．

　呼吸苦と唾液の嚥下能力にも密接な関係がある．唾液の処理ができなければ，気道に唾液がたまり，気道の狭窄を起こし，呼吸状態が悪化する．唾液は成人で1日に1〜2Lも分泌されており，そのほとんどを無意識に嚥下している．嚥下能力に障害のある重症心身障害児において，唾液の処理はスムーズな呼吸のために重要になる．嚥下す

るか，もしくは口から外に出すかができれば，気道は確保される．しかし，一部，口腔内，上気道に唾液をためてしまう子どもがいる．気道の軟化症などで呼吸苦があると，嚥下も障害され，ますます唾液がたまり，呼吸も悪化するという悪循環になる．BiPAPで気道を開き，呼吸状態を改善させることで，この悪循環を止めることができる．

BiPAPなどで呼吸が改善しても，緊張が改善しない場合は，薬剤の工夫が必要になる．われわれは，緊張の強い子どもには，バクロフェン，フェノバルビタール，ブロマゼパムなどの薬剤で緊張の緩和を行い，おおむね緊張を緩和できている．緊張を緩和することで，側弯の防止や，生活の質の向上など，その効果は大きい．

低緊張の子どもは，一見，緊張の強い子どもより対応やケアが容易な印象があるが，呼吸器ケア，特に排痰ケアが極めて難しい．低緊張の子どもの中でも，心肺停止の蘇生後で，脳機能が著しく低下しほぼ脳死に近い状態の子どもは，自発呼吸が全くないので，無気肺，気道の乾燥を起こしやすく，気道の加湿対策を十分に行う必要がある（詳細は131ページ「呼吸管理とケア」を参照）．

訪問スタッフにみてほしいポイント

●ACP（advance care planning）
　日本は子どもが亡くなることが極めて少ない国になった．しかし，進行性疾患や重篤な合併症を抱えている子どもと家族には，看取りも含めた急変時の対応を，状態が落ち着いているときから話し合っておく必要がある．治療や療養について利用者・家族と医療従事者があらかじめ話し合う自発的なプロセスをACP（advance care planning）という．これは定期的に見直され，ケアに関わる人々の間で共有されることが望ましい．子どもと家族の気がかりや意向，価値観や目標，病状や予後の理解，治療や療養に関する意向や選好を理解することに努めてほしい．

（前田浩利）

文献

1) 奈倉道明：医療的ケア児数と資源把握．田村正徳：平成30年度厚生労働科学研究費補助金障害者政策総合研究事業「医療的ケア児に関する実態調査と医療・福祉・保健・教育等の連携促進に関する研究」．2018．
2) 前田浩利：小児在宅の対象；重症心身障害児，超重症心身障害児，医療的ケア児．在宅新療0-100. 2016；1：1157-61．
3) 前田浩利：在宅医療のニーズの高まりの社会的背景と在宅医療がもたらす医療のパラダイムシフト．保健医療社会学論集．2015；26：3-13．

2 重い障がいのある子どものリハ

重い障がいのある子どものリハ

> **サマリー**
> - □ 子どもの障害の重さは，身体状態に加えて，見守りの必要度，家族の健康状態，ケアの力量なども考慮する．
> - □ リハ実施に当たっては，子どもの「成長発達と健康状態」の変化を予測して関わり，「育ちと暮らし」を理解し，「見立てと見通し」をもつことが必要である．
> - □ 子どもの生活を支える構造（生命の安全，健康の維持，社会生活）に基づいた，多職種による重層的な支援が求められる．

❶ 重い障がいのある子どものリハとは

あなたは，初めて小児利用者のリハを担当することになった．その子どもは寝たきりで，有意味語がなく，コミュニケーションをとることが難しかった．しかも，人工呼吸器を使っており，体調も崩しやすいようであった．日常生活は全介助で，吸引など医療ケアが頻回であり，母親はとても疲れているようであった．この子は，これからどうなっていくのだろう，リハの目標や内容はどう考えたらよいのだろう．われわれ，在宅の支援者はこのような子どもたちに対して，一体何ができるのだろうか？

❶ 障害が重いとは（医療的な側面）

大島分類で「障害が重い」とされる「寝たきりの子ども」「座れるが立てない子ども」は，自ら動くことに著しく制限があり，日常生活に多くの介護を必要とする．また「意思疎通が困難な子ども」も同様に，日常生活には多くの配慮が必要である．

さらに，超重症児スコアで「障害が重い」とされる子どもは，生命維持や健康維持のために医療ケアや医療機器が必要である．排痰が困難であれば吸入や吸引を実施し，酸素化が不良であれば在宅酸素を使用し，換気不全があれば人工呼吸器の適応となる．また，経口摂取が不十分であれば，経管栄養や経静脈栄養が必要である．医療ケアが頻回となり，医療機器の使用が増えるほど，医療への依存度は高くなり，障害が重くなる．

❷ 障害が重いとは（生活の側面）

重い障がいのある子どもの家族は，吸引や注入などの医療ケアを日常的・継続的に行わなければならない．その役割は主に母親が担っており，24時間365日休むことはできない．頻回の吸引や夜間のケアが増えることは，家族の健康に大きく影響する．子どもの障害の重さとケアの困難度は必ずしも比例しないことがある．例えば，呼吸器疾患のため気管切開を施行していても，立って歩ける子どもがいる．子どもが激しく動いたとき

に気管カニューレが抜けてしまうかもしれない．ストレスがたまって自ら抜いてしまうかもしれない．そのような場合，家族は片時もそばを離れることができない．障害の重さは，子ども自身の状態に加えて，見守りの必要度，家族の健康状態，ケアの力量なども考慮する必要がある．

2 重い障がいのある子どもの在宅リハのポイント

❶ 子どもの「成長発達と健康状態」の変化を予測して関わる

重い障がいのある子どもは，疾患によって特徴的な発達経過を示す 図1 ．疾患の経過に合わせて，発達の促進や二次障害の予防などを適切に行う必要がある[1)2)]．さらに，心身が脆弱であるため，健康状態が不安定なことが多い．疾患によっては生命が脅かされるような状態にあることもあ

る．しかし，そのような状態にあっても，心身の発育・発達を促し，さまざまな経験を積むための支援を続けることは重要である．疾患や障害の根治が目標ではなく，健康状態のコントロールや二次障害の予防・軽減を目標とした，支え癒やす医療（緩和ケア）やリハが必要になる[3)-5)]．

❷ 子どもの「育ちと暮らし」を理解し，「見立てと見通し」をもつ

障害が重くても，子どもは子どもらしく育つ権利がある．子どもの成長に伴って，家族の関わり方や暮らし方も変化していく．生活の範囲が拡大し，社会との結びつきが強くなり，困りごとや支援の必要性も変わっていく．子どもを見立て（評価），見通しを立てる（目標設定）ためには，乳幼児期，学齢期，成人期などライフステージを考慮する必要がある．子どもの見立て（目標設定）のコツは，未来のあるべき姿を思い浮かべ，見通

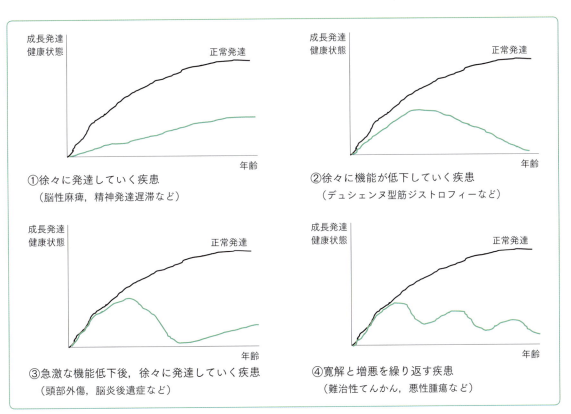

図1 子どもの成長発達と健康状態の変化

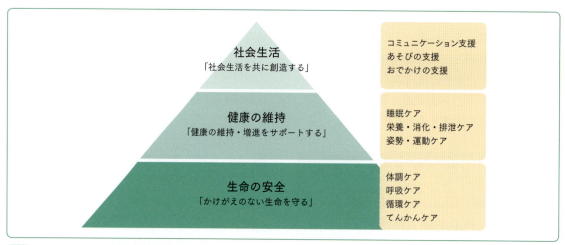

図2 子どもの生活を支える構造と支援
（文献7をもとに作成）

しを立てることである[6]．例えば，特別支援学校に毎日通学すること（就学のあるべき姿）を目標とするのであれば，体調を整え，母親から離れても情緒が落ち着き，安定した姿勢で授業を受けられることが必要になる．具体的には，「呼吸器感染症にかかっても重篤にならずに在宅生活を継続できること」「表情や動作で気持ちを人に伝えられるようになること」「側弯や関節変形をつくらず車いすに長く座れるようになること」が目標になる．

❸ 子どもの生活を支える構造を理解し，重層的な支援を行う

重い障がいのある子どものリハは「拘縮予防のためのストレッチ」や「排痰のための呼吸リハ」のみではない．子どもの在宅生活を支える構造を理解し，生命の安全，健康の維持，社会生活に沿った支援を行っていく．まず，かけがえのない生命を守るための支援を念頭に置いて関わる．医師や看護師と共に，子どもの体調を整え，呼吸や循環をケアする．てんかんにも配慮する．次に，健康の維持・増進をサポートする．看護師と共に，睡眠，栄養・消化・排泄を支えていく．また，姿勢や運動についてはリハが中心となって支援していく．さらに社会生活を共に創造するため，福祉や教育の専門職と協働する．子どものコミュニケーション，あそび，おでかけの支援を行っていく．医療・福祉・教育の専門職は，役割を分担するのではなく，それぞれが重なり合いながら，重層的な支援を行っていく 図2[7]．　　（長島史明）

📖 文献

1) 安井隆光：小児訪問リハビリテーション概論．小児リハビリテーション．2017；1：7-14．
2) 金子満寛：小児訪問リハビリテーションを始める心得．小児リハビリテーション．2017；1：21-8．
3) Hynson JL : The child's journey : Transition from health to ill-health. Goldman A, et al. ed. Oxford Textbook of Palliative Care for Children. Oxford University Press, 2006, 14-27.
4) 加藤陽子：小児緩和医療の基本概念．小児科診療．2012；75：1117-23．
5) 前田浩利：在宅医療・レスパイトケア．小児科診療．2012；75：1167-72．
6) 長島史明，他：心身障害児に対する訪問理学療法の実際．理学療法．2016；33：619-26．
7) 前田浩利，編：子どもと家族の生活を支える多職種地域連携．地域で支える みんなで支える 実践!! 小児在宅医療ナビ．南山堂，2013，17-23．

2 重い障がいのある子どものリハ

育ちと暮らし

> **サマリー**
> - 子どもの支援は，0〜18歳までの変化の大きい広範囲な時期となるため，それぞれのライフステージの特徴を知ることが必要な支援づくりに役に立つ．
> - 子どもの支援では，保護者の思いを丁寧にくみ取ることが子どもと家族をつなぎ，将来の適切な親離れ，子離れの時期の準備のために重要となる．
> - 一人ひとりの障がい状況や家族背景が異なるため，支援は全てオーダーメイドとなる．時に密接に時に俯瞰して支援を行う，本人・家族にとって「ちょうどよい」支援を考える．

1 重い障がいのある子どもの生活（総論）

重い障がいのある子どもの育ちと暮らし

重い障がいのある子どもの育ちは，常に生活年齢と精神年齢を考えながら支援をしていく必要がある．障がいがあっても，生活年齢に合わせたさまざまな経験を重ねることで，子どもの心（内言語）が発達していく．外言語としてのコミュニケーションが困難でも，重ねた経験の分の心は育っており，多様な表現で気持ちの発信をしてくれている．言葉がないことで，知的能力や心の育ちは評価しにくいが，「分かっていない」として関わるのではなく「分かっている」と信じて関わることが，子どもの育ちに必要なエネルギーとなっていく．

子どもの育ちを支える軸となるのが家族であるが，家族も障がいを抱えたわが子の親になって間もない時期は，いろいろな喪失感 表1 とともに，「子どものありのままを認めて受け入れたい気持

表1 障がいがある子どもが生まれたときに母親が感じる喪失感

- 元気に生まれるはずのわが子
- 元気な子どもを産み育てるはずの母親像
- 元気な子どもを産むはずの自分

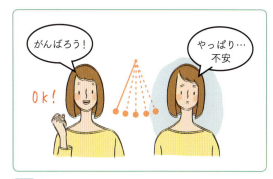

図1 揺れ動く親の気持ち

ち」と「治るはずと病気のわが子を認めたくない気持ち」の間で大きく気持ちが揺れている 図1．その気持ちの振り子の揺れは大きくなったり小さくなったりしながらも，その子どもが大人になっ

2 重い障がいのある子どものリハ 083

ても続いていき，悩みが変化しながら消えることのない揺れとして継続していく．その家族の気持ちの揺れにも気持ちを寄せながら，家族が家族であるためのちょうどよい支援介入を，ライフステージごとに変化させていくことが必要となる．

❷ 出生～初めての在宅生活

❶ 退院後の育ちと暮らし

　家族は子どもの出生を楽しみにしており，障がいを抱えた子どもが生まれることは想像もしていない．しかし何らかのトラブルで出産後NICUにて命を救われた子どもたちが，自宅に帰るために地域生活に移行するとき，医療的ケアを抱えて地域に戻ることになる．自宅に帰って生活をするためには，病院で看護師が実施していた専門知識を伴うケアの全てを家族が担うことになる．

　退院が近くなると，親は病院で吸引や注入，呼吸器の管理，体位交換の仕方など，いわゆる医療技術を学ぶ．それまで母親はマタニティ教室で沐浴や，授乳方法，マッサージなどを覚えてくるが，その知識や技術が生かされる前に医療的ケアができるようにならなければならない．母親だけではなく当然父親や祖父母も，その技術の習得を求められて病院内で練習を重ねることとなる．

　母親は「母になる前に医療者にならざるを得なかった」「退院おめでとうと看護師さんが言ってくれたけど，正直不安がいっぱいで素直に喜べなかった」と話すことが多い．病院で救われた命を医療者ではない自分が引き継ぐことの重責に，押しつぶされそうになっていることがとても多いのである．

　このように家族が何について不安なのかもよく分からないまま，子どもは自宅という新しい環境への移行となる．その中で最も変化が大きいのは室内環境であることが多い．病院内は治療が最適に行われるように温度湿度管理がされている．環境が整った病棟から，朝夕で気温や湿度の変化が大きい自宅に戻るため，体温調節や吸引のための加湿など，自宅の環境調整が必要になる．体調管理が最も必要になる（難しい）時期は退院後1～3カ月である．また，さまざまな医療機器の配置を，それぞれの家庭内で使い勝手よく整備をしていく必要があり，その家庭状況に合ったアドバイスが必要になる．このアドバイスを行うときは，ある程度の基準となり得るパターンを伝えながらも，各々の家族がカスタマイズできるよう共に考えていく姿勢が必要である．

❷ 支援のポイント

・母親の気持ちの揺れや父親の育児への関与，きょうだいの有無も含めて，どのような気持ちで子どもを迎え入れているのかを知る機会をもつ．
・子どもの健康状態が変化しやすい時期であることを知る．

❸ 幼児期

❶ 幼児期の育ちと暮らし

　子どもは，家庭という社会での最少単位であり，最も愛情深い集団の中で育まれていく．十分な準備期間を家庭で過ごすことで，内発的な欲求の中に「お友達とあそびたい」という同世代の子どもとの関わりを求めるようになっていく 図2 ．

　このように幼児期は，家族以外の社会集団を初めて経験する時期であり，就学に向けての準備期間となる．この時期は，あそびの中で人として生きていくために必要な身体機能の発達・認知・理解力の促進および社会性の構築を行う．そのあそびの基本は「楽しいものであること」「自らやりたくなるものであること」「成功体験が得られること」「人との関わりを得られること」と考えることができる．

　特に医療的ケアのある子どもは出生後間もなく，治療のためにつらい医療処置を行われることが多い．人との関わりが注射や吸引などの不快な体験であることが多く，人との関わりに不安を抱

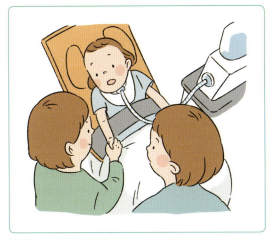

図2 お友達とあそびたい！

きやすくなってしまう．また，体調の安定や服薬の調整が行われている時期は，少しの刺激でもてんかん発作を引き起こしてしまいやすい．そのようなとき，家族もどのように対応してよいのか迷っていることがあり，子どもに触れることに対し不安になってしまっている場面をよく見かける．親に抱っこされ優しく包まれながら，子守歌などを聞いて眠ることや，気持ちがゆったりとするような触覚，前庭覚，固有覚，聴覚の快刺激体験の積み重ねが，容易に困難になってしまう．

体調面が安定し，少しずつ発達支援が介入できるようになってくると，生活リズムを整え，夜はしっかり眠り，昼間たくさんあそぶという循環を意識する必要がある．昼間に身体を使ったり，見たり，聞いたり，いろいろな日中の活動を充実させることで，心も身体も心地よい疲労感が生まれ，生活リズムを整えるひとつの手段となる．

日々子どもたちは発達を続けている．発達のタイミングの中で，子どもがあそびの中で経験する「楽しい」「もっとやりたい」「この人と一緒がいい」という感情の育ちや，人との関わりの変化も捉えていくことができるとよい．

障がいがあることで全体的に発達はゆっくりとしたものになり，さらに運動機能障がいがあると，あそびが限局されてしまうことがある．その

ために発達に必要なあそびの経験を積むことが難しくなりがちである．発達に必要なあそびが一人ではできないことも多い．大人が仲立ちとなって，子どもたちに対してさまざまな素材を用いて働きかけ，子どもが本来もつ興味，関心を引き出し能動的にあそびに関われるように，意図的にあそびをつくり上げることが重要である．また，それが子どもにとっての効果的なリハのひとつであることを，可視化・言語化し親に伝えていくことができるとよい．その積み重ねは，子どもがリハや人を嫌うことなく，家族があそびを通して子どもと触れ合う機会をつくるきっかけとなり，母子の愛着関係を形成していく一助となる．

就学前になると就学先の進路を決めていくことになる．学校選びは，通常各自治体の教育委員会が「相談会」を実施し，進路に関する親子の希望，子どもの発達状況や医療的ケアの状況を確認し，有識者会議などで適切と思われる進路を決定することが多い 表2．

❷ 支援のポイント

・幼児期のリハは基本「あそび」である．子どもが好きなこと，喜ぶことをたくさん行い「快刺激の経験」を増やしていきながら，人との信頼関係を築いていくことができるサポートを行う．
・あそびの中に発達の要素やリハの要素が含まれることを，親に説明できるようにする．
・就学前の学校選びにつながる経験を積み重ねる時期と考える．

❹ 学齢期

❶ 学齢期の育ちと暮らし

障がいがあってもなくても就学は大きなライフイベントのひとつであり，医療的ケアを抱えていると，その当たり前のライフイベントを迎えることがとても困難なものになることが多い．特に医療的ケアを抱えての就学は，そもそも受け入れる

表2 障がいのある子どもの進路

地域の通常学級	地域の特別支援学級	地域の特別支援学校
学区の小学校普通学級で健常児と常に共に学ぶ．基本的に職員加配はなく，知的な遅れが少ない，もしくはない子どもが入学することが多い	小学校区もしくは中学校区にある地域の小学校の中の健常児と分けた学級で，職員加配も通常学級より手厚い．さまざまな障がい種別ごとの学級が設定される	かなり広域な学区をカバーする障がい児だけの学校．特別支援学級よりさらに職員加配があり，学校の作りも車いす移動に配慮された建築になっている ・特別支援学校（訪問籍） ⇒健康上の課題が大きく通学困難な場合，週3日程度担任が自宅を訪問し学習を行う．訪問籍の子どもはスクーリングシステムも準備されており，各支援学校では必要に応じてスクーリングを重ねながら通学籍に移行することもある

学校が自治体によっては非常に少ない状況もある．その上で，①通学方法の課題，②医療的ケア実施者の課題，③行事の参加方法の課題の解決を図りながら進めていくことになる．

吸引など不定期な医療的ケアが必要な場合，通学バスに乗ることが難しく，毎日家族が送迎をせざるを得ない．また，気管切開をしてカニューレ装着などの状況で通学籍を選択した場合は，学校にいる全ての時間を毎日家族が付き添いをしなければならないことも多く，負担が大きくなっている実態がある．

またこの時期は心と身体の成長が進む時期でもあり，急激な身長の伸びを受けて側弯などの変形ができやすくなったり，体重の増加から，抗てんかん薬の量の再調整を行うこともある．

このように身体の成長期には，身体の変化に伴い補装具や日常生活用具の再作製も度々行われる．子どもの補装具は医療保険の中で治療用装具として処方されるが，耐用年数として短下肢装具はおおむね1年半で，車いすはおおむね5年と制度で決められていることを知っておくとよい．ただし子どもの場合は成長が著しい時期でもあり，これらの耐用年数に到達する前に補装具が実態と合わなくなることもしばしば見受けられる．このような場合，主治医がその必要性を明示することで耐用年数を満たさなくても，新たに作製することができる．

学校生活では学校行事を通してさまざまな体験をする機会がある（遠足，野外活動，修学旅行，就労体験授業など）．これらの行事は校外に出ることが多いため，その都度移動方法やポジショニングを検討し，参加方法を考える必要がある．学校にはリハスタッフが在籍していないため，日頃から多様なポジショニングを経験することが難しい．小児在宅リハでポジショニングなどを実施するとき，どのような姿勢をとれば上肢活動を促し，また，楽な呼吸状態で座ることができ，活動に集中して取り組むことができるのかを整理しておく．それによって，どのような姿勢をとることが，子どもの力をしっかりと引き出すことができるかを提案することができる．具体的に写真などで伝えていくことを意識しながら日頃のリハで関わることは，学校との連携の上でとても効果的である．

障がいを抱えていても，義務教育である小中学校については，学校教育を受けることができる．さらに高校についても高等部という形で進路が開かれるようになってきている．支援学校高等部進学時には入学選考があり，出願書の提出が必要になる．選考は志望校で行われることが多く，体調を整えながら子どもが普段通りの姿で選考に臨めるよう，配慮が必要である．

高等部へ入学すると，学習内容が成人期支援に合わせた授業が多くなっていく．高等部2年生く

らいから，成人期の進路を考えていくために，福祉施設や福祉就労事業所での実習が行われる．このときに学校で関わる教員は担任だけではなく，進路指導部の教員が関わって進路に向けてのサポートを行うこともある．

さらに，現在各学校には，特別支援教育コーディネーターという役割を担う教員が学校長の指名で在籍している．特別支援教育コーディネーターは，学校内での特別支援教育を推進するために，入学前，卒業後も含めて学校外の関係者と連携をとっていく役割や，学校内での研修の企画をする役割を担っている．教育，医療，福祉の橋渡しをする特別支援教育の取りまとめ窓口となっている．

❷ 支援のポイント
- 入学と卒業時が大きなライフイベントとなるため，関係機関がより協力体制をつくる必要がある．
- 子どもの心と身体が大きく育つ時期でもある．将来を見据えて，それぞれの学年で体験をしておくとよいことを考えて関わる．
- 学校では，身体機能についてのフォローが十分にできる環境ではないため，本人が安心して力を出せるポジショニングなどを伝えていく．

❺ 成人期
❶ 成人期の育ちと暮らし

身体の成長がある程度落ち着く時期である．加齢に伴い防ぎきれない変形拘縮や身体機能の低下を呈しながらも，日々の生活を送る時期である．主には変形に伴う二次的な生活のしにくさや，摂食嚥下機能および呼吸状態に変化がみられることが多い．変形拘縮に伴いポジショニングの狭小化が起こってくる．このような状態の中で留意する視点としては，生活の中でも必要となる排泄や更衣時に，負担なく動作ができる関節可動域を保つことや，ポジショニングバリエーションを維持することである．医療機関での検査の際にさまざまな検査姿勢がとれることは生活のメリットとして大きい．

成人期は，学校教育から福祉サービスを中心とした生活へ移行する．この福祉サービスを利用する際には障害支援区分の認定を取る必要性があり，各自治体において区分申請をし，区分が決定すると利用できるサービスが明確になる．現在，地域での生活を営む上での通所サービスは大きく2つに分けることができ，ひとつは生活介護，もうひとつは就労系サービスとなる．両方とも障害者総合支援法に基づく支援である．生活介護は介護給付に基づき主に18歳以上の在宅の障がいを抱える人が豊かな人生を送るために，生きがい探しや自立のサポート，身体機能の維持が図れるよう日常のサポートを行っている．就労系サービスは，訓練等給付に基づき就労移行支援・就労定着支援・就労継続支援（A型・B型）がある．生活介護事業所では，看護師を配置している事業所も増えてきているが，全国的にみて決して多くはない．そのため医療的ケアがあると，成人期の通いの場を見つけることが難しい現状がある．本人や家族の希望を学齢期よりしっかりと支援者間で共有し，成人期の在りたい生活に向けて地域資源開発などを考えていく必要がある．

医療的ケアの必要な人を受け入れている生活介護事業所では，看護師やリハ職を雇用しており，機能維持活動や生活体験の幅を拡大するために，創作活動をはじめとする「やりがい」につながるさまざまな取り組みを実施している．

❷ 支援のポイント
- 加齢に伴う身体状況変化があるが，生活経験の積み重ねにより気持ちの成長は継続することを意識する．
- 医療的ケアがあっても希望する生活ができるよう，支援者がしっかりとネットワークづくりを意識し，チームで支援を行うことにより親亡き後に備える．

訪問スタッフにみてほしいポイント

重い障がいのある子どものリハは発達支援と家族支援の二本柱である．子どもの育ちの支援とともに，その家族の支援が同時並行で必要になる．また，子どもたちが成人期になったとき，自分の人生をサポートを受けながら自分で決めることができ，自分の存在意義を確認できる人生を送ることができるような支援体制が望まれる．

（遠山裕湖）

2 重い障がいのある子どものリハ

子どもの評価と目標設定

> **サマリー**
> - モニタリングシートや目標指向型未来シートを活用することで，個々の生活課題の発見や目標設定が可能になる．
> - 個別性に配慮した目標設定を可視化することで，支援の方向性が明確になる．それにより多職種の役割を共有しやすくなる．
> - 子どもとその家族の将来を見据えた関わりによって，切れ目ない支援を提供することができる．

1 はじめに

　日々の支援の優先順位を決める根拠は何か．子どもや家族の思いをかなえる効果的な支援に必要なことは何か．1つ目は成長や環境により変化していく子どもの生活を想像し，自分の役割を意識して関わる能力である．2つ目は多職種と情報共有し，マネジメントする能力である．3つ目は限られた訪問頻度・時間で最大限の効果を上げるため，子どもの生活上の課題を見極めアセスメントする能力である．これら3つの能力をもって，子どもの疾患の特徴，生活環境や生活リズムを把握し，初めて良い支援を立案することができる．そして，立案した支援は，支援後にその効果や妥当性を判断する必要がある．そのため客観的に評価するツールや方法が必要である．しかし在宅は個人因子・環境因子の個別性が高く，一般的な評価尺度を用いて評価することが困難な場合が多い．そこで本項では，今起こっている生活課題をありのまま捉えて分析するツールとして，モニタリングシート[1]の活用を提案したい．また目標設定は目標指向型未来シートを用いることをお勧めしたい．この2つを用いることで，子どもと家族の人生設計に合わせて必要な支援を立体的に捉えることが可能となる．

　まずは下記の「10個の問い」から日々の自分の支援を振り返ってほしい．そして「ここができていないなぁ」「問題だと思っているけど，具体的にどうしたらよいのか分からない…」と思った項目については，矢印（⇒）のページを参照してほしい．すぐに現場で役立つ記録シートや考え方のヒントを記してあるのでぜひ活用してほしい．

2 「10個の問い」

①子ども本人はどうしたいと思っていますか？
　（思っていると推察しますか？）
　⇒ニーズを知る（90ページ）

②疾患の特性やリスク管理が分かりますか？
　⇒全体像を把握する（91ページ）
　⇒課題の重要度とニーズの優先順位を考える

（93ページ）
⇒エビデンスに基づいた個別性のあるケアの展開（93ページ）

③朝起きてから夜眠るまでどんな暮らしをしていますか？
⇒暮らしを知る（週間スケジュール/24時間シート）（94ページ）

④1週間の生活にどんな支援者がどのように関わっていますか？
⇒暮らしを知る（週間スケジュール/24時間シート）（94ページ）

⑤現在の生活課題に対して中心となって動いている職種・サービスは誰ですか？
⇒暮らしを知る（エコマップ）（94ページ）

⑥課題の要因を分析し，生活との関連性を見出せていますか？
⇒モニタリングシート作成のポイントと活用法（96ページ）

⑦これから子どもがどんな成長を遂げ，どんな暮らしを送っていくかイメージできますか？
⇒目標指向型未来シート（99ページ）

⑧自分がやっている支援を立体的かつ包括的に捉え目標設定できますか？
⇒目標指向型未来シート（99ページ）

⑨自分がやっている支援を他者に伝えられますか？
⇒手順書（99ページ）

⑩子どもの成長や体調の変化を予測的に細かくみていけますか？　また1年を振り返って，子どもの成長や体調の変化を細かくみていましたか？

⇒年間スケジュールシートの活用法（99ページ）

以下にS君の事例を挙げ「10個の問い」を解決するための具体的な方法とその思考プロセスについて，①から⑩の順に説明する．

③ 事例紹介

S君，2歳男児．診断名：滑脳症，小頭症，水頭症，双胎児間輸血症候群，けいれん，喉頭軟化症，痙性四肢麻痺．出生時の体重は1,790g．生後9カ月で胃瘻造設．超重症児スコアは準超重症児．家族構成は父親，母親，兄（7歳），双子の兄（2歳）．

● 生活状況

栄養：退院直後はミルク100mL×6回/日注入．現在は60～140mL×5回/日注入．排泄：ほぼ毎日自力排尿・排便あり，オムツ使用．睡眠：まばらで浅い睡眠．午睡できていない．援助体制：近隣の母方祖母の援助あり．父親も協力的．

● 経過

詳細は 表1 に示す．

④ ニーズを知る

子ども・家族・支援者の3者の気持ちを知る

支援内容を考える軸となるのがニーズである．ニーズは環境や状況によって変化するが，立場によっても異なる．子ども・家族・支援者のそれぞれの立場でニーズがあることに気付いているだろうか．当たり前のようで，実はこの意識が抜けていることが多い．特に支援者が多職種である場合，支援者全員で同じ方向を向いて支援しているつもりでも実際は異なっていることがある．そこで定期的に3者のニーズをありのままの言葉で書き起こし，可視化するとよい．それにより3者の

表1 S君の退院からの経過

	トピックス	体重	注入	嘔吐	緊張	呼吸	内服
200X年11月	退院 訪問看護開始（隔週）		100mL ×6回		↑↑		フェノバール®, ホリゾン®, ダントリウム®（頓用）
+1年6月	再入院（胃瘻造設）				↓		ベンザリン®開始
+1年7月	訪問診療開始（月2回）	5,394g			↑↑↑		レキソタン®開始
+1年8月	訪問リハ開始（週1回）						
+1年9月		6,000g	110mL ×5回 +水分		↑		レキソタン®増量
+1年10月		6,200g			↑	鼻閉	レキソタン®増量
+1年11月	唾液垂れ込みあり	5,950g	注入量↓	○	↑↑↑	舌根沈下, いびき様 の呼吸あり	
+1年12月	両手を広げツッパリ泣く ような発作		120mL ×5回 +水分	○	↑↑↑	喘ぐような呼吸	レキソタン®増量
+2年1月				○	↑↑↑		レキソタン®増量, ガスモチ ン®追加
+2年2月	発作増加	6,200g	トロミ	◎	↑↑	吸気性喘鳴, 胸骨上 窩の陥没呼吸あり	ガスモチン®off, デパケン®, エルカルチン®開始
+2年3月	BiPAP導入 発作ほとんどなし	6,750g	トロミoff	少し↓	↑		
+2年4月				なし	↑↓		
+2年5月		7,050g			↑↓		
+2年6月	児童発達支援（週1回） 発作増加, 分泌物増加	6,850g	60～140mL ×5回 +水分	なし	↑↑	吸気性喘鳴, 胸骨上 下窩の陥没呼吸あり	

目標の違いや支援の優先度が明確となる．これが多職種協働の第一歩として重要である．この違いが生じる理由を考え，すり合わせる作業こそが多職種連携による本人・家族の思いに沿った支援を提供するプロセスとなるからだ．

しかしここでひとつの疑問を抱くだろう．重い障がいのある子どもや小さく生まれた子どもの場合，本人から直接ニーズを聞くことが困難なことが多い．その場合，どのように子ども本人のニーズを聴取すればよいか悩むだろう．例えば，日々の関わりを繰り返すことで，その際の表情や身体表出の小さな変化から気持ちを読みとることができる．または，発達段階を参考に「3歳だったらこういうあそびが好きだから，きっとこんなことをしてみたいと思っているのではないか」と推察するのもよいだろう．まずは子ども自身の気持ちになって想像することが重要である．

3者の気持ちを把握する作業方法はいたってシンプルだ．3者それぞれのニーズを紙に書き並べ，比較する．このとき，できるだけ本人の言葉で表すことがポイントである．アンビバレンスな思いを述べたとしても，それをありのまま記すことが大切である．図1に記入例を示すので参考にしてほしい．

⑤ 全体像を把握する

全体像は一目で子どもの身体状況や生活，社会資源について把握できることが望ましい．簡潔明瞭かつ視覚的に捉えやすいようにまとめるとよい．以下に全体像を把握するための書き方のポイントを挙げ，図2に実際の記入例を示すので参

S君の気持ち	家族の気持ち	支援者の気持ち
・からだを自由に動かし，思いっきり遊びたい ・お兄ちゃんみたいにお家の中を走り回りたい	・緊張を楽にしてあげたい ・元気に楽しく暮らしてほしい	・粗大運動機能の発達を促したい ・色んな刺激を感じてほしい，豊かな心を育みたい ・家族の生活も支えてあげたい

図1 3者の気持ちの記入例

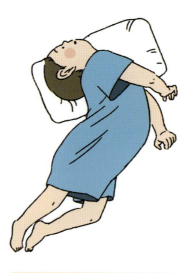

S君　2歳　男児
診断名：滑脳症，小頭症，水頭症，喉頭軟化症，痙性四肢麻痺
超重症児スコア：準超重症児（19点）
医療デバイス：BiPAP（鼻マスク）

記入日：200X＋2年6月25日
記入者氏名：　PT○○

◆体調：体温37.0℃前後，脈拍100回/分前後，SpO₂ 95〜98%
分泌物が多く，吸引が頻回なときもあり．季節の変わり目に風邪をひきやすい

◆緊張：四肢体幹の緊張が非常に強く，反り返った姿勢，側弯が目立つ

◆呼吸：吸気性喘鳴，胸骨上下窩の陥没呼吸あり．咳嗽は弱く，ぐーぐーした音（類鼾音）が聴取される
排痰法後は分泌物が多く排出される

◆母方祖母の援助あり．父親も注入，入浴など積極的に実施

◆食事：胃瘻あり，ミルク60〜140mL×5回/日で注入

◆排泄：自力排便（ほぼ毎日）・自力排尿あり

◆睡眠：緊張状態により，睡眠時間が左右される

◆家族構成：
父親，母親，兄，双子の兄

◆主介護者：母親

◆利用サービス：訪問看護（隔週），訪問診療（月2回），訪問リハ（週1回），児童発達支援（週1回）

図2 S君の全体像

考にしてほしい．

書き方のポイント

①子どもの姿勢や雰囲気などが伝わるイラストや写真を用いることで，その子の特徴を視覚的に捉えやすくする．

②年齢，性別，主要な診断名，超重症児スコア，医療デバイスの有無など一般情報を記載する．その他に大島の分類や運動・認知機能評価など客観的データを記載するとよい．

③生活に関する情報：食事（栄養），排泄（浣腸，自力排尿・排便，導尿など），睡眠，ADL（介助）状況，好きなあそび，苦手なことなど子どもの生活が分かる情報を記載する．

④身体機能に関する情報：大まかな体調やバイタルサイン，緊張，呼吸，発作，感覚，運動などの情報を記載する．その子の健康状態を知るための優先度を考えると，どんなデータを記載すべきか分かりやすい．

⑤環境・社会資源に関する情報：家族，主介護者，支援体制，サービス名，利用頻度などを記載する．

6 生活の課題の重要度とエビデンスに基づいた個別性のあるケアの展開

健康維持のためには「生命の安全」が守られていなければならない．そのため支援者（特に医療職）は，症状や生活上の課題を医学的視点から客観的に捉え，アセスメントする役割がある．在宅では画像や血液検査などの客観的データが，定期的かつタイムリーには把握しにくい．そのため訪問時のちょっとした症状を少ない道具と自らのフィジカルアセスメント能力を駆使して，異常か否かを判断する必要がある．またそれを家族や他職種が分かるように説明する責任がある．特に重要なことは，その疾患の特徴（病態生理）が生活課題とどうつながっているかを理解・解釈し，解決法を提案することである．それを明らかにするために，現在起こっている症状や生活課題を図式化し整理する方法を提案したい．

S君の事例でその具体例を紹介する 図3 ．ポイントは疾患の特徴や主症状が生活課題とどのように関連しているかを大枠で捉えることである．

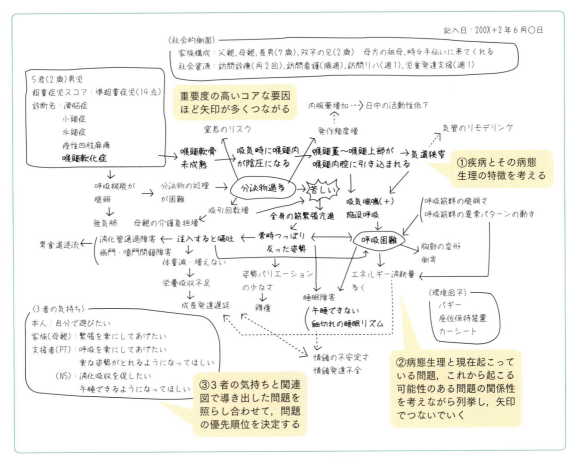

図3 生活の課題の重要度とエビデンスに基づいた個別性のあるケアの展開

そして，その課題から子どもの今後（近い将来，遠い将来）に起こり得る問題やリスクについて考えることが重要である．病態・症状からひもとくことでエビデンスに基づいたケアの展開が可能となる．ケアの展開を考える際のポイントは，3者の気持ちを常に念頭に置きながらケアの内容や方向性を決めることである．それにより必要なケアが必然と浮かび上がり，個別性を活かしたケアの立案に役立つ．

7 暮らしを知る

❶ 週間スケジュール/24時間シートの活用法

週間スケジュール/24時間シートの利点は，1日のスケジュール，週間スケジュール，家族の生活リズムが一度に把握できることである．それにより子どもと家族を合わせたより広い視野での関わりが可能となる．

例えば重い障がいのある子どもや小さく生まれた子どもの場合，栄養注入や薬の内服時間が細かく決まっている．それらの時間を考慮せずに訪問すると，訪問時に眠っている，または服薬の効果が切れはじめ緊張が強く出現していることがある．このシートを用いることで，どの時間帯に援助が必要なのか，どんな職種が支援をすればよいかが一目瞭然で分かる．図4を見てほしい．母親は13時ころから買い物に出掛け，14時に戻り，すぐに注入を開始するスケジュールとなっている．ここに週1～2回でも訪問看護やヘルパーの長時間支援が可能ならば，母親のレスパイトにつながり，時間を気にせずゆっくり買い物に行くことができる．リハ専門職はお留守番や注入など直接的介入はできないが，ヘルパー導入や長時間訪問の情報提供，訪問看護の支援増加の相談はできる．情報を把握するだけではなく，支援を広げるために活用してほしい．

❷ エコマップの活用

子どもの生活は多職種によって支えられている．関わる職種（サービスの内容）や頻度は，生活課題の内容，環境，時期によって異なる．

例えば退院直後の子どもの場合，まずは在宅での生活に慣れることと，そのための健康管理が重要である．この場合には医療職，特に訪問診療（医師）や訪問看護（看護師）が主に必要となるだろう．しかし在宅生活にも慣れ，子どもの体調も安定したならば，今度は医療職ではなく生活を支えるヘルパーや，外出の道具や手段を支援するリハ専門職が必要になるだろう．これを視覚的に捉え，表現したのがエコマップである．図5にS君の事例を用いて，各時期に応じた職種・サービスの変化をエコマップにて示す．特に重点的な支援は太線で示すと分かりやすい．

8 モニタリングシートの活用

訪問時の様子や母親・他職種からの情報だけで子どもの24時間の状態を把握することは不可能である．そこで誰もが容易に子どもの24時間の健康状態を情報収集するのに役立つのがモニタリングシートである．梶原[1]は「モニタリングシートを育児日記のひとつと捉えて，記入するとよい」と紹介している．モニタリングシートを活用することで，既存の評価尺度では拾いきれない「ありのままの子どもの変化」を経時的に追うことができる．やみくもに要因を列挙し記録するのではなく，モニタリングすべき要因（項目）を絞り，焦点化することで生活の全体像が捉えやすくなる．またモニタリングシートは体調変化の早期発見にも役立つ．そこで項目を血圧，脈拍，呼吸数，水分出納，排尿・排便回数，便の性状，ケア内容とし，日々の健康管理として用いてもよい．さらに，支援者がケア中の様子を記載してもよい．連絡帳の代わりになり，多職種で情報共有と連携が図りやすくなる．応用的な利用方法は，レスパイト先の病院・施設，病院での定期受診時などに持参することである．在宅支援者以外の支援者にも子どものリアルな生活と健康状態の変化を

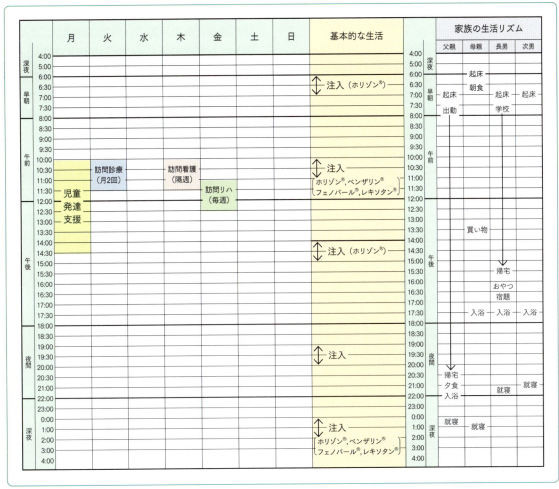

図4 週間スケジュール/24時間シートの例

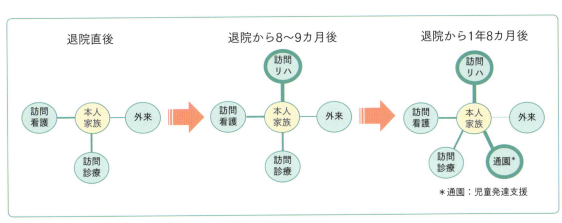

図5 エコマップによる退院からの利用サービスの変化の把握

知ってもらうことができる．それにより病院・施設の支援者との話し合いのきっかけとなり，課題の共有や連携が図りやすくなる．百聞は一見にしかず！ ぜひ一度試してほしい．

❶ モニタリングシート作成のポイントと活用法

モニタリングシート作成時，特に重要な点は「誰がつける（記録する）のか」ということである．たいていの場合は母親がその役を担うことが多い．そのことを十分に理解し，シートの記録方法は極力簡便であることが望ましい．完璧に書くことよりも，大ざっぱに生活課題が捉えられることを共通認識としてモニタリングシートを利用するとよいだろう．そのために楽しく継続して記録できる工夫が大切である．例えば母親が記録できないときは，支援者が訪問した際に各項目に沿った内容を母親から聞き取り記入する方法をとってもよい．または特に必要な項目だけを母親に毎日記録してもらい，その他の項目は支援者が訪問したときに記入してもよい．もしくは期間を決めて一定期間だけ記録することを事前に母親に説明しておけば，あまり負担に思わず取り組めるかもしれない．とにかく記録をつけることよりも，記録した情報をどう解釈し，課題を抽出して支援に結び付けていくかが重要である．

実際のモニタリングシートの作成上のポイントをまとめたものを以下に示す．

① まずは，生活の中で課題が起こりやすい時間や場面を把握する．そして生活課題（現象）が起こっている背景を病態生理や個人因子，環境因子から推測し，仮説を立てる．
② 課題の関連要因と思う項目をたくさん列挙する．
③ 列挙した項目は個別性に合わせ，優先順位が高いと予想される要因から項目立てする．
④ 介入の効果を評価する目的で用いる場合は，アウトカムとなる指標（例えば，体重の増減，発作の回数，排便の性状・回数など）を記録できるようにする．
⑤ 誰が主としてモニタリングシートを記入するのか（母親，医療職，学校の先生，子どもに関わる全ての支援者など）を念頭に置き，簡易的かつ分かりやすく，客観的に記録できるようにする（極力簡便であることが継続のカギである！）．
⑥ 評価基準となる尺度は一般的な指標か，または母親が支援者に子どもの状態を伝える際によく使う言葉を用いる．例えば，緊張の度合いを「ちょっとのけぞる」「手が動く」「身体が反り返る」と表現したならば，「ちょっとのけぞる」→（＋），「手が動く」→（＋＋），「身体が反り返る」→（＋＋＋）と尺度化して表す．
⑦ 記録したモニタリングシートは家族や支援者が手に取りやすい場所に保管してもらう．支援前にそれを確認することで，サービス提供日以外の子どもの様子や体調変化の前後の出来事を追うことができ，情報共有として役に立つ．
⑧ モニタリングシートの内容は定期的にアセスメントし，見直す．新たな項目を追加したり，介入方法の再検討をしたりするための支援計画の見直しの資料として役立てる．

次にS君の事例をもとに，モニタリングシートの項目抽出の思考プロセスから作成までと実際の記録，アウトカムの指標の変化と解決策について一連の流れを具体的に説明する．

❷ 現在起こっている生活課題とその関連要因を考える（経過の詳細は 表1 参照）

S君は発作の増加や呼吸困難の症状の再増悪に伴い200X＋2年3月にBiPAP導入となった．BiPAP導入により一時は発作や呼吸状態などが改善したが，200X＋2年6月より全身の筋緊張亢進，分泌物増加，呼吸困難増強，体重減少を呈した．そこで，この時点でのS君の生活課題とその関連要因を見出すためのモニタリングシートを作成した．

まず，全身の筋緊張亢進，分泌物増加，呼吸困難増強，体重減少の因果関係を考え，仮説を立てる．ここでは呼吸困難に主軸を置いて考えてみる．まず，なぜ呼吸困難を起こしているか，S君の健康状態（症状）と生活内容から考える．それをもとに，呼吸困難を引き起こしていると予想される

項目を導き出す．この導き出した項目がモニタリングすべき部分になる．次に介入の効果を判断するアウトカム指標を考える図6．アウトカム指標は，具体的に健康や生活と結びついていて，かつ客観的に表せる項目にする．そうすることで変化を追いやすく，情報共有しやすい．

図6の思考プロセスをもとに，実際に作成したモニタリングシートが図7である．緊張・呼吸状態は，母親がS君の状態を支援者に説明するときの言葉を独自に尺度化して表し，唾液量の表現を「ムセブク」など親しみやすい言葉で表現した．S君の日常の様子を一番見ている母親の視点を定義・尺度化することで母親がスムーズに記録できる．具体的なモニタリングシートの事例は，第4章子どものリハビリテーション＆やさしいケアの「循環ケアとリハ」（164ページ），「てんかんケアとリハ」（176ページ），「睡眠ケアとリハ」（186ページ），「消化・排泄ケアとリハ」（207ページ）を参照してほしい．モニタリングシートの情報をどう解釈し，ケアの展開に結びつけていくかを具体的に示している．

❾ 子どもの成長や未来の生活をイメージする

小児在宅リハの初学者にとって一番の壁は，成長や未来の生活をイメージすることではないだろうか．そこでまずはざっくりと就学や活動の広がりなどをライフイベントに合わせて考えるとよい．ポイントは，現在の身体・精神（認知）・社会的状態でそのライフイベントを迎えたときに困ることはないか，どんなことができたら達成されるのかなどを逆算方式に考え，支援していくことである．

では，実際にどのように目標設定すればよいかを次に紹介する．

❿ 立体的かつ包括的な目標設定を行う

ケア計画の目標を立てる際，一般に短期目標・長期目標という言葉を用いる．短期目標の期間は数週間〜1カ月，長期目標の期間は3カ月〜数カ月を意味する．しかし在宅の場合，環境因子や個

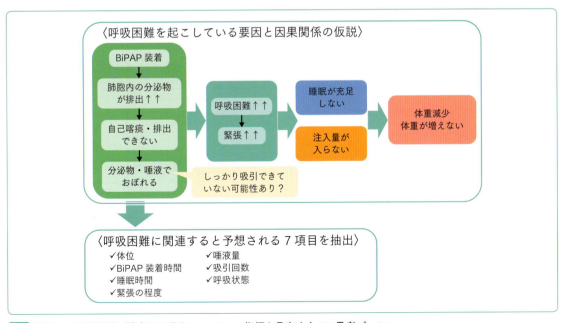

図6 課題から呼吸困難に関連する項目とアウトカム指標を見出すまでの思考プロセス

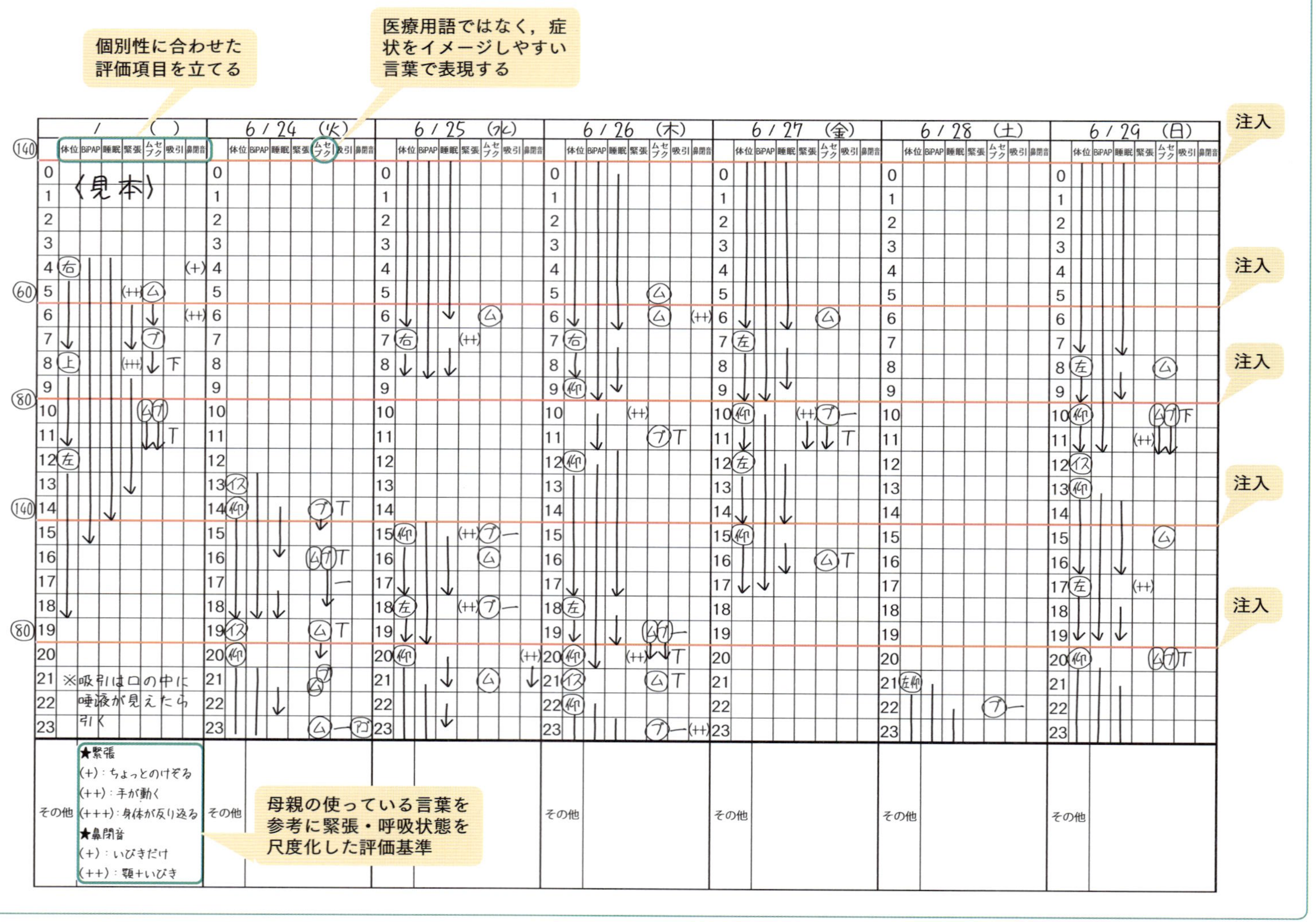

図7 S君の実際のモニタリングシート

人因子の影響が大きく，また家族のニーズの内容によって短期目標・長期目標の期間を一律に設定することは困難である．むしろ目標設定は期間ではなく，その内容が子どもの生活・人生を見通した視点で立体的に設定されることが重要である．そこで個別性を活かした短期目標・長期目標の期間を設定でき，かつ支援計画を導き出すための目標指向型未来シートを紹介する．

目標指向型未来シートの活用法

目標指向型未来シートを用いることで，子どもや家族のやりたいことを軸にプラスの方向から身体・精神・社会・スピリチュアルの4側面を横断的かつ縦断的に捉えることで，立体的かつ包括的な目標設定が可能となる．また定期的に振り返ることで支援内容を評価することができる．このツールを使うメリットを以下に示す．

①支援の効果を具体的にイメージしたものが可視化できる．
②身体・精神・社会・スピリチュアルの4側面から横断的かつ縦断的な，子どもを中心とした生活を包含した目標設定ができる．
③目標設定と評価が一体化している．
④記載方法には一定のルールがあり，職種が異なっても現場で即実践，活用できる．
⑤より具体的で計画性のある生活の問題点に基づいたケア計画が立案できる．
⑥ひとりでも，多職種合同でも作成できる．多職種合同の場合はお互いの意思確認，共同計画立案にもなる．
⑦定期的に振り返ることで，子どもとその家族の変化を記録することができる．
⑧病態生理と生活上の問題点をマッチングしながら計画・ケアが展開できる．
⑨小児在宅リハのエビデンスの資料となる．

図8 に記載方法とポイントをS君の事例をもとに説明する．

⑪ 実際に関わる

手順書の活用法

訪問の開始はケアが始まるときではない．「こんにちは」とインターホンを押し家に入るところから始まる．そして玄関を出たところで訪問の終わりとなる．そこで，いつ誰が訪問しても子ども・家族が安心して支援を受けられるように，訪問の留意点や時間配分も含めたケア内容を記載した資料を準備することが望ましい．これが手順書である．手順書があれば，担当者が急に変更になった際も子ども・家族・支援者の3者が安心安全に満足いくケアが実践できる．

しかし在宅では豊富な個別性により，ケア内容の標準化が困難な場合がある．例えば，徒手的なテクニックを用いたリハの場合，全て手順書で伝達することは難しいが，テクニックや感覚をできるだけ言語化することにチャレンジしてほしい．その事業所では「呼吸介助」といえば，誰がやっても同じ方法で同じ効果が出せるように言語化し，実践できることが理想である．それによって家族・多職種とリハ内容の情報共有がしやすくなる．それはまた小児在宅リハの根拠を示すことにもつながる． 図9 に手順書の例と記載内容のポイントを示すので参考にしてほしい．

⑫ 未来と過去の健康と暮らしを知る

年間スケジュールシートの活用法

年間スケジュールを付けることには2つの目的がある．1つは未来の支援のための活用である．例えば定期受診や家族の予定（家族旅行やきょうだいの行事）を事前に把握することで，計画的に支援やリハを進めることができる．具体的には，定期受診の予定を把握することで，事前に家族と受診時に主治医に確認してほしいことを相談できる．また家族旅行に行く場合，移動手段（自動車，電車，飛行機など）や距離，日数などを把握

し，バギーの作製や吸引器などの物品の有無，緊急時の紹介状の準備など確認すべきことをリスト化し計画的に支援することができる．もし体力的に問題があれば，外出練習などをリハ内容に組み込むことで安心して旅行に行ってもらえる．

もう1つは，過去を振り返ることで長期的に子

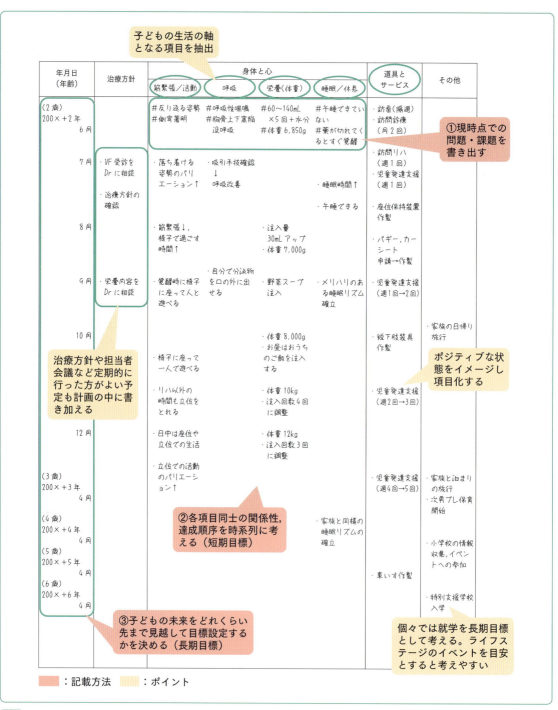

図8 目標指向型未来シートの例

どもの健康や生活の変化を知り，今後の支援に役立てるための活用である．例えば「いつも台風が近くなると分泌物が増え，発熱しやすい」「夏は比較的元気に過ごしている」「春になると入院が多くなる」など1年を通した体調の変化が追いやすくなる．つまり，体調不良や悪化を防ぐために予防的に関わることが可能となる．また補装具や日常生活用具など耐用年数の決まった物品をいつ作製・購入したかを知ることもできる．支援者の変更や新しいサービスが導入になったときに，この記録用紙をみせることで，家族が長年の経過を一から説明しなくても子どもの健康や社会資源の活用歴について多職種間で情報共有が容易となる．図10に実際の年間スケジュールシートをS君の事例を用いて具体的に示す．

リハ手順書

作成日：200X＋1.12.10
利用者氏名： S君
担当： PT○○

> どんな乗り物で訪問するか，その停車方法なども記載する

時間	手順
（水）11：00～12：00	※車は自宅前のパーキングに駐車 ※インターホンを押したら玄関へ回り，開けてもらう
0：00	玄関を開けてもらう（お母さんが用事をしているときは少し待つことあり） ↓ 玄関から，洗面台へ移動．手を洗う ↓
0：05～0：20	バイタルサイン測定，お母さんに1週間の様子を聞く （通常 体温：37℃前後，脈拍：90前後，SpO$_2$：98～95％，呼吸数：15回前後） ※1週間の様子について確認するポイント：注入時の様子，呼吸状態，発作の頻度，睡眠状態・時間，身体のつっぱりの程度など ※リハ開始前は必ず肺音を聴取し，肺副雑音や喘鳴があるときは吸引してから始める（このとき，お母さんの吸引手技を一緒に確認する．必要に応じてお母さんにフィードバックする） ↓ 和室かリビングにマットを敷いてリハ実施 ↓
1：00	【リハ内容】 ・呼吸ケア：呼吸介助，呼吸筋マッサージなど ・全身のストレッチ，マッサージ：右肩甲骨周辺，脊柱起立筋は入念に ・感覚入力，促通：音の出るおもちゃが好き．風の刺激は嫌い ・ポジショニングの検討・指導：特に腹臥位のとり方と設定するときの道具 ・座位保持装置に座って上肢を使ったあそび ・うつぶせや座位，立位など姿勢のバリエーションを増やす ・お母さんの困っていることを聞き，対応策を提案，一緒に実践する 　　　　　　　　　　　　　　　　　　　　　　　　　　　　　　　　　など ↓ 次回の訪問予定の確認 カルテ記入，終了 【関連事業所】 ◆　かかりつけ医：○△□クリニック（○○先生）03－××××－×××× ◆　相談員：□□事業所（△△さん）03－××××－××××

> 緊急時に対応できるように関連事業所の電話番号を記載

図9 手順書の例

200X年 S君 年間スケジュール

	学校/通園	医療（病院）	福祉/介護	行政（申請）	家族イベント	その他
1月		・定期受診（1/15）		・カーシート，バギーの申請を役所に出す		・カーシート，バギーのデモ実施
2月		・VF検査（2/10） ・心エコー検査（2/10）				・カーシート，バギーの仮合わせ実施
3月		・定期受診（3/12） ・病院リハOT（3/20）				・カーシート完成
4月	・始業式（4/7）					・バギー完成
5月		・定期受診（5/15）	・○○病院にレスパイト入院（5/25〜27）	・バスチェアの申請を役所に出す	・家族旅行（5/3〜5） ・長男運動会（5/26）	
6月		・病院リハOT（6/21） ※肺炎で入院（6/25〜7/2）				・バスチェア購入
7月	・夏休み（7/20〜）	・定期受診（7/10） ⇒抗てんかん薬増量				
8月						
9月	・療育センターでST（月1）開始	・定期受診（9/10） ・病院リハOT（9/17） ※発作強くなり抗てんかん薬増量		・小児慢性更新手続き	・次男保育所見学	
10月					・家族旅行（予定）	
11月		・定期受診				
12月						

予定だけではなく，緊急入院，体調不良などの情報は赤字で記載

忘れてはいけない申請を記入

定期的に決まった予定はあらかじめ記入

図10 S君の年間スケジュールシート

（光村実香）

文献

1) 梶原厚子：子どもの日常生活．梶原厚子，編著：子どもが元気になる在宅ケア．南山堂，2017，62-3．

column

子どものリハに役立つ道具

　子どもの在宅リハでは，直接的な関わりだけではなく，道具をうまく活用することで，支援に広がりが生まれる．医療物品の留意点，リハ＆ケア物品の留意点，家族が工夫している実際例を紹介する．

❶ 医療物品

　子どもの胸腹部の聴診は成人用の聴診器でも十分である．しかし，上気道の呼吸音や嚥下音の聴取では，子どもの頸部は短く細いため，小児用聴診器が役に立つ 図1．また，血圧計やサチュレーションモニタも，子どもの腕や指が細いため，小児用を使用した方が正確な数値を把握できる 図2．アルコール綿が禁忌となっている子どももおり，別の消毒綿を準備しておくとよい．ラテックスアレルギーがある子どもにはゴム手袋の使用は控える．

❷ リハ＆ケア物品

　子どものポジショニングでは，福祉用具を購入しなくても，身の回りにある物品で工夫ができる．例えば，手芸用ワイヤー，滑り止めシート，手鏡などが役に立つ 図3．これらは100円均一の店で簡単に手に入る．車いすや補装具をその場で調整するためには，工具やクッション材があるとよい 図4．また，子どもの福祉用具カタログ，市町村の福祉の手引き 図5 などを携帯しておくと，福祉用具の申請や各種サービスの利用方法などの相談があったときに，具体的に回答ができる．

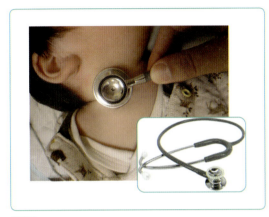

図1 小児用聴診器

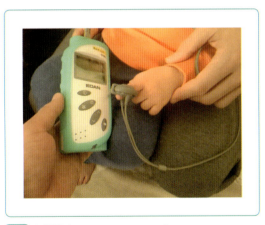

図2 小児用サチュレーションモニタ

❸ 家族の工夫例

　日常生活の中で，家族は試行錯誤しながら，さまざまな工夫を行っている．高価な道具を必要とせず，手軽にできるものが多く，リハの参考になる 図6 図7 図8．

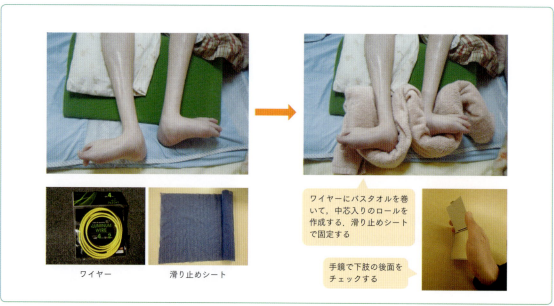

図3 ポジショニンググッズ

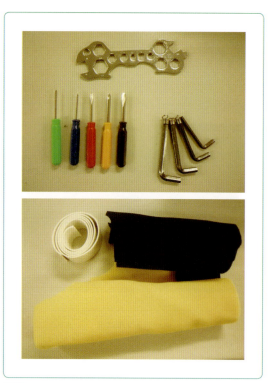

図4 工具とクッション材

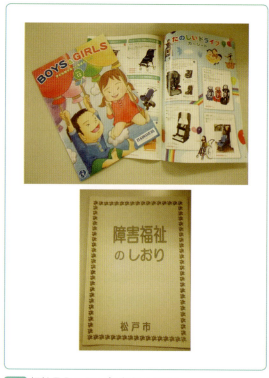

図5 福祉用具カタログと福祉の手引き

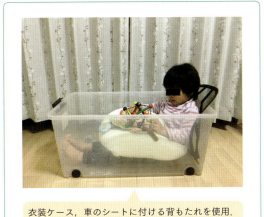

衣装ケース，車のシートに付ける背もたれを使用．枠で囲まれて安全であり，車輪付きで移動ができる

図6 衣装ケースの椅子

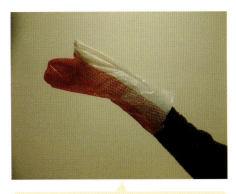

スーパーのビニール袋を手の形にカットして作成．圧抜きやトランスファーで有用である

図7 即席マルチグローブ

ホースを持たせて指を開いている

ガーゼを使用して，足の指を開いている

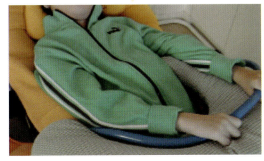
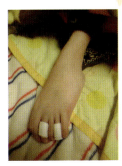
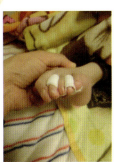

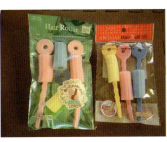
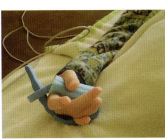

ヘアーローラーを持たせて指を開いている

図8 手足の変形予防の工夫

（長島史明）

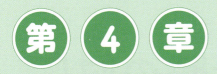

子どものリハビリテーション
&やさしいケア

A「かけがえのない生命を守る」

1 体調を安定させる

体調管理と急変時の対応

> **サマリー**
> - 在宅移行時，子どもが自宅環境に適応し，安定した生活を送れるようになるまでには時間がかかる．子どもの急変に注意が必要であり，家族の介護負担が大きくならないようサービスを調整する．
> - 在宅では病院に比べて，気管カニューレの事故抜去が起こるリスクは高い．気管カニューレを抜けないように管理することは困難であり，最も大事なことは，気管カニューレは必ず抜けるという心構えと，抜けたときに間違いなく再挿入できる準備をすることである．
> - 子どもが心停止に至る経緯は呼吸原性（気道閉塞や呼吸不全などによる低酸素血症）が多くを占める．心停止に至る前に子どもの異常を察知し，早期に介入して心停止を防ぐことが重要である．

❶ はじめに

筆者の診療所（医療法人財団はるたか会あおぞら診療所）では，1999年の開設以来，700名以上の子どものさまざまな疾患，病態に対する小児在宅医療を行ってきた．本項では，その経験を踏まえて，小児在宅医療における体調管理と急変時の対応について概説する．

❷ 体調管理

❶ 在宅移行時の体調変化

在宅移行時は，子どもが自宅環境に適応し，安定した生活を送れるようになるまでに時間がかかる．この時期は子どもの急変に注意が必要である．生活環境は，温度や湿度が一定の環境から，季節や気候に容易に左右される環境に変わる．子どもにとっては，体温調整が困難になるだけではなく，不快感から筋緊張が高くなったり，呼吸状態が悪化する引き金となる．感染症にも罹患しやすくなり，気管切開や人工呼吸器を装着している子どもの場合は，日々の体調管理に注意を要する．

呼吸管理のカギは加温加湿と排痰である．加温加湿器や呼吸器回路を見直し，排痰ケアを継続的に行えるような支援体制を早期に構築する．気管切開がある子どもの場合，乾燥や閉塞トラブルに備えて気管カニューレの交換頻度を調整する．また，栄養管理に当たっては，消化吸収の状況をみながら子どもに合ったものを成長に合わせて見直していく．呑気による腹部膨満は呼吸状態を悪化させるため，ガス抜きや排便ケアは重要である．24時間医療者が管理している病院と違い，自宅で子どもをケアするのは家族であるため，介護負

担が大きくならないようサービスを調整する．

❷ 呼吸器症状と対応

　呼吸障害がある子どもは，気温の変動や気圧の低下に伴う気道の過敏性の増大により，気道閉塞や分泌物が増加することが多い．ステロイド吸入薬，β刺激薬や去痰薬を予防的に投与し，感染症罹患時には状態を評価して治療量を投与する．発熱がある場合，基礎代謝の負荷軽減のため，解熱剤を早めに使用する．薬剤の第一選択はアセトアミノフェン10 mg/kg/回であり，おおむね4～5時間に1回，1日3回まで使用可能である．

　感染症のフォーカスは気道であることが多く，ウイルスが原因の病原体であっても，その後に常在菌として存在しているMRSA（メチシリン耐性黄色ブドウ球菌）などが二次感染を起こしてくる．二次感染の予防のために経口抗菌薬を初期から投与する場合もある．そのためにあらかじめ喀痰培養で菌の種類と感受性を検査し，抗菌薬の選択を決めておく．予備薬として自宅に保管してもらい，感染症罹患時には早めに服用開始を指示する．抗菌薬の内服投与にもかかわらず感染がコントロールできない場合は，経静脈的な抗菌薬投与が望ましい．全身状態不良が続く場合は，病院主治医に連絡をとり，入院治療に切り替える．

　在宅生活を送る上で注意したい感染症を 図1 [1]）に示す．当院では，ウイルス感染症迅速診断キット（RSウイルス，アデノウイルス，インフルエンザウイルスA型・B型，ノロウイルス），細菌感染症迅速検査キット（A群β溶連菌など）なども用いて，診断の補助として病態に合わせた対応をとっている．

❸ 消化器症状と対応

　感染症罹患により全身状態が悪化すると，消化管の血流が減少し，動きが低下する．胃内残渣が

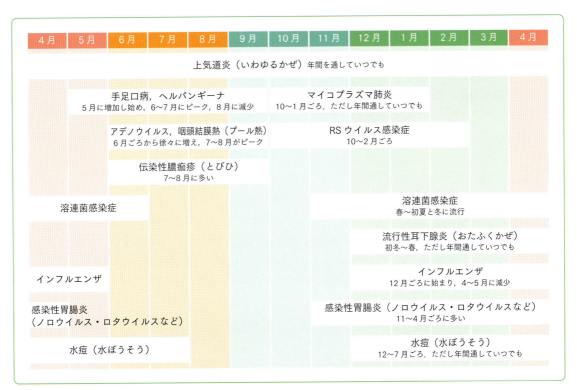

図1 注意したい感染症
（文献1をもとに作成）

表1 発疹の主な種類

原発疹（最初に出現する皮膚変化）	
紅　斑	毛細血管の腫脹などが原因で皮膚表面に発赤を伴う．圧迫すると消失する
紫　斑	紫〜鮮紅色の皮疹で，皮内出血により生じる．圧迫しても消失しない
丘　疹	直径10 mm以下の皮膚の隆起をさす
膨　疹	皮膚が赤く盛り上がった状態をさす．形はさまざまで癒合することがある．かゆみを伴うことが多い
水　疱	直径5 mm以上で，真皮の間に組織液などの液体が貯留した皮疹
続発疹（時間経過とともに変化したもの）	
びらん	表皮の不完全な欠損により皮膚の連続性が失われた状態．湿性かつ限局性で通常は陥没している
潰　瘍	皮膚や粘膜などを覆う上皮組織が欠損して下層の組織に至った状態
痂　皮	浸出液，膿汁などが皮膚表面で凝固したもので，びらん面を覆っている（かさぶた）

増えて，嘔吐や腹部膨満が出現し，便秘傾向となる．嘔吐による誤嚥性肺炎や腹部膨満による横隔膜の挙上があると，呼吸運動の悪化を招き，全身状態をさらに悪化させる．嘔吐時は抗ドパミン薬（消化管運動改善薬）を使用するとともに，ガス抜きや浣腸などのケアをこまめに行うことで改善するケースも多い．消化器症状の初期には食事量や栄養剤の注入量を減らし，負荷を軽減する．脱水予防のため，水分だけではなく，電解質と糖を含んだイオン飲料を投与する．下痢症状を呈すると二次的に腸内環境が変化し，下痢や消化機能低下が遷延することが多い．胃粘膜保護薬，制酸薬を適宜併用する．

❹ 発疹と対応

発疹が現れる疾患は多様であるが，症状の特徴や経過から原因を推測し，適切に対応する．短時間に広範囲に広がる膨疹があり，気道症状や腹部症状などを生じている場合，アナフィラキシーショックの可能性があり，直ちに対応を要する．発疹を上から押さえても色調が消えない場合は，紫斑や点状出血である．乾燥や汗疹などによるかゆみは家庭でのケアを指導する．

感染力の強い疾患を疑った場合は，二次感染を起こさないような対応を早期に行う．発疹の主な種類 表1 と発疹を伴う主な疾患 表2 を示す．

表2 発疹を伴う主な疾患

全身性感染症
麻疹，風疹，水痘，溶連菌感染症，伝染性紅斑（りんご病），突発性発疹
皮膚感染症
伝染性軟属腫（水いぼ），伝染性膿痂疹（とびひ）
皮膚トラブル
汗疹（あせも），皮脂欠乏性湿疹
その他
川崎病，アレルギー性紫斑病，蕁麻疹

❸ 急変時の対応

❶ 気管カニューレの事故抜去

在宅では病院に比べて，気管カニューレの事故抜去が起こるリスクは高い．両親だけではなく祖父母やヘルパーなど複数の支援者が子どもに関わり，体位交換や清潔・更衣介助などを行うためである．また，運動能力に問題がない子どもは制限なく動くようになり，予期せず気管カニューレが抜けてしまうことがある．気管カニューレは，カニューレホルダーのバンドが外れて抜けることはほとんどなく，バンドが頸部に固定されたままカニューレが抜けた状態になることが多い 図2 ．いつもと違う呼吸音がしたり，本人が苦しがるなどの異常にいち早く気付くことが重要である．当

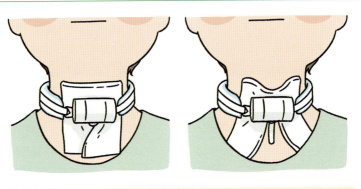

Yガーゼを使用すると，左図のように気管切開部分が覆われ，実は右図のように気管カニューレが抜けていても気がつかないことがあり，危険である

図2 気管カニューレの事故抜去

院では，安全に速やかに気管カニューレの事故抜去に対応できるように，以下のようにガイドラインを定めている．

①気管カニューレのカニューレホルダーは市販のものがマジック式テープが強いので，それを使用する．2～3回洗って使用し，テープの摩耗した古いものは使用しない．

②Yガーゼは，カニューレの高さの調整など医療的に必要な場合を除き極力使用しない．気管カニューレがガーゼに隠れてしまい，事故抜去に気付くのが遅れるためである**図2**．子どもの皮膚が弱く，それを保護する場合も，カニューレのフランジの当たる部分のみガーゼを当てるように最低限の使用とする．

③カニューレの事故抜去の場合は，原則として閉塞していなければ抜けたカニューレを使用する．**図3**のような体勢をとり，本人をしっかりと固定し，頸部を伸展し，気管切開孔を直視下に確認しながら，潤滑ゼリーを用いて気管切開孔付近を傷つけて出血しないように挿入する．

④カニューレ抜去時に気管切開孔が急速に収縮する子どももいるため，最も細い内径2.5 mmの気管カニューレを準備しておく．

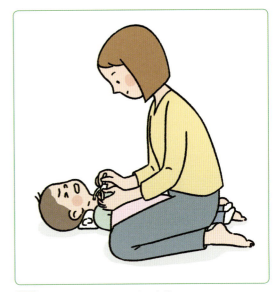

図3 気管カニューレ挿入時の姿勢

自宅では，気管カニューレを抜けないように管理することは困難である．最も大事なことは，気管カニューレは必ず抜けるという心構えと，抜けたときに間違いなく再挿入できる準備をすることである．気管カニューレを使用している子どもは，抜けたら再挿入できる人がそばにいることを原則とし，子どもと二人きりになる家族や，ヘルパーが単独でケアするなら事故抜去時の対応を指導する．保育所や学校に通うようになれば，看護

1 体調を安定させる

師，保育士，教員に指導を行う．

❷ 人工呼吸器のトラブル対応（DOPEアプローチ）

在宅人工呼吸療法を行っている子どもは，呼吸状態が急に悪化したり，人工呼吸器のアラームが鳴ることがある．アラームをすぐに消音するのではなく，必ず原因検索を行う．そのためには「DOPEアプローチ」が有用である．アラームには緊急事態アラーム（人工呼吸器がうまく作動しないとき），救命アラーム（患者の命に関わる恐れのある変化がみられるとき），合併症予防アラーム（患者にとって好ましくない状況のとき）があり，それぞれが呼吸器の画面に表示される．なおDOPEとは，次に示す語の頭文字をとったものである．

- displacement（チューブ位置不適切，異常）：気管カニューレの位置を確認する．前述のようにガーゼを使用している場合は注意する．子どもの胸郭の動き，呼吸音を確認する．視診だけではなく，見て聴いて触って確認する．
- obstruction（チューブ閉塞）：分泌物による閉塞を疑い，吸引を行う．気道乾燥が強く，分泌物が固まってしまった場合はカニューレ交換

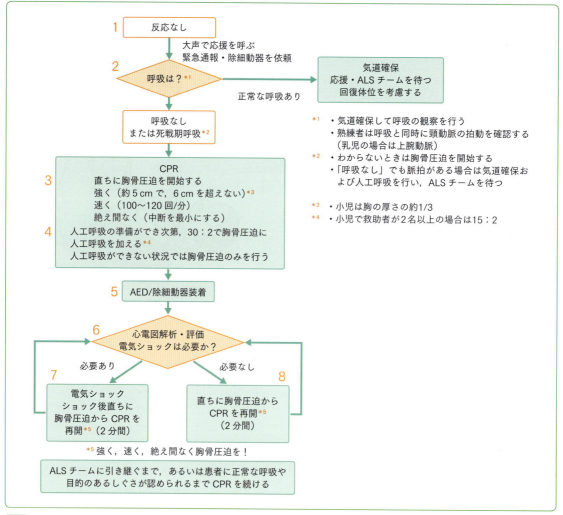

図4 小児一次救命処置（「JRC蘇生ガイドライン2015」による医療用BLSアルゴリズム）
（文献2より転載）

が必要である.

- pneumothorax（気胸）: 子どもの胸郭の動き, 呼吸音を確認する. 気胸は常にありうる状態であり, 急激なSpO₂低下や血圧低下を呈する. 気胸の所見がみられた場合は, 医師に直ちに連絡をする.
- equipment failure（機器装置不具合）: 空気の流れに沿って回路確認を行う. 直接手で触って確認することにより, 回路のリーク, ウォータートラップの緩みや破損, 各接続部の緩みや外れを発見することができる. 体位交換時の外れ, 接続不良, 回路の折れ曲がり, パッシブ回路の呼気ポートが毛布や布団で閉塞していないかなどを確認する.

❸ 救命処置

小児の救命処置には，一次救命処置（pediatric basic life support：PBLS） [2)]と二次救命処置（pediatric advance life support：PALS）がある．成人では不整脈などに伴う循環不全が多いのに対し，子どもが心停止に至る経緯は呼吸原性（気道閉塞や呼吸不全などによる低酸素血症）が多くを占めるといわれている．不整脈による突然の心停止は，子どもではほとんどなく，10〜20%である．

子どもの反応が低下している場合，まずは呼吸をみる．頸部後屈，顎先挙上を行い，気道を確保する．窮迫症状や呼吸努力の増強を伴った呼吸数の増加，胸郭運動の減弱，喘ぎ呼吸や呻吟呼吸などを観察する．呼吸が停止している場合は直ちに蘇生処置を開始する．

子どもの場合，胸骨圧迫は強く，速く（少なくとも100回/分），絶え間なく行う．圧迫介助は胸郭運動がしっかり戻るまで継続する．圧迫の深さは，乳児の場合は胸の厚みの1/3を目安とする．AED（自動体外式除細動器）が在宅に常備してあることはほとんどなく，適応も8歳以上・25kg以上といわれており，乳児に実施することは難しい．大切なことは，心停止に至る前に子どもの異常を察知し，早期に介入して心停止を防ぐことである．

> **訪問スタッフにみてほしいポイント**
>
> 先天性心疾患のある子どもの場合，体調が落ち着いていても感染を契機に症状が重症化することが多い．バイタルサインに加えて，普段から呼吸状態やチアノーゼの有無，末梢冷感などを評価する．
> 手足の末梢の皮膚湿潤や発汗の程度，毛細血管再充満時間（capillary refilling time：CRT）は末梢の循環状態を反映する．心機能の悪化があると尿量が減少し，水分が体内に貯留して浮腫が起こる．主に下肢に出現することが多く，短期間で体重増加がみられる場合も注意が必要である．

（前田浩利）

文献

1) 日本病児保育協会：子どもに多い病気の年間カレンダー（2019年7月18日閲覧）
   https://sickchild-care.jp/point/8344
2) 日本蘇生協議会，監：JRC蘇生ガイドライン2015. 医学書院，2016，49.
3) 宮田章子：重症児の初期治療のポイントを押さえる．前田浩利，他編著：小児の訪問診療も始めるための29のポイント．南山堂，2016，202-6.
4) 戸谷 剛：小児在宅における感冒症状への対応；咳，鼻汁，鼻閉，発熱，嘔吐，下痢など．在宅新療0-100. 2016；1：724-7.
5) 前田浩利：小児の気管切開患者の管理；家では気管カニューレは抜けるもの．在宅新療0-100. 2019；4：31-3.

1 体調を安定させる

よく使用される薬剤

> **サマリー**
> ☐ 子どもの薬の量や使い方は大人と違いがある.
> ☐ 薬には効果と副作用がある. 現在使っている薬の目的は何で, 副作用にはどのようなものがあるのか, 知っておくことが大事である.
> ☐ 薬剤の量や種類が変わったときには, 症状の変化や副作用の発現に注意する.

1 子どもの薬物療法の基礎知識

薬には医師の処方箋が必要な薬（医療用医薬品）とドラッグストアなどで買える薬（一般用医薬品）がある. 双方の薬の名前が同じものや似ているものもあるが, 入っている量や成分が違うことがあるため注意が必要である. また, 薬には「一般名」と「商品名」がある. 1つの薬に「一般名」は1つであるが,「商品名」はたくさんある. 最近ではジェネリック医薬品が増えていて, 違う名前でも同じ成分のものが存在する. 例えば, 去痰薬である「ムコダイン®」は,「一般名」はカルボシステインで,「商品名」はムコダイン®のほかに, カルボシステイン, シスダイン®など複数ある. お薬手帳などで「一般名」を確認して, 重複して飲んでいないか注意することが必要である. 一般名は聞き慣れないが, この項では, 薬の説明のときに最初に「一般名」を表記し, 次いで代表的な「商品名」を併記する.

子どもが薬を飲んだ場合, 大人と違った吸収や代謝がなされる. 胃内のpHが大人に比べて高いため吸収が違ってきたり, 身体の水分量が大人に比べて多いことから薬の分布が変わってきたり, 代謝酵素の活性も低かったり, 腎臓からの排出も遅れたりする[1]. また子どもの薬物療法では, 表1のような特徴がある.

発熱時には, けいれんが起こりやすくなる可能性があるという理由で, 鼻水などでよく使用する抗ヒスタミン薬や, 喘息のときに使用するテオフィリンの使用は控えている. 医師や薬剤師からの注意事項をよく守るようにしてもらう.

表1 子どもの薬物療法の特徴

① 薬の量は体重によって決まっている
② 小児の量が決まっていない薬では, 計算式や体重換算で量を決める
③ 小児適応外の薬も使っている
④ 成長・発達に影響を及ぼす可能性がある
⑤ 耐性菌を防ぐために抗菌薬の使用は慎重にしている

2 よく使用される薬剤

❶ 呼吸（感染含む）を楽にする薬剤

咳が出る, 鼻水が多い, 痰が出る, 分泌物が多い, 吸引回数が増えたときには呼吸器感染症が疑われる. 原因は上気道炎（いわゆる風邪）のこと

が一番多い．上気道炎の場合には，咳を止める鎮咳薬や痰を切れやすくする去痰薬を使用するが，気管支炎や気管支喘息が疑われるときには気管支拡張薬なども使用する 表2 ．熱がある，呼吸が速い，心拍が速い，経皮的動脈血酸素飽和度（SpO_2）が低い，元気がない，胃残が増えて消化できなくなってきたなどの症状があれば，気管支炎や肺炎を起こしている可能性があるため，適切な抗菌薬を使用する必要がある 表3 [2]．

重症心身障害児は，嚥下が上手ではないため，誤嚥性肺炎を起こすことも多くみられる．誤嚥性肺炎の治療は，原因菌を調べて，効果のある抗菌薬を使用する．

分泌物を減らす薬剤としては，薬の副作用を利用したロートエキス，トリヘキシフェニジル塩酸塩（アーテン®）などがある．また，漢方薬も使用する 表4 ．嚥下を上手にさせる作用がある漢方薬としては，半夏厚朴湯がある．

❷ 消化と排泄を助ける薬剤

消化の問題は，胃の問題と腸の問題に分けられる．

a．胃の問題

胃の問題には「嘔吐」「胃食道逆流」「消化が悪い，胃残が多い」「胃から出血している，胃からの前吸引が黒い（コーヒー残渣様）」「胃がパンパンに張る」などがある．

表2 咳や痰によく使用する薬剤

働き	薬剤
咳を止める	チペピジンヒベンズ酸塩（アスベリン®）
痰を出しやすくする	ブロムヘキシン塩酸塩（ビソルボン®） カルボシステイン（ムコダイン®） アンブロキソール塩酸塩（ムコソルバン®）
気管支を広げる	サルブタモール硫酸塩（ベネトリン®） ツロブテロール塩酸塩（ホクナリン®，ベラチン®） プロカテロール塩酸塩水和物（メプチン®）

表3 肺炎のときの抗菌薬の使い方

		細菌性肺炎	マイコプラズマ肺炎など
軽症（外来）	第一選択	アモキシシリン水和物（サワシリン®）	エリスロマイシン（エリスロシン®） クラリスロマイシン（クラリス®） アジスロマイシン水和物（ジスロマック®）
	第二選択	アモキシシリン水和物・クラブラン酸カリウム（クラバモックス®） セフジトレン ピボキシル（メイアクトMS®） セフテラム ピボキシル（トミロン®） セフカペン ピボキシル塩酸塩水和物（フロモックス®）	
中等症（入院）	第一選択	アンピシリンナトリウム（ビクシリン®）	エリスロマイシン（エリスロシン®） クラリスロマイシン（クラリス®） アジスロマイシン水和物（ジスロマック®）
	第二選択	アンピシリンナトリウム・スルバクタムナトリウム（ユナシン®-S） セフォタキシムナトリウム（セフォタックス®） セフトリアキソンナトリウム水和物（ロセフィン®）	トスフロキサシントシル酸塩水和物（オゼックス®） ミノサイクリン塩酸塩（ミノマイシン®）（8歳以上）

（文献2をもとに作成）

表4 咳や痰や鼻の症状に使用する漢方

薬剤名	主な適応
小青竜湯（ショウセイリュウトウ）	気管支喘息，水様痰，水様鼻汁，喘鳴，咳
清肺湯（セイハイトウ）	痰の多く出る咳
半夏厚朴湯（ハンゲコウボクトウ）	咳
葛根湯加川芎辛夷（カッコントウカセンキュウシンイ）	鼻づまり，慢性鼻炎

表5 胃食道逆流や嘔吐に使用する薬剤

働き	薬剤
胃の蠕動運動を助ける	モサプリドクエン酸塩水和物（ガスモチン®） メトクロプラミド（プリンペラン®） ドンペリドン（ナウゼリン®）
胃酸を抑える	オメプラゾール（オメプラール®） ファモチジン（ガスター®）
食道や胃の動きを良くする	六君子湯（リックンシトウ）

表6 便秘に使用する薬剤

種類	薬剤
塩類下剤	酸化マグネシウム
大腸刺激性下剤	センナ（アローゼン®） ピコスルファートナトリウム水和物（ラキソベロン®） 炭酸水素ナトリウム・無水リン酸二水素ナトリウム（新レシカルボン®） ビサコジル（テレミンソフト®）
その他	ルビプロストン（アミティーザ®）
浣腸剤	グリセリン

ど呼吸器の症状も出現する．栄養剤注入時の姿勢の管理や注入速度の調整も大切となる[3]．胃食道逆流や嘔吐に使用する薬剤を 表5 に挙げた．

● 嘔吐

原因は胃腸炎のほかに，不安やストレスによるもの，胃食道逆流などさまざまな原因が考えられる．てんかん発作後に嘔吐する子もいる．嘔吐を止める薬は，ドンペリドン（ナウゼリン®）やメトクロプラミド（プリンペラン®）が代表的であるが，原因を考えることが大切である．

● 胃食道逆流

これは胃内容が食道に逆流する状態で，嘔吐や逆流したものが気管に入り誤嚥性肺炎を引き起こす可能性がある．重症心身障害児によくみられ，本来は胸やけなどの不快な症状があるが，訴えができないために診断が遅れることがある．

原因は，胃や食道の蠕動運動が悪い，胃から腸への排泄が悪い，側弯が進んできた，筋緊張が強いなどさまざまである．

胃酸が食道に逆流し食道炎を起こすため，出血することがある．嘔吐や出血などの消化器症状だけでなく，ゼロゼロしたり，無呼吸になったりな

● 消化が悪い，胃残が多い

消化が悪いときや胃残が多いときには，全身状態が悪い場合もあるため，原因を調べる必要がある．体調が悪いときや環境の変化などで緊張しているときには胃から出血しやすい．

● 胃からの出血

胃からの出血時には，オメプラゾール（オメプラール®）やファモチジン（ガスター®）などを使用する．胃からの出血は胃酸により茶色く変色し「コーヒー残渣様」と表現される．赤い出血は，口腔内，喉，食道，気管・気管支や肺からの出血の可能性がある．

● 胃がパンパンに張る

胃がパンパンに張るときには，空気を飲み込んでいることが考えられる．適宜胃瘻や経鼻経管チューブから空気を抜いてあげることが必要である．薬剤としては，ジメチコン（ガスコン®）が使用される．

b．腸の問題

腸の問題では，便秘や下痢が主に挙げられる．重症心身障害児では，運動機能障害のために消化管機能低下があり，慢性的な便秘の人が多い．下剤を定期的に使用して排便コントロールをすることも必要であるが，水分を多めにとることや便

表7 筋緊張を和らげるための薬剤（内服薬，坐剤）

種　類	薬物名（一般名）	代表的な商品名	主な副作用
抗不安薬	エチゾラム	デパス®	呼吸抑制，眠気
	ジアゼパム	セルシン®，ホリゾン®，ダイアップ®坐剤	呼吸抑制，分泌物増多
	クロルジアゼポキシド	コントール®	呼吸抑制，眠気
中枢性筋弛緩薬	バクロフェン	リオレサール®，ギャバロン®	呼吸抑制，発疹，眠気
	エペリゾン塩酸塩	ミオナール®	発疹，眠気
	チザニジン塩酸塩	テルネリン®	呼吸抑制，血圧低下
末梢性筋弛緩薬	ダントロレンナトリウム水和物	ダントリウム®	呼吸抑制，黄疸
抗けいれん薬	フェノバルビタール	フェノバール®，ワコビタール®坐剤	多量では呼吸抑制
抗精神病薬	リスペリドン	リスパダール®	高血糖，流涎過多
抗ヒスタミン薬	ヒドロキシジンパモ酸塩	アタラックス®-P	けいれん閾値低下
抗パーキンソン病薬	トリヘキシフェニジル塩酸塩	アーテン®	口渇，排尿困難

秘に有効な食事療法も大切となる．便秘のときに使用する薬剤を表6に挙げた．

経腸栄養剤で経管栄養を行っている場合，慢性的な下痢になることがある．注入速度が速いこと，栄養剤の組成が本人の体質に合っていないことや，抗菌薬の投与で腸内細菌叢のバランスが崩れていることなどが下痢の原因になることがある．小児では下痢に対して，下痢止めを使用することは少なく，整腸剤を使用することが多い．

❸ 筋緊張をコントロールする薬剤

重症心身障害児は言葉で訴えることができないため，気持ちや身体の不調を筋緊張亢進という形で表わすことがある．筋の緊張が強くなったときには，原因を考えて対処法を考えることが大切である．心理的な原因としては，慣れていない場所に行ったり，初めてのことに挑戦したりするときに筋緊張が高まる可能性がある．身体では，呼吸が苦しい，痛みがある，便秘，長時間の同じ姿勢，睡眠不足，疲労などで筋緊張が高まる可能性がある．

原因を取り除いたり，心理面での対応やポジショニング，リハなどによる対応が大切であるが，

それでもなお筋緊張が入り，本人が苦痛を感じていたり，介護する人が困難を感じたりしていれば薬物療法の適応となる．緊張を和らげる薬剤には，内服薬，坐剤，注射薬がある[4] 表7．

使用法は，まずは内服薬や坐剤を頓用で使用し，量を調整する．よく使用されるジアゼパム（セルシン®，ダイアップ®坐剤）は剤形が豊富で，散剤，液剤，坐剤がある．急な筋緊張亢進には，坐剤の方が投与しやすく効果発現も速い．坐剤の使用量は体重1kg当たり0.5mgが標準量であるが，個人差が大きいことから，日頃から適正な量を決めておくとよい．眠気が強い，筋緊張が低下しすぎる，分泌物が増えるなどの副作用が強くない量に設定する．これらの薬剤の副作用は呼吸抑制と記載されているものが多く，注意しながら使用することが必要である．

常時筋緊張が高い場合には毎日定期的に使用するが，1つの薬で効果が乏しいときには異なる作用の薬剤を組み合わせて使用する．

❹ 皮膚トラブルを治す薬剤

皮膚のトラブルを防ぐには，スキンケアが大切となる．その中でも特に保湿は大切である．風呂

上がりなどは皮脂が少なくなるため，早めに保湿剤を塗ることが皮膚のトラブルを防ぐことにつながる．アトピー体質の子は，皮膚の乾燥によりかゆみを生じ，そこから湿疹を生じることもあるため，予防としても保湿剤の使用は大切である．表8 に保湿剤ごとのメリット，デメリットを挙げた[5]．特に白色ワセリンは，使用法が幅広く，有用である．乾燥しやすいところはどこにでも塗れる．眠るときに目が半開きで目が乾燥する子には，目の中にも塗って，目の乾燥を防ぐこともできる．多少べたべたが気になる人もいるかもしれないが，副作用はほとんどないため，多用が勧められる．多少の皮膚の赤みなら，特別な軟膏を塗らなくても治ってしまう．しかし，保湿剤はあくまでも保湿剤で，湿疹を改善する作用はない．

重症心身障害児はオムツでの生活が多いため，尿や便によるかぶれも起こしやすく，下痢などで何度もお尻を拭くことが皮膚の刺激となり，お尻が赤くなることもある．オムツかぶれには，亜鉛華軟膏やアズレン（アズノール®），混合死菌浮遊液・ヒドロコルチゾン（エキザルベ®）などが用いられるが，びらんや湿疹がひどい場合には，ステロイド薬，真菌が原因の場合には抗真菌薬が使用される．

ステロイド薬には強さのランクがあり 表9 [6]，症状に合わせて使い分ける．湿疹の程度がひどいときには，あまり効果のない弱いステロイド薬を長期間塗り続けるより，強いステロイド薬を短時間で塗って早期に治す方法もある．ステロイド外用薬による副作用としては全身的なものはまれである．塗った部分の副作用として，皮膚萎縮，毛細血管拡張，ステロイドざ瘡，感染症の増悪などがある．強いステロイド薬を長期間使用したり，広範囲に大量に使用すると副作用が出やすくなる

表8 保湿剤ごとのメリット・デメリット

薬物名（一般名）	代表的な商品名	作　用	メリット・デメリット
油脂性軟膏	白色ワセリン（プロペト®），亜鉛華軟膏	油性成分が角質を被膜	・安い，低刺激 ・べたつく ・ワセリンは汗腺をふさぐ
ヘパリン類似物質	ヒルドイド®クリーム，ヒルドイド®ソフト軟膏	吸湿し，角質に水分を与える	・保湿効果が高い ・べたつかない
尿素クリーム，ローション	ケラチナミン®コーワクリーム，ウレパール®クリームなど	吸湿し，角質に水分を与える	・保湿効果が高い ・べたつかない
セラミド	キュレル®，ソフティ®など	セラミドを補う	

表9 ステロイド外用薬の薬効による強弱の分類

薬　効	代表的な薬物名（一般名）	代表的な商品名
ストロンゲスト（最強）	クロベタゾールプロピオン酸エステル	デルモベート®
ベリーストロング（かなり強力）	ジフルプレドナート	マイザー®
ストロング（強力）	ベタメタゾン吉草酸エステル	リンデロン®-V
ミディアム（中等度）	アルクロメタゾンプロピオン酸エステル ヒドロコルチゾン酪酸エステル クロベタゾン酪酸エステル	アルメタ® ロコイド® キンダベート®
ウィーク（弱い）	プレドニゾロン	プレドニゾロン

（文献6をもとに作成）

ため注意が必要である．特に顔や外陰部は皮膚が薄いため，ステロイド薬を吸収しやすく，副作用も出やすいので十分注意して使用する．気管切開部や胃瘻部の赤みには，ベタメタゾン吉草酸エステル・ゲンタマイシン硫酸塩（リンデロン®-VG軟膏）を使用することが多い．

重症心身障害児は，側弯などによる身体の変形が強かったり，自分で体位を変換することができなかったりするため，褥瘡ができやすい．1カ所に身体の重みなどが集中すると，血行が悪くなりそこから褥瘡が始まる．いったんできると治りにくいので，予防が大切である．また栄養状態にも影響を受けるため，褥瘡ができやすい子どもは栄養の見直しも必要となる．臨床的な時期による褥瘡の治療薬剤を表10に示した[7]．

表10 褥瘡の治療薬

白色期	テガダーム™，ハイドロサイト®，デュオアクティブ®，メピレックス®などの被覆材
赤色期	創の状態により，アルプロスタジルアルファデクス（プロスタンディン®軟膏），トラフェルミン（フィブラスト®スプレー），トレチノイントコフェリル（オルセノン®軟膏），ブクラデシンナトリウム（アクトシン®軟膏）
黄色期	壊死組織を外科的あるいは酵素的（ブロメライン軟膏）にデブリドマン（除去してきれいにする）し，スルファジアジン銀（ゲーベン®クリーム）やユーパスタ®軟膏，カデックス®軟膏を塗布
黒色期	

訪問スタッフにみてほしいポイント

重症心身障害児はたくさんの種類の薬を飲んでいる．薬の使用目的，飲み方や副作用について家族の方と一緒に整理しておくことが勧められる．

体調を安定させ，健康の維持増進，快適な在宅生活のためには薬は必要であるが，副作用のことも考えていかなければならない．主治医は必要な作用と副作用を天秤にかけて薬を選択している．分泌物が増えたり，眠気が強かったりの副作用は，在宅生活に影響があることが多いので，注意して観察していく．また薬の種類や量を変更したときには，効果が出ているかどうかもみていく．客観的な訪問スタッフからの情報は貴重なものであり，外来受診時に保護者の方から主治医に伝わるようにしてもらえると診療の一助となる．

（高田栄子）

文献

1) 木津純子：小児薬物療法と薬用量における考え方．小児科臨床．2015；68：521-9．
2) 小児呼吸器感染症診療ガイドライン作成委員会：小児呼吸器感染症診療ガイドライン2017．協和企画，2016，57-70．
3) 寺倉宏嗣：胃食道逆流症の症状，診断，治療．小児内科．2015；47：2059-61．
4) 下泉秀夫：筋弛緩薬．小児内科．2015；47：1949-52．
5) 小泉恵子：子どもの日常生活．梶原厚子，編著：子どもが元気になる在宅ケア．南山堂，2017，110-3．
6) 日本皮膚科学会，編：アトピー性皮膚炎診療ガイドライン2016年版．日本皮膚科学会雑誌．2016；126：121-55．
7) 浦部晶夫，他編：今日の治療薬 解説と便覧2017．南江堂，2017，1024-9．

1 体調を安定させる

体調ケアとリハ

サマリー 基礎編

- □ 子どものバイタルサイン測定は必ずしも一連の流れで行う必要はない．動いたり啼泣していても「今の」状態を知りたいのか，安静が保たれてから「正確な」値を知りたいのかによって，方法や順番を変える．
- □ 重い障がいのある子どもはバイタルサインの基準値が当てはまらないことが多い．その子どもなりの「健康状態」でいるかどうか，いつもと変わらない数値なのか，もし違うのであればなぜそうなったのかをアセスメントする．
- □ 発熱・発疹・嘔吐・下痢などの，子どもによくみられる症状の一般的な対応を知る．重い障がいのある子どもは個別性が高く，症状悪化も早い．一人で判断せずに必ずスタッフ間で相談・情報共有する．

1 はじめに

救急場面で子どもの状態を把握する方法には，目で見て耳で聴く初期評価（PAT），バイタルサイン測定など器具を使用した1次評価（ABCDE），焦点を絞った診察の2次評価，検査などの3次評価がある[1,2]．ここでは，在宅場面で活用できる初期評価（PAT），1次評価をする際に行うフィジカルアセスメントおよびバイタルサイン測定について述べる．

2 子どもの体調を把握する

❶ 初期評価（PAT）：具合が悪いかそうでないかを「パッ」と判断

PAT（pediatric assessment triangle）は，A（appearance，外観），B（breathing，呼吸状態），C（circulation，皮膚への循環）を30秒で見て，子どもの「何となく元気がない」（not doing well）といった状態を客観的に，速やかに判断するものである．判断項目の詳細は図1に示す．

❷ 1次評価（ABCDE）：「どこが」いつもと違うのか？

ABCDEは観察・評価の部位であり（128ページ「体調ケアとリハ（実践編）」参照），フィジカルアセスメントは問診・視診・聴診・触診・打診などを用いた身体診査の評価のことである．小児では最短の拘束時間で行うため，いつもと違うところはあるかどうか，ポイントを絞って観察していく．いつもと違うところがあれば，眼・耳・鼻・口・リンパ腺から陰部，足の爪，皮膚と全身を観察・評価する．

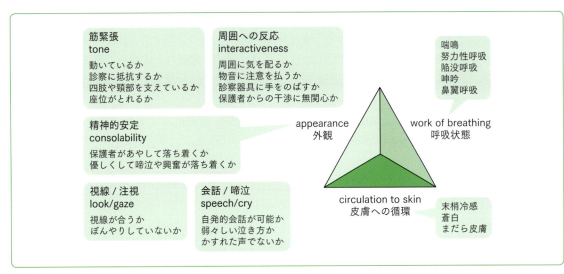

図1 PAT (pediatric assessment triangle)

③ フィジカルアセスメントのポイント

❶ 問診：本人・家族からの情報収集

「いつもの状態」をよく知っており，子どもの細かな変化にいち早く気付くのは家族である．家族からの情報は大変重要である．例えば，子どもが冷却枕を使用していれば「暑かったのか，汗っかきなのか」を聴取し，布団を肩まで掛けていれば「寒かったのか，体温が下がりやすいのか」を聴取する．まずは見えている子どもの状況や生活環境から聞いていくとよい．

医療者は疾患のことを中心に質問しがちであるが，ぜひ「楽しかったことはあったか」も聞いてほしい．心拍数や呼吸数は楽しくて興奮していても増強することがある．

情報収集時，漠然とした質問では正確な情報を得られない．例えば，「水分はとれていますか？」と聞けば，「とれています」との回答になる．しかし，「水分はどれくらいとれていますか？」と聞くと，1回量が50 mL程度ということもある．家族は子どもの状態を過大・過小に表現している場合もあるので，客観的な情報を収集することが必要である．しかし，家族が「何かおかしい」と感じている場合は客観的データにとらわれすぎないように注意する．重い障がいのある子どもの場合，バイタルサインが安定しているようにみえても，検査をしたら治療が必要な状態だった，ということはよくある．

❷ 聴診：心拍数や肺音は体動で変化する

乳児は体格が小さく，幼児は動いてしまうため橈骨動脈での脈拍測定は難しい．また，皮膚に聴診器を直接当てると刺激になり，嫌がって安静を保てない．コツとしては，服の上から聴診器を1点に当て，心拍数を10秒ほどカウントしてから呼吸数を10秒ほどカウントする．当てる部位はどこでも構わないが，第4肋間胸骨左縁（体幹正中と左側乳首の間くらい），もしくはそのやや左下は心音が聴きやすい．体動しないうちに行わなければならないので，通常は10秒のカウントで構わないが，モニタの数値と大幅に違っていたり，児の通常数値から極端に乖離する場合は1分間測定する．

次に，聴診器を動かして心音と呼吸音を確認する．雑音がある場合は「なぜこの場所でこの音がするのか」を考えながら聴診する．必要があれば聴診器を肌に直接当てて評価する．肺の下葉は肋

骨下縁まであるため，体側まで聴診する．できれば背面も聴診した方がよいが，血圧測定の前に体位を変えることと，今聴診することの重要性を比較して判断する．腹部の腸蠕動は1カ所の聴診でよい．聴診時には，皮膚色や乾燥・努力呼吸・眼の動き・表情などを同時に視診し，聴診器を持っていない方の手で体熱感などを触診する．

❸ 触診：指先～手のひら全体で感じる

在宅療養中の子どもであれば，体熱感や皮膚の浸潤，腹部緊満や腫瘤の有無，四肢末梢冷感を評価するために行う．また，循環状態を評価するために毛細血管再充満時間（capillary refilling time：CRT）を測定する 図2．CRTの測定方法は，爪を5秒程度圧迫した後に離し，元の色に戻るまでの時間を測る．2秒以内が正常であるが，遅延したときは脱水やショックなどが考えられる．寒冷など外気温の影響がないかもアセスメントする．

腹部触診は，腹壁を1～2cm圧迫する浅い触診と，腹部の内部をさぐるように5cm程度圧迫する深い触診がある．痛みや違和感を伴うこともあるため，子どもに声掛けをしてからソフトタッチで始める．手が冷えていれば湯で手洗いをし，いきなり冷たい手で触らないよう配慮する．

❹ 打診：手技を確実に習得してから実施する

子どもの場合，腹部の打診によってガスの分布を知るために行うことが多い．胃腸管内にガスが充満していると「ポンポン」という高い鼓音が聴こえ，肝臓や腎臓などの臓器，腫瘤・便がある部位では響きのない濁音が聴こえる．腹部に限り，打診は触診より先に行う．

打診は，容易にみえるがコツがいる．打診指（利き手の中指）は手首のスナップを利かせて素早く動かし，腹部に置いた中指（利き手と反対の中指）は，たたかれた瞬間跳ね返るように素早く離す．膝を曲げさせ，腹部を弛緩するようにして行う．

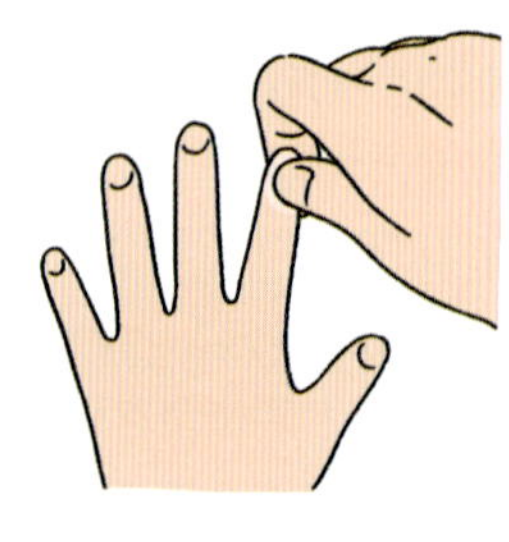

❹ バイタルサイン測定のポイント[3]

一般的に，体温・呼吸数・脈拍数（心拍数）・血圧などの値を最初に測定するものとされているが，必ずしも一連の流れで行う必要はない．特に子どもは安静を保ちながら測定することが難しい．例えば，体温は体温計を使用しなくても皮膚の触診や紅潮感でだいたい分かる．心拍数は10秒測定し，モニタの値とほぼ同じであれば，その後はモニタの値で判断できる．呼吸音（副雑音）は啼泣や体動があっても聴診できるが，呼吸数は安静時に測定する．血圧は子どもの活動状態によって変動するため，安静時に測らなければ意味がない．動いたり啼泣していても「今の」状態が知りたいのか，安静が保たれてから「正確な」値を知りたいのかを考えて実施することが大切である．ここでは体温と血圧を「正確に」測定する方法について述べる．

❶ 体温測定：電子体温計は実測値ではない

腋窩を閉じてから測定部位が体温と同じくらいの温度になるには10分かかるといわれている．腋窩式水銀体温計は実測式であったため，測定には5～10分かかっていた．現在の電子体温計は予測式であるため計測時間は短いが，測定方法によって左右差や誤差が生じるため，体熱感も併せて評価する．腋窩式体温計で計測するときには，

図2 毛細血管再充満時間（capillary refilling time：CRT）
- 爪を5秒程度圧迫した後に離し，元の色に戻るまでの時間を測る
- 2秒以内が正常．遅延時には脱水やショックなどが考えられる

①腋窩の汗を拭く，②腋窩の深い位置に先端を置くように差し込む，③腕を押さえてしっかり密着させるようにする 図3 ．耳式体温計で計測するときには，子どもの耳の上側をやや後方に引き，センサーが鼓膜に当たるようにする．誤差が生じやすいため，使用前には説明書を読むこと．

❷ 血圧測定：マンシェットの幅と巻き方に注意[4]

小児用マンシェットには5つのサイズがあり，上腕の2/3を覆う幅が適切である．それよりも太ければ血圧は低い数値となるし，細ければ高い数値となる．重い障がいのある子どもは，るい痩（痩せ）が著明であり，マンシェットの幅がちょうどよくても長いこともある．その場合は，中にハンカチを巻くなどして工夫する．前後の値を比較するためには同じ測定方法であることが前提であり，測定の工夫を周知することが必要である．

マンシェットはゴム嚢が上腕動脈を圧迫するように巻くことが基本であるが，大半は左腕用につくられている．これをそのまま右腕に巻くとゴム嚢中央は上腕二頭筋を圧迫することになる．巻き方を工夫すれば右腕にも使えるので，「正確に測定する」ことを意識する．

動くことができる子どもの血圧を測定するのは至難の業である．診察者は右手にゴム球，左手に聴診器を持っているため，あやすおもちゃを持つ手がない．そういう場合は，舌を動かしたり唇を震わすと一瞬注視する．一番静かにしてほしいときに実施するが，2回も3回も活用できる方法ではない．血圧測定は「1回で終了させる」気持ちで行う．

コミュニケーションがとれる子どもであれば，バイタルサイン測定のための器具に慣れさせたり，使用する器具の説明をするため，事前に触らせるとよい．血圧計を渡しておいて聴診し，体温を測り終わったら体温計を渡して血圧計と「交換」する．取り上げるのではなく「交換」するのである．

❺ バイタルサインのアセスメント

バイタルサインの基準値を 表1 に示す．しかし，重い障がいのある子どもはバイタルサインの基準値が当てはまらないことが多い．その子どもなりの「健康状態」でいるかどうか，いつもと変わらない数値なのか，もし違うのであればなぜそうなったのかをアセスメントする．

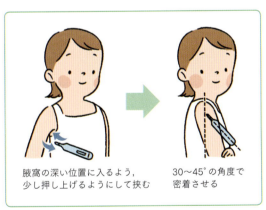

図3 腋窩式体温計の使用方法

腋窩の深い位置に入るよう，少し押し上げるようにして挟む

30〜45°の角度で密着させる

表1 子どものバイタルサイン基準値

年　齢	心拍数（回/分）	血　圧（mmHg）	呼吸数（回/分）	体　温（℃）
新生児	120〜140	60〜80/50	40〜50	36.7〜37.5
乳　児	110〜130	80〜90/60	30〜40	36.8〜37.3
幼　児	100〜110	90〜100/60〜65	20〜30	36.6〜37.3
学　童	80〜90	100〜120/60〜70	18〜22	36.5〜37.5
（参考）成人	70〜80	120〜130/70	15〜20	36.3〜37.0

❶ 体温[3)5)]

体温は熱の産生と喪失のバランスで保たれているが，子どもの体温調節機構は未熟であり，気温や湿度の影響を受けやすい．特に重い障がいのある子どもは体温調節を担う視床下部の機能不全があったり，筋緊張やけいれん発作による過度の熱産生，低いエネルギー代謝による低体温がみられる．一般的には，体温が上昇すると発汗が促され，体温を低下させるメカニズムが働く．しかし，熱の放散よりも熱産生が上回る場合や熱の放散メカニズムが働かない場合は熱がこもる（うつ熱）．そして体温上昇とともに心拍数も増加する．発熱を疑った場合はまず掛物の調整をし，背部に熱がこもらないように子どもの体勢を整える．環境を調整しても解熱しない場合，腋窩や鼠径部など（大きな血管が体表近くを通っている部位）を冷やす．背部も効果はあるが冷えすぎに注意する．涼感寝具（小型ファンを内蔵し，熱や湿気を排出するもの）はうつ熱を逃がす効果があり，在宅で利用している子どもは多い．

体温上昇の主な原因を 図4 に示す．熱性けいれんの既往がある子どもは熱が上がりきる前に坐剤を挿入する．解熱用の坐剤と抗けいれん用の坐剤を同時に使用する場合，坐剤の性状により，先に抗けいれん薬を挿肛する．その後30分おいてから解熱鎮痛薬を挿肛するようにする．同時に入れたり，先に解熱鎮痛薬を入れると抗けいれん薬の効果が出にくい．

低体温は，寝たきりで体動が少ない場合や体重コントロールのために摂取エネルギーが不足し，熱産生が抑えられていることでも起こる．また，床に寝かせたときの断熱効果が悪いと，熱伝導で体熱が奪われることがあるので注意する．電気毛布を使う子どもは多いが，帽子や靴下も効果がある．温かいもの，もしくは温かいミルクや栄養剤を注入し，体内から温めることも検討する．

❷ 呼吸

乳幼児は気道が狭く，感染による分泌物の増加や浮腫により容易に狭窄しやすい．また，肋骨が水平であり，横隔膜を使った腹式呼吸が中心となるため，換気量が少ない．そのため容易に呼吸困難をきたし，感染時などは重症化しやすい．

重い障がいのある子どもの場合，呼吸が速く不

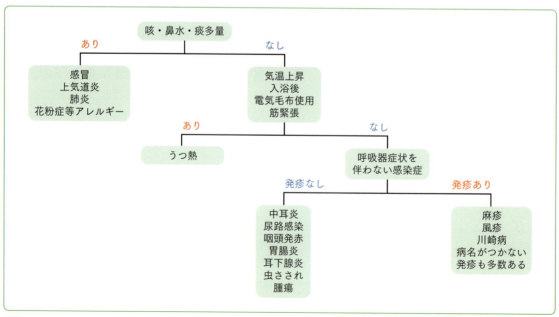

図4 体温上昇の主な原因

規則であり，分泌物の喀出が困難でいつもぜいぜいしていることが多い．呼吸の評価では，まず，呼吸数と呼吸パターン，胸郭運動をみる．聴診では，正常呼吸音が聴こえるか，副雑音（異常呼吸音）があるかどうかを判別する 図5．努力呼吸（鼻翼呼吸，陥没呼吸，シーソー呼吸など）の有無にも注意する．

❸ 循環

子どもは血管が軟らかく血管抵抗が小さい．また，心筋が未熟であり，1回拍出量が少ないため脈拍数を増やして対応している．そのため，年齢が低いほど血圧が低く脈拍数も多い．一般的に，ストレスなどによって交感神経が優位になる状況では心拍数が増える．また，緊張や発熱でも増えるため，全身状態と併せてアセスメントする．リラックスしていれば副交感神経が優位になり心拍数は減少するが，重い障がいのある子どもは除脈傾向に陥ることも多い．血圧低下は腎血流の低下にもつながり，排尿量は少なくなる．ターミナル期に「おしっこが出ないとまずい」といわれるゆえんである．

❻ 子どもによくみられる病状と対応

子どもによくみられる病状として，発熱・発疹・嘔吐・下痢などがある．ここでは嘔吐・下痢について述べる．重い障がいのある子どもは個別性が高く，症状悪化も早い．家族の「大丈夫」をうのみにせず，必ずスタッフ間で相談する．判断がつかない場合は主治医に連絡する．

❶ 嘔吐の原因と対応

a．原因

嘔吐中枢の周囲には呼吸中枢や血管運動・消化管運動・唾液分泌の各中枢，前庭神経核などが分布しており，互いに強く関係し合っている[6]．また，乳児の胃は成人と比べて縦型であり，噴門部の括約筋が弱いため，哺乳直後の臥位や排便・咳嗽などの腹圧上昇で嘔吐することもある．

消化管通過障害による嘔吐は先天性が多く，月齢や吐き方（噴水様など）で疾患を鑑別できることもある．幼児期を過ぎた嘔吐で一番多い原因は胃腸炎などの感染症であるが，髄膜炎や脳炎など頭蓋内圧亢進によるものや，精神的ストレスなどが原因のこともある．重い障がいのある子どもは

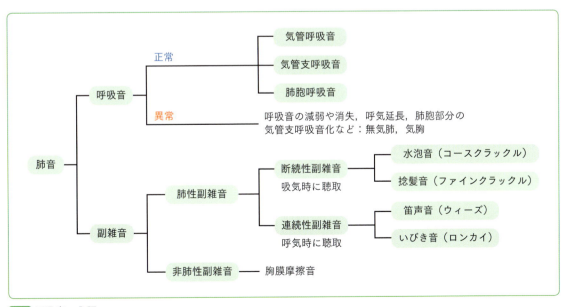

図5 呼吸音の分類

1 体調を安定させる

胃食道逆流（GER）が起こることも多い．胃許容量が少なかったり，十二指腸への排泄遅延により注入量が多すぎて嘔吐することもあるので注意する．

b．対応

腹圧による嘔吐の場合，食後安静や上体挙上，排便・排ガスを促す．周囲で胃腸炎が流行していたり，下痢を伴う場合は胃腸炎感染として扱う．子どもの胃腸炎は大人にも感染するため，マスク，手袋などを着用し，スタンダードプリコーションを徹底する．また，病原体は出し切った方がよいため，制吐剤は使用しない．髄膜炎や脳炎では発熱や意識レベルの低下がみられることが多い．発熱が続いたり，いつもと違うと感じる場合は受診を勧める．

重い障がいのある子どもは環境の変化に弱く，ストレスから嘔吐してしまうこともある．全身状態の悪化がなければ，環境に慣れると次第に落ち着くことが多い．

GERが疑われる場合，胃酸が食道に逆流してくる状況を検査し（pHモニター），必要であれば胃瘻造設時に胃を食道下部に巻きつける噴門形成術を行う．

激しい嘔吐時，吐物（もしくは胃残）が黄色や緑色の胆汁様になる場合がある．継続するようであれば写真を撮り主治医に相談する．赤色や茶色が多い場合は早期受診を勧める．

❷ 下痢の原因と対応

a．原因

下痢は非感染性のものと感染性のものに分けられる[7]．非感染性の下痢は主に水分過剰や冷え，刺激物や脂肪分の多い食物を摂取したときに腸蠕動が亢進または低下して水分吸収が低下し，便が水っぽくなる．また，ミルクアレルギーの場合もある．

感染性の下痢はウイルスや細菌により起こり，発熱や嘔吐などを伴うことが多い．ロタウイルスは季節性の流行があり，下痢・嘔吐の症状が著明に現れる．

注入をしている子どもは注入物が冷えていたり，注入速度が速いことでも下痢をする．経腸栄養剤を使用している場合，成分栄養剤は浸透圧が高く下痢になりやすい．

b．対応

ミルクや栄養剤などは体温程度に温度を上げ，注入速度を落として与えてみる．最後の方が冷えてしまう場合は半量ずつイルリガートルに入れるなど工夫をする．ミルクアレルギーを疑う場合，乳糖が入っていないものを与えてみる．栄養剤が合わない場合もあるため，主治医と管理栄養士に相談してみるとよい．

胃腸炎を疑う場合，病原体は出し切った方がよいので，止痢剤は使用しない．便色が灰白色であったり酸臭がする場合，ロタウイルス感染の可能性がある．感染性が強いため，手袋，ガウン，マスクを装着し必ず手洗いをして自分が感染したり媒介しないよう心掛ける．

激しい嘔吐・下痢の場合は脱水を起こさないように少量ずつ水分を与えるが，お茶やスポーツドリンクは塩分が少ないため低張性脱水になることもある．経口補水液やスープの上澄みなど，塩分のあるものを与えるようにする．

訪問スタッフにみてほしいポイント

　感染症罹患時，子どもは気道が細いため，少量の分泌物や軽度の浮腫で気道の狭窄を起こしやすい．鼻水や鼻閉があると息苦しくなり，不機嫌から啼泣し，さらに分泌物が増えてしまう．ケアでは，安楽な体位をとらせ，リラクセーションを図る．呼吸困難が強いときは，上体を少し起こした姿勢の方が楽な場合が多い．分泌物をしっかり吸引することが肝要であるが，吸引の刺激で出血したり，かえって分泌物の増多，鼻粘膜に浮腫を起こすことがある．刺激が最低限になるようにオリーブ管（図6）などを使用してもよい[8]．

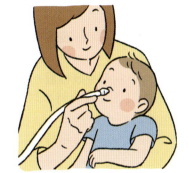

挿入部がオリーブの実のように丸くなっており，吸引による刺激の軽減に役立つ

図6 オリーブ管を使用した吸引

（小泉恵子）

文献

1) American Heart Association，著，宮坂勝之，他訳：PALSプロバイダーマニュアル．日本語版．シナジー，2008，4.
2) 宮坂勝之，訳編著：日本版PALSスタディガイド―小児二次救命処置の基礎と実践．改訂版．エルゼビア・ジャパン，2013．
3) 市原真穂：バイタルサイン．倉田慶子，他編：ケアの基本がわかる重症心身障害児の看護―出生前の家族支援から緩和ケアまで．へるす出版，2016，73-82.
4) 古谷伸之，他編：診察と手技がみえる vol.1．第2版．メディックメディア，2007，32-6.
5) 小泉恵子，他：子どもの体調不良．梶原厚子，編著：子どもが元気になる在宅ケア．南山堂，2017，114-8.
6) 松井　陽：発達と症状・病気―嘔吐．鴨下重彦，他監：こどもの病気の地図帳．講談社，2002，24-5.
7) 松井　陽：腹部の病気：小児下痢症―乳幼児下痢症，急性胃腸炎．鴨下重彦，他監：こどもの病気の地図帳．講談社，2002，76-7.
8) 木内昌子：小児在宅における感冒症状へのケア；咳，鼻水，鼻閉，発熱，嘔吐，下痢など．在宅新療0-100．2016；1：812-6.

> **サマリー** 実践編
> - 訪問時には，"今，リハができる状態なのか，できない状態なのか"，"リハができない状態ならば，何をしなければならないか"を考えながら，子どもの体調を評価する．
> - 子どもの疾患や既往歴から，あらかじめリスクマネジメントできるものについては，家族を交えて緊急時の対応を話し合っておく．
> - 「生命の安全」だけではなく，栄養摂取や消化，排泄など「健康の維持」に関わる課題についても積極的に支援を行っていくことが必要である．

❶ 子どもの体調ケアの必要性

訪問時，子どもの体調はいつも良いとは限らない．呼吸・循環動態が不安定であったり，てんかん発作を起こす子どももいる．在宅は子どもの生活の場であり，高度な医療機器はなく，医師がいつも身近にいることはない．われわれは，子どもの状態を評価して医学的な判断を行わなければならない．まず，子どものバイタルサインの基準値・パニック値を把握する．また，発熱，嘔吐，下痢などの症状や対応方法も認識しておく．しかし，重い障がいのある子どもは個別性が高く，バイタルサインの基準値は一人ひとり異なり，運動中止の基準やガイドラインがそのまま当てはまることは少ない．訪問時にまず行うことは，"今，リハができる状態なのか，できない状態なのか"，"リハができない状態ならば，何をしなければならないか"を考えながら，子どもの状態を評価することである．在宅における子どもの体調ケアは，「生命の安全」：リスク管理，「健康の維持」：健康支援の2つの観点に分けて考えることが必要である．

❷ 「生命の安全」とリハ

訪問時には，まず家族に子どもの体調を確認する．また，子どもに声を掛けながら，PAT（一般状態，呼吸，循環）に基づき，五感を用いて短い時間で評価する 図1．重い障がいのある子どもは体調を崩しやすく，訪問時に「実は昨日から微熱があって」「今週は痰が多くて」などの報告を家族から受けることも多い．PAT評価で大切なことは，重症度ではなく，緊急度を判断することである．例えば，発熱があっても，活気があり表情が良く，呼吸が落ち着いている場合は緊急性が低いことが多い．逆に，発熱がなくても，ぐったりしていたり，頻脈や頻呼吸がみられる場合がある．このときには何らかの体調変化を疑い，緊急に対応する必要がある．事業所への連絡，外来受診や往診医への連絡，指示があれば救急車の要請などの対応を迅速に行う．子どもの疾患や既往歴から，あらかじめリスクマネジメントできるものもあり，家族を交えて，緊急時の対応を話し合

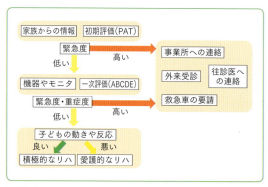

図1 「生命の安全」とリハ

っておく．例えば，「SpO₂がふらついて改善しない」「心不全の兆候がある」「てんかん発作が止まらない」などは対応をフローチャート化しておくとよい図2 図3．緊急時は気持ちが動揺してしまい，冷静に行動することは難しい．誰でもぱっと見て分かるような図を子どものそばに貼っておく．できるだけシンプルな流れを示し，大きな文字で作ることがポイントである．

表1 一次評価（ABCDE）

A	気道状態の評価	気道が開通しているか 気道確保が必要か
B	呼吸状態の評価	呼吸数（頻呼吸，徐呼吸） 呼吸音（喘鳴，副雑音） 呼吸パターン（努力呼吸や陥没呼吸の有無） SpO₂（経皮的酸素飽和度）
C	循環動態の評価	心拍数 血圧 CRT（毛細血管再充満時間） 心音（リズム，心雑音）
D	意識状態の評価	清明・呼びかけに反応・痛み刺激に反応
E	体温や外表の評価	体温 発疹，発赤，外傷の有無

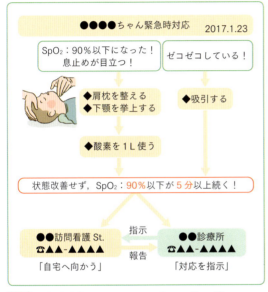

図2 緊急時対応フローチャート（SpO₂低下時）

図3 緊急時対応フローチャート（救急車の呼び方）

次に，機器やモニタを使用して，再度フィジカルアセスメントを行う．ここでは，ABCDEの評価に基づき，A（airway：気道），B（breathing：呼吸），C（circulation：循環），D（disability：中枢神経），E（exposure：脱衣と外表，体温）の順に評価する[1] 表1．重症度の判断や病態を分類することができなくても，気道確保や安楽な体位などの対応をすぐに実施する．ポジショニングやリラクセーションなどを行いながら，このままの状態で経過観察するのか，緊急度が高いと判断するのかを再度評価する．

さらに，直接触れながら，子どもの動きや反応をみて，積極的なリハを実施するのか，愛護的なリハを実施するのかを判断する．

③ 「健康の維持」とリハ

重い障がいのある子どもの場合，どんなときが「いつもの状態」「普通の状態」なのか，その特徴を把握することが最も大切である．子どものわずかな変化を見逃さず，早め早めに対応することで重篤化を防ぐことができる．超重症児の訪問リハにおける調査では，直接的に「生命の安全」を脅

かすような所見だけではなく，栄養摂取や消化，排泄など「健康の維持」に関わる課題が多かったと報告されている[2]．これらの課題についても積極的に支援を行い，子どもの「健康維持・増進」を図っていくことが必要である．

以下に訪問時に把握しておくべき情報を示す．

❶ 体調が良いときの子どもの状態

表情やしぐさ，声色などの主観的な評価基準をもつ．「よく笑って声を出している」など，子どものしぐさが健康のバロメーターになっていることも多い．呼吸数や心拍数などは客観的評価であるが，子どもなりの振り幅を把握する．覚醒時，睡眠時，泣いて機嫌が悪いときなどは，数値が異なるため注意が必要である．体調が良いときの状態が分かっていれば，子どもの「何かおかしい」に気付くことができる．

❷ 体調悪化や改善するときのパターン

突発的な疾病を除き，子どもはおおよそ同じような経過をたどり体調が悪化することが多い．例えば，喉頭軟化症，嚥下障害，筋緊張亢進のある子どもでは，副雑音とともに発熱し，苦しくなって喘鳴がより強くなっていく．心疾患のある子どもでは，浮腫や心拍数亢進などが最初のサインとなる．また，体調改善のパターンも同様に，回復過程や期間が似ていることが多い．これらを把握することで迅速に対応することができる．

❸ 医療機器，医療ケア，薬剤

子どもの状態の変化によって，必要とされる医療機器や医療ケアも変わっていく．また，酸素流量や人工呼吸器などの設定も常に同じではない．指示書や機器点検書を確認し，最新の情報を把握する．薬剤についても，薬効だけではなく，内服時間や副反応を認識しておくことでリスク管理ができる．

❹ 成長発達と日常生活

必要な栄養摂取，快適な睡眠，適度な活動があれば子どもの体格は成長し，免疫力や疾病への抵抗力も向上する．身長や体重は子どもの成長の指標となるため，定期的に計測する．また，頭囲，胸囲などと併せて，四肢の周径も計測する．このときには数値だけではなく，筋緊張や変形拘縮の程度も記録する．日常生活のリズムも重要な情報であり，睡眠や排泄の崩れが体調悪化につながることもあるため，日頃から留意しておく．

> ✅ **ココは押さえておこう！**
>
> 子どもが罹患しやすい感染症の種類や時期を知っておくとよい．外出機会が増えたり，就学すると感染症に罹患する頻度が増える．また，発熱，発疹，分泌物増加など，子どもに特徴的な症状を理解しておくと迅速な対応ができる．

（長島史明）

📖 **文献**

1) 櫻井淑男：救急隊員のための小児救急 動画でわかる手技・ツール・アセスメントのすべて．メディカ出版，2010．
2) 寺原由佳里，他：超重症児の在宅を支えるためのリスク管理 訪問リハビリテーション時に遭遇した症状・対応から考える．第10回日本訪問リハビリテーション協会学術集会誌．2016，146．

2 呼吸を整える

呼吸管理とケア

> **サマリー　基礎編**
> - 小児は気道狭窄を来しやすく，感染症などのストレスが加わると，気道抵抗が急激に増加する．呼吸困難時は浅く速い呼吸状態になりやすい．
> - 重い障がいのある子どもでは，気道の軟化や閉塞による呼吸障害でいつもゼロゼロしていることがある．その喘鳴が吸気時に強いのか呼気時に強いのか，覚醒時に強いのか睡眠時に強いのかを観察し，病態に応じてアプローチ方法を検討する．
> - 気管切開の合併症として，唾液の垂れ込みがある．防止方法のひとつとしてスピーチバルブがあるので，適応や使い方をよく把握しておく．

1 呼吸器官の解剖生理

❶ 呼吸器の解剖

呼吸器は，空気の通り道である気道（上気道，下気道）と，ガス交換の場である肺胞（呼吸部）で構成されている 図1．上気道は鼻腔，咽頭，喉頭，下気道は気管，気管支からなる．気管は左右2本の主気管支に分岐し，そこから23回の分岐を繰り返して肺胞へ至る．気管の横断面の構造は，前方に向かって凸型の馬蹄形の気管軟骨，その間に弾性線維に富む輪状靭帯，後壁は軟骨がなく平滑筋よりなる膜様部からなる．

❷ 呼吸器の機能[1]

呼吸器の機能は，①空気の通路，②空気の浄化，③ガス交換の主に3つである．さらに，空気の通過により発声を行い，鼻腔の嗅粘膜で嗅覚を感じる．また，吸入した抗原に対する免疫反応の制御と内分泌にも関係している．

a．空気の通路（気道）と空気の浄化

空気は，肺胞に達する前に気道で加温，加湿，塵肺除去を受ける．鼻咽腔の漿液や粘液で空気を加湿，血管が豊富な鼻粘膜や気管上皮で加温し，乾燥や冷却から気道上皮を保護する．鼻腔には鼻甲介があり，表面積を増やし加温・加湿効率を良くしている．また乱流をつくることで空気中の大きい粒子が渦巻きにより気流から外れ，粘液や鼻毛に付着する．肺胞内へ達する2μmより小さい粒子は，肺胞内ではマクロファージに貪食される．ハウスダストなどの数μmのものは細気管支粘液に捉えられ，線毛運動で口側へ移動される．末梢の細気管支レベルから線毛運動により集まってきた痰は，気管・気管支では咳による排除がなされる．気管壁に軟骨が豊富な気管・気管支では，咳込み時に胸腔内圧が上昇しても気道内は虚脱しない．

b．ガス交換

呼吸細気管支と肺胞でガス交換がなされる．肺胞は，ガス交換の効率を上げるように表面積を広

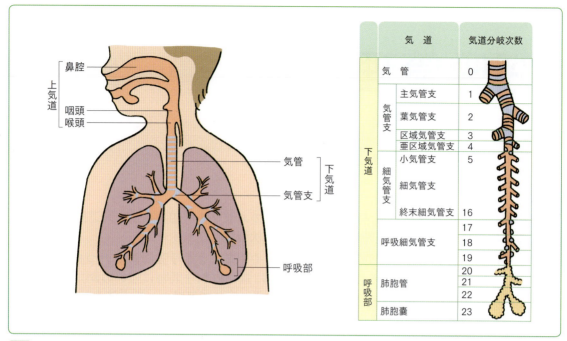

図1 気道の解剖

めるため袋状をしており，毛細血管に取り囲まれている．

❸ 小児の呼吸に関する特徴

小児において上気道（鼻孔〜喉頭）の特徴は，舌が大きく喉頭蓋が軟らかいなど，気道狭窄を来しやすいことである．下気道（気管以下）では，細い気管支は気管粘膜の浮腫や平滑筋の攣縮で気道狭窄を起こしやすい．したがって，上気道・下気道ともに感染症などのストレスが加わると，気道抵抗が急激に増加する．

また，軟らかく水平位な肋骨と脆弱な呼吸筋が特徴である．換気量を増やすには，一回換気量を増やすより呼吸回数を増やすことで対応し，呼吸困難時は浅く速い呼吸状態になりやすい．

② 呼吸障害の概要とみかた[2]

呼吸障害の病態を考える上で，気道障害，肺実質病変/胸郭障害，ポンプ機能低下の3つ（呼吸障害を規定する3病態）に分けると理解しやすい．

❶ 肺実質病変/胸郭障害

肺実質病変（肺コンプライアンスの低下）には，肺胞性（細菌性）肺炎や間質性肺炎，急性呼吸促迫症候群（ARDS）がある．

胸郭障害（胸郭コンプライアンスの低下）は，筋緊張亢進による胸郭運動制限や，側弯や関節拘縮による胸郭変形から生じる．胸郭コンプライアンスに対して，筋緊張の軽減や関節拘縮の緩和を目的にリラクセーションや関節可動域運動を行う．また肺炎などの肺病変に対して，肺容量の増加を目標に体位ドレナージ，バッグバルブによるバギング，呼気・吸気介助などを行う．

❷ ポンプ機能低下

ポンプ機能低下は，神経筋疾患患者など呼吸筋力が低下した状態である．対応は，呼吸筋トレーニングによる筋力増強，呼気・吸気介助などのポンプ機能の補助，人工呼吸器装着や排痰補助装置

を用いた咳介助を行う．

❸ 気道障害

重い障がいのある子どもでは，特徴的な気道障害が起こりやすく，気道の軟化や閉塞による呼吸障害でいつもゼロゼロしている子どもをみかけることがある．かわいい盛りで周りの大人にたくさんかまってもらったり，同じ年頃の友だちと笑ったりして過ごすはずなのに，努力性呼吸のために遊んでもらっても笑顔になれない，周囲の環境を読みとる余裕もない，大変なエネルギーを消費するためになかなか体重が増えない，陥没呼吸から胸郭の変形が進んでしまうなどの良くない状況が二次的に出現する．ここではその病態とアプローチ方法について詳述する．

a．ゼロゼロの原因の見分け方

普段から喉がゼロゼロして苦しそうなときは，その喘鳴が吸気時に強いのか呼気時に強いのか，覚醒時に強いのか睡眠時に強いのかを観察する 表1．原因が分かれば，対応法も明らかになる．

b．吸気性喘鳴，睡眠時に強い（上気道閉塞性呼吸障害）

もともと下顎が小さい，緊張で頭部がのけぞる，睡眠で緊張がなくなると下顎が後ろへ落ちて舌根が沈むなどで，気道が狭くなる．息を吸うときは舌根も引き込まれて気道がより狭くなり，ゼーゼーしたり呼吸が止まったりする．症状が強いときは昼間の眠気もみられる．

アプローチ方法は，①下顎を前方へ持ち上げる，いわゆる気道確保，②経鼻エアウェイを挿入 図2，③陽圧換気療法（BiPAP，CPAP），④横向き・うつぶせの姿勢管理．

c．吸気性喘鳴，覚醒時に強い（喉頭軟化症）

喉頭軟化症は，一般には新生児にみられる疾患で，先天性喘鳴の36％を占めるといわれる．喉頭とその周りの組織が軟らかいことがその要因のひとつである．首がすわって組織がしっかりすると軽快して，1歳までには改善するとされているが，年長の重い障がいのある子どもにも生じる．

喉頭が軟らかいために息を吸うとき喉頭がつぶれてしまい，吸気性の喘鳴が聴取される．紙パックのジュースについているストローの先をかんでぺらぺらにしてしまったものをイメージしてほしい．勢いよく吸うとストローはつぶれてジュースは飲めない．しかし，静かにストローを吸うとジュースを吸い上げることができる．睡眠時に症状が目立たず覚醒時に喘鳴が強くなるのはこの理由による．

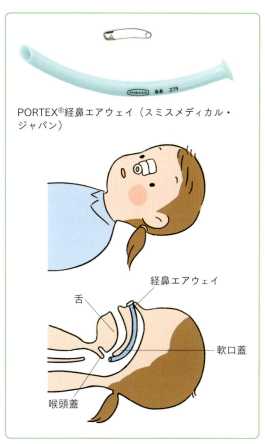

PORTEX®経鼻エアウェイ（スミスメディカル・ジャパン）

図2 経鼻エアウェイ

表1 ゼロゼロの原因の見分け方

	吸気性喘鳴	呼気性喘鳴	往　復
覚醒時に強い	喉頭軟化症	気管軟化症	痰や分泌物
睡眠時に強い	上気道閉塞性	気管支喘息	

アプローチ方法は，①静かに吸えば気道は狭くならないので，あやしたり寝かしつけたり鎮静を行う．②仰向けとリクライニング姿勢では呼吸は悪化するが，うつ伏せと前傾座位では楽である．これは，頸部を前方へ固定することで喉頭の周りの組織が引っぱられ，喉頭が拡張するためである．③これらを行っても呼吸困難が改善しないとき，酸素飽和度が保てないときは気管切開を考慮する．

d．呼気性喘鳴，覚醒時に強い（気管軟化症）

呼気時に気管が狭窄・虚脱するために，呼気性喘鳴と呼気延長を主体とする呼吸困難が生じる．初発症状は急性窒息症状が多く，突発的なチアノーゼ発作や呼吸困難が50％，呼吸停止17％，突然死6％とされている．努力して息を吐こうとすると胸腔内圧が上昇する．気管に軟らかいところがあると，その部分だけ圧力に押されて狭窄・虚脱する．

アプローチ方法について，①鎮静を行う．息が荒くなって胸腔内圧が上昇すると気管狭窄を起こすため，呼吸をゆったりと楽に安静に保てるようにあやしたり，鎮静したりする．②呼気時の気管内圧を保てるように，高PEEP療法やCPAP療法を行う．高PEEP療法とは，8～12cmH$_2$Oほどの高いPEEPを人工呼吸器で行うもので，CPAP（持続陽圧呼吸，continuous positive airway pressure）療法とは，子どもが息を吸っているときも吐いているときも人工呼吸器で一定の空気圧をかけ続ける治療法である．③気管カニューレを狭窄部まで長く挿入することで気道を確保する方法もある．

3 気管切開，気管カニューレ，スピーチカニューレ，スピーチバルブ

❶ 気管切開の適応

気管切開術が適応となるのは次の3点である．
①気道狭窄による呼吸困難：喉頭軟化症，気管軟化症，抜管困難症，気管肉芽，声門下狭窄などにより，気道が確保できない場合．
②肺や気管の痰が十分に取れない：鼻口腔からの吸引では十分に痰が吸引できない場合．
③長期にわたって人工呼吸管理が必要：自発呼吸がない，または十分な圧をかけないと肺が膨らまないなど，人工呼吸管理が必要な状態が，例えば小児では数カ月，成人では2～3週間続いた場合．

❷ 気管カニューレの構造

一般的に気管カニューレは，気管内に入るパイプ，固定ひもを装着するフランジ，呼吸器回路や人工鼻などへ接続する15mm口径コネクタからなる 図3 ．カニューレの種類によって，パイプ部の角度，長さ，素材（塩化ビニール，シリコン）が異なる．カニューレのサイズはパイプの内径（小児でよく用いられる）または外径で表示される．また，パイプ部が軟らかく曲がり気管の形状にフィットするらせんワイヤー入りカニューレや，フランジの固定部にネジがついていて，長さや向きが調整できる調節型カニューレがある．子どもの気管の形状に合わせて，最適なカニューレを選択することで気管内肉芽や出血などを予防することができる．

その他に，カフ，吸引チューブ，側孔の有無でバリエーションがある．

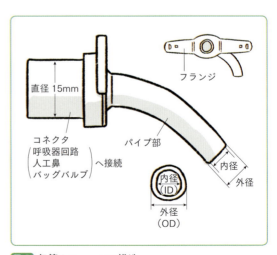

図3 気管カニューレの構造

❸ 気管切開の合併症

肉芽，分泌物などによる閉塞，腕頭動脈瘻による大出血，計画外抜去による呼吸困難などがある．

a．肉芽

気管カニューレは人体にとっては異物であるので肉芽が生じやすい．できるだけ気管の走行に近い固定方法を工夫することで，肉芽を予防する．定期的に気管支ファイバー検査を行い，カニューレの位置が身体の前後（胸背部）方向，左右方向で適正か，長さは良いか，などを評価して調整する．

b．分泌物などによる閉塞

酸素飽和度の低下，一回換気量の低下，高圧アラームなどで気付かれる．予防は気道の十分な加湿である．人工鼻装着，人工呼吸器装着の場合は加温加湿器による加湿が重要である．冬は室内が寒くなるので呼吸器回路内が結露しやすいため，熱線入りの回路を使用するなどの工夫ができる．

c．腕頭動脈瘻による大出血

気管前壁には右腕頭動脈が位置しており 図4 ，気管カニューレ先端が前壁方向へ偏位してぶつかることで肉芽やびらんができる．ここに動脈瘻ができると止血が困難で救命することは難しい．普段から気管支ファイバーで検査して適正なカニューレ位置を検討することが重要である．

d．計画外抜去による呼吸困難

子どもによって，気管カニューレが抜けたときにどれくらいで呼吸困難に陥るかは異なるので，それぞれの対応方法を主治医とよく話し合っておくことが大切である．抜去時に呼吸困難が起こるかどうかは次の情報――気管切開の術式が単純気管切開，または喉頭気管分離術であるか，上下気道に喉頭軟化症や声門下狭窄などの狭窄部位があるか，自発呼吸があるか，などから判断する．

❹ スピーチカニューレ，スピーチバルブの効果[3]

a．呼吸時と嚥下時で異なる上気道の動き

呼吸時は空気が喉頭から気管へ入るが，この際，喉頭蓋は挙上して気管への通り道が確保される．一方，嚥下時は喉頭の挙上と同時に喉頭蓋がおじぎをするように倒れ込むことで喉頭口を塞ぎ，気管に食塊が落ちない．この一連の動きで，空気は

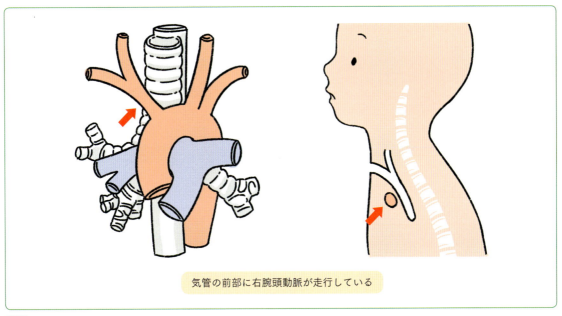

気管の前部に右腕頭動脈が走行している

図4 気管と腕頭動脈の近接

気管に，食物は食道へ流れる．誤嚥はこの嚥下機能が障害された場合に生じる．

b．唾液の垂れ込み

誤嚥が多いので経管栄養にしているのに喉がゼロゼロする，特に注入後や身体を起こしたり移動させたときに強くなる，よく肺炎を繰り返す，このようなときは唾液の垂れ込みが心配される．

唾液の垂れ込みによる肺炎を繰り返している，酸素が必要になるくらい肺機能の低下が心配されるときは，喉頭気管分離術を提案されることがある．確実に唾液の流入を防ぐ手段であるが，「声を失う」という悲しみを伴う．

口腔内にたまった唾液を持続的に吸引する方法として，口腔内低圧持続吸引がある．

単純気管切開では，スピーチバルブを併用することで唾液の垂れ込みを防ぐことができる．気管支ファイバーで観察すると，唾液は気管壁とカニューレの隙間を伝って気管へ流れ込んでくる．スピーチバルブ内には一方通行弁があり，吸気はカニューレを通るが呼気では止めてしまうため，呼気はカニューレを通らずに，唾液を吹き上げながらカニューレの脇を上昇する 図5．

カフ付のカニューレは，カニューレ脇の空気の流れを閉じてしまうので禁忌である．また，カニューレ脇のスペースが十分にないと息が吐けないので，やや細めのカニューレを選択する（気管径に対してカニューレ外径が60％程度）．

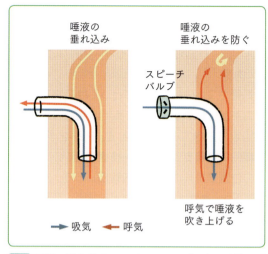

図5 唾液の垂れ込みとスピーチバルブによる唾液の垂れ込み防止方法

訪問スタッフにみてほしいポイント

●喉がゼロゼロして苦しそうな子どもをみたら……

まず，ゼロゼロは吸気か呼気か，覚醒時か睡眠時か，観察して病態を理解する．次に，胸に手を置いて，その動きを左右上下でつかんでいく．よく動くところ，あまり動かないところ，吸気なのに逆に陥没してしまうところなどを感じ取る．

そして，訪問スタッフ（リハ専門職，看護師，ヘルパーなど）とご家族でその様子を話し合い，例えばうつぶせなどの姿勢管理や呼吸リハ，カフアシストや肺内パーカッションベンチレーター（IPV®）などの方法を共有して，皆で協力し合った一緒のアプローチができるよう心掛ける．

呼吸へのアプローチは，終わった後に子どもの呼吸が楽そうになって，ウトウトしてくれれば大成功である．

（田中総一郎）

文献

1）緒方健一：呼吸器疾患の解剖生理．梶原厚子，編著：子どもが元気になる在宅ケア．南山堂，2017，127-34．
2）上田康久：小児呼吸理学療法〜より効果的に行うために考えてほしいこと〜．日本小児呼吸器学会雑誌．2017；28：135-8．
3）田中総一郎：重症心身障害．梶原厚子，編著：子どもが元気になる在宅ケア．南山堂，2017，141-57．

> **サマリー　実践編**
> - 小児在宅医療における呼吸管理の対象は，神経筋疾患や肺実質の障害に加えて，中枢性の無呼吸から気道軟化症などの気道狭窄に至る幅広い疾患，病態が対象となる．
> - 在宅で人工呼吸器を導入する場合，TPPV・NPPVともに日中の短い時間から始め，徐々に使用時間を長くしていき，子どもが慣れたら夜間も装着する．
> - 排痰が難しい子どもは，排痰補助装置を導入してケアを行う．回数，頻度など徒手的排痰法のみでは日常的なケアを構築していくことは困難である．

1 小児在宅医療における呼吸管理

小児在宅医療における呼吸管理の対象は，神経筋疾患や肺実質の障害に加えて，中枢性の無呼吸から気道軟化症などの気道狭窄に至る幅広い疾患，病態が対象となる．医療法人財団はるたか会あおぞら診療所（以下，当院）の小児利用者465名においては，気管切開219名（47.1％），在宅酸素療法349名（75.1％），人工呼吸器249名（53.5％），カフアシスト39名（15.7％）となっており，小児の呼吸管理の重要性が分かる図1．利用者の基礎疾患だけではなく，どういった病態で，どのような管理を必要としているのかを理解することが重要である．

2 気管切開の管理とケア

小児の気管切開の主な適応は，①気道狭窄による呼吸困難，②肺や気管の痰が十分に取れない，③長期にわたって人工呼吸管理が必要な場合，である．気管切開を行うことで，気道を確保し，痰をしっかりと吸引することができる．また，自発呼吸がない，もしくは十分な圧をかけないと肺が膨らまない場合でも，効果的な人工呼吸管理が可能となる（131ページ「呼吸管理とケア（基礎編）」参照）．

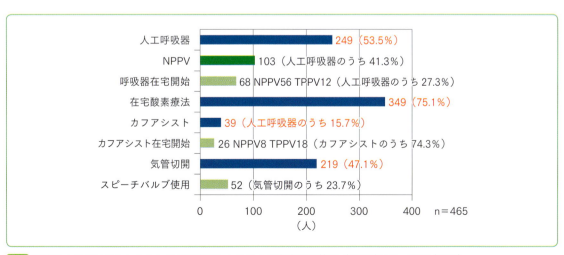

図1 医療法人財団はるたか会あおぞら診療所における小児在宅呼吸管理（2011年4月〜2015年3月）

子どもが気管切開をしている場合，単純気管切開なのか，喉頭気管分離術をしているのかを必ず把握する．呼吸管理や合併症の対応が違うため，両者の特徴を認識しておく 表1 ．

気管切開の管理で最も注意したい合併症は唾液の垂れ込みである．通常の呼吸運動では，呼気終末に3〜5 cmH₂Oの圧がかかっている（生理的PEEP）．しかし，気管切開をすると生理的PEEPがなくなり，下気道に唾液が垂れ込んでしまう．重い障がいのある子どもはもともと嚥下障害があることが多く，口腔内の唾液が垂れ込み誤嚥する．食事を経口摂取していない子どもであっても，唾液の垂れ込みによって誤嚥性肺炎を来すことがある．日常ケアでは吸引が頻回になり，家族の介護負担も増大する．唾液の垂れ込みを防ぐ方法は，スピーチバルブや人工呼吸器を使用し，PEEPをかけることである．誤嚥性肺炎を何度も繰り返す場合には，喉頭気管分離術を検討する．さらに，上気道（鼻腔・咽頭・喉頭）を介さない呼吸様式となるため，気道全体が乾燥しやすくなる．上気道は空気を暖め，湿度を加え，空気中の塵埃を補捉する．しかし，気管切開の場合，外気が下気道に直接入るため，気道は乾燥する．喉頭気管分離術では，上気道との交通がなくなるため乾燥がより強くなる．気道の乾燥により分泌物が硬くなると痰の喀出が困難になる．気管カニューレに分泌物が貯留すると，いわゆる"痰詰まり"の状態になり，呼吸困難を引き起こす．

気道の乾燥を防ぐ方法は，人工呼吸器を装着して加温加湿をしっかり行うことである．生理的PEEPがなくなると，末梢気道の虚脱が起こるため，肺が十分に膨らまず，浅く速い呼吸パターンとなる．そのため胸郭が成長せず，扁平化や前胸部が突出するなどの変形が惹起される．浅く速い呼吸を繰り返していると空気を嚥下し，次第に腹部が張ってくる．腹部膨満があることで呼吸運動が制限され，さらに呼吸が浅く速くなるという悪循環に陥る．胸郭の発達を促すためには，人工呼吸器を使用してしっかりと圧をかけることが必要である．また，仰臥位だけではなく，腹臥位や座位など，子どもの姿勢やポジショニングを工夫する．

❸ 在宅人工呼吸器の管理とケア

❶ 気管切開下陽圧人工呼吸（TPPV：tracheostomy positive pressure ventilation）

小児在宅医療において人工呼吸器を使用する病態は，①中枢性の無呼吸，換気不全，②気道の閉塞あるいは狭窄，③胸郭変形に伴う換気障害，④唾液の気道への垂れ込み防止，⑤終末期の苦痛緩和である 表2 ．

表1 単純気管切開と喉頭気管分離術の違い

単純気管切開	喉頭気管分離術
●気管カニューレがないと気管孔が収縮する ●唾液が垂れ込む ●声が出せる ●スピーチバルブが装着できる ●空気嚥下，腹部膨満が起こる	●気管カニューレが抜けても気管孔は収縮しない ●唾液は垂れ込まない ●声は出せない ●スピーチバルブは禁忌である ●気道が乾燥する

表2 人工呼吸管理を必要とする病態

中枢性あるいは呼吸筋の機能低下による無呼吸・換気不全
先天性中枢性肺胞低換気症候群，アーノルド・キアリ奇形，脳症後遺症，脊髄性筋萎縮症，筋ジストロフィー，種々のミオパチー
気道の閉鎖あるいは狭窄
咽頭部の狭窄，喉頭軟化症，気管や気管支の軟化症，CFC（ヌーナン症候群，コステロ症候群），コルネリア・デランゲ症候群，脊髄髄膜瘤，心疾患術後，18トリソミー
胸郭変形に伴う換気障害
胸郭変形に伴う換気障害，脳性麻痺の二次障害，側弯の進行，骨形成異常症，心疾患，心臓移植後
唾液の気道への垂れ込み防止
嚥下機能障害，気管切開術後で頻回に吸引を要したり，誤嚥を繰り返す子ども
苦痛緩和
心不全末期，各種終末期で苦痛緩和のために必要とされる場合

小児在宅医療で使用される人工呼吸器の種類は増えており，選択できるモードや設定はさまざまである（143ページ「医療機器とモニタリングポイント」参照）．

当院では，在宅で人工呼吸器を導入する場合，CPAPモードから開始する．圧は4～5 cmH₂Oの弱い設定とし，日中でケアに時間が十分とれる時間帯から始める．1回数分程度から装着し，子どもが陽圧呼吸に慣れるように指導する．高い吸気圧や補助換気があると，呼吸様式に合わずに子どもが嫌がってしまい，人工呼吸器をなかなか装着することができない．子どもが慣れてきたら，数分から数時間，日中，夜間と徐々に装着時間を延ばしていく．呼吸モードもCPAP→Sモード→S/Tモードと変更し，吸気圧も調整していく．換気条件については，カプノメータを使用して終末呼気二酸化炭素濃度を測定し，調整時の参考にしている．定期的に測定し，子どもの気道狭窄の状態や換気量に合わせて換気条件の調整を検討する．

人工呼吸器を装着した子どもの体調を安定して管理するためには，加温加湿器と呼吸器回路の選択が非常に重要である．退院後，自宅で子どもの呼吸状態が悪化する原因のひとつとして加温加湿の問題がある．気道の生理的な加温加湿に近い理想的な空気は，温度37℃，相対湿度100％，絶対湿度44 mg/Lである．加温加湿器は原則としてMR850（フィッシャーアンドパイケルヘルスケア），もしくは，PMH7000 PULS，PMH8000（パシフィックメディコ）を選択する 図2．これらの機種では前述した温度と湿度の吸気を実現できる．在宅環境では呼吸器回路内に結露が生じやすいため，回路は電熱線入りのものを選択する．電熱線入り回路はパシフィックメディコまたはインターサージカルのものがよい．これらを使用すると口元温度がチャンバー温度より高くなるために，回路内に結露が発生しにくい．

一般的にTPPVは呼気弁を用いた換気方式であるが，NPPVで用いる呼気ポートを用いる開放型

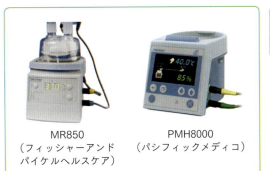

MR850
（フィッシャーアンドパイケルヘルスケア）

PMH8000
（パシフィックメディコ）

図2 在宅人工呼吸療法で使用される加温加湿器

の呼吸器回路がある．開放型の呼気ポートを用いる回路は，回路が1本でシンプルであり，生活の上では良い．しかし，一回換気量などが正確に出ない，酸素を使用してもFiO₂が上がらないという欠点がある．トリロジー（フィリップス）では呼気ポートを用いた開放型の換気方式をパッシブ回路といい，呼気弁を用いた回路をアクティブ回路としている．トリロジーでは，アクティブ回路が不安定で，メーカーのデフォルトはパッシブ回路になっている．

通院，通園，通学など，子どもが外出するときには呼吸器回路に注意が必要である．現在，加温加湿器にはバッテリーが使えるものはなく，電源が必要である．そのため，呼吸器回路に人工鼻を組み込んで使用するが，加温加湿器を使用するよりも効率が低下してしまう．電源があるところに出掛けるのであれば，加温加湿器を持参することを勧める．また，吸入ケアをこまめに行って対応するように促す．

呼吸器回路に組み込む人工鼻は，サーモベント600（スミスメディカル），もしくはハイグロベビー，ハイグロボーイ（コヴィディエン）を選択する 図3．人工鼻を使用する際には，絶対に加温加湿器を併用してはいけない．死亡事故事例が報告されており，人工鼻の過度の吸湿による流量抵抗の増加や，人工鼻の閉塞の危険性があり，人工呼吸器の回路外れやリークが生じても低圧アラームが作動しなくなるおそれがある．

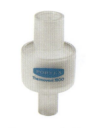 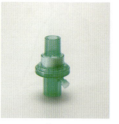

図3 人工呼吸器に組み込む人工鼻
サーモベント600（スミスメディカル）／ハイグロボーイ（コヴィディエン）

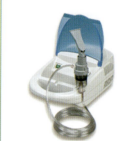 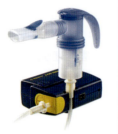

図4 人工呼吸器に組み込むネブライザー
ヴィガーミスト（パシフィックメディコ）／PARIボーイモバイルS（村中医療器）

自発呼吸が全くなかったり，非常に弱い場合には，吸入ケアのために人工呼吸器を外すことができない．その場合は，呼吸器回路にネブライザーを組み込み，人工換気を継続しながら吸入することができる．ネブライザーはヴィガーミスト（パシフィックメディコ）もしくはPARIボーイモバイルS（村中医療器）を選択する 図4 ．

新たに人工呼吸器を導入する際，一時的に痰が増えることに注意する．嚥下障害や排痰困難があると，気道の末梢に痰が貯留していることが多い．人工呼吸器を開始すると換気が促され，末梢気道の痰が多量に中枢気道に上がってくる．そのため，子どもは一時的にSpO₂が不安定になったり，家族にとっては吸引が頻回になり，ケアに追われることになる．状態が落ち着くまでには数週間〜数カ月かかることがあり，家族や支援者に事前に十分に説明する．

❷ 非侵襲的陽圧人工呼吸（NPPV：non invasive positive pressure ventilation）

非侵襲的陽圧換気療法は，気管切開することなくマスクを介して換気を行う治療法である．一般的にはバイパップ（BiPAP）と呼称されることが多いが，もともとフィリップス社の人工呼吸器の名称であった．機器の名称が浸透していたため，治療名として広まった．BiPAP（biphasic positive airway pressure）とは，吸気と呼気の圧が異なる二相性の呼吸器条件のことである．NPPVの効果とメリットには，①侵襲性の少なさ，②慢性呼吸不全に伴うさまざまな苦痛の軽減，③慢性肺胞低換気症状の改善，④呼吸筋疲労の軽減などが挙げられる．気管内吸引や挿管チューブトラブルが少なく，着脱が自由であり，簡便である．そのため在宅医療に適した人工呼吸器管理であるといえる 図5 ．

NPPVの基本構造は，人工呼吸器，バクテリアフィルター，蛇管（ブランチ），マスク（インターフェイス）の簡便な構造である．空気は上気道を通るため，加温加湿器は原則としては不要である．高い流量のため口腔や鼻腔が乾燥する場合は加湿を考慮する．マスクを密着させるため，意図的リークをつくるようにする．マスクの外れ，顔の隙間からの漏れなどの意図しないリークは換気を低下させるだけではなく，子どもに不快感を与

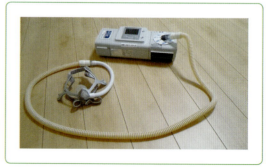

図5 NPPV（フィリップスBiPAP A40システム シルバーシリーズ）

えるため注意する．

マスクの種類はさまざまであるが，代表的なものに，鼻マスク，フルフェイスマスク（口鼻マスク），トータルフェイスマスク，ネーザルカニューレなどがある 図6．マスクの選定は非常に重要であり，子どもの年齢や疾患に合ったものを選択する．顔に過敏性がある子どもの場合，脱感作を行いわずかな時間から着けてみる．トータルフェイスマスクは比較的受け入れがよい．しかし，トータルフェイスマスクやフルフェイスマスクは，嘔吐した際に吐物による誤嚥や窒息の危険性があるため，夜間に使用する場合は可能な限り鼻マスクにすることが望ましい．マスクの固定方法は各社が工夫しているが，子どもに合っている場合は，ベルトを全部外すのではなく，1カ所または2カ所のみを外して着脱するとよい．

当院では，NPPVを在宅で導入する場合，適応を評価するために酸素飽和度のトレンドや夜間の睡眠時無呼吸検査を実施する．家族へ必要性をよく説明して了承を得る．マスクと機器を選定した後，TPPVと同様に日中1日10分から，場合によっては1分から導入する．吸引器，酸素モニタも入れてモニタリングを行う．徐々に使用時間を長くしていき，子どもが慣れたら夜間も装着する．嚥下障害がある場合，食事中や注入中に着けると唾液の誤嚥を防ぐことができる．NPPV使用に当たっては，①皮膚損傷，②鼻閉，③眼の乾燥，④呑気，腹部膨満，⑤顔の変形などに注意する 表3．

❹ 排痰補助装置の導入

排痰が難しい子どもは多く，排痰補助装置を導入してケアを行う．回数，頻度など徒手的排痰法のみでは日常的なケアを構築していくことは困難である．排痰補助療法には，①胸部理学療法（chest physiotherapy：CPT）：徒手によるパーカッション，バイブレーション，体位ドレナージなど，②機械による咳介助（mechanical insufflation-exsufflation：MI-E）：機械により，陽圧呼吸の後に開いた気道に陰圧を加える，③肺内パーカッションベンチレーター（intrapulmonary percussive ventilation：IPV®）：機械から圧縮されたガスが高頻度に噴出し，フルフェイスマスク，マウスピース，気管切開チューブを介して開いた気道に吹きつける，④高頻度胸壁圧迫（high-frequency chest wall compression：HFCWC）：子どもに装着させたベストなどに接

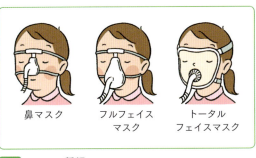

図6 マスクの種類

表3 NPPVの注意点と対応

注意点	対応
マスクによるこすれや圧迫で皮膚トラブルが生じやすい	リークをみながらマスクの固定の強さを調整する．鼻根，前額，頬など圧迫されやすい部分にはガーゼや皮膚保護材を使用する
乳児，気管軟化症がある場合は鼻閉が生じやすい	吸引や点鼻薬を使用する
上部からのリークにより眼が乾燥しやすい（フルフェイスマスク，鼻マスク）	乾燥予防に点眼薬を使用する
呑気（空気を飲む）による便秘を生じやすい	腹部マッサージ，ブジー（ネラトンチューブを使用したガス抜き），浣腸などを行う．経管栄養を行っている場合は，チューブから胃の空気を抜く

続した機械からエアを噴出させ，胸郭周囲を高頻度で圧迫する，などがある．

当院では，機器は使用法が簡便なカフアシストE70（フィリップス）を選択することが多い．導入に当たっては，気胸や肺胞のブラに注意する．条件設定では，吸気・呼気圧，吸気・呼気時間，一時休止時間，オシレーション（振動の頻度と大きさ）を決める．吸気・呼気圧は±20〜25 cmH₂Oの弱い圧設定から始めることが多いが，効果的な排痰のためには最低でも±40 cmH₂Oが必要な場合が多い．気管切開をしている子どもの場合はオートモードとし，マスクを介する場合は，カフトラック（子どもの吸気に同調する）という機能を設定する．痰の喀出能を表すCPF（caff peak flow）は，まずは100を目標にする．4〜5呼吸を1セットとして1日4〜5セット行う．気道出血の危険性がある場合や，肺にブラがある場合などは注意が必要であり，高頻度胸壁圧迫を選択する 図7．

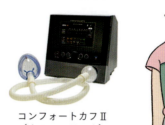

コンフォートカフⅡ
（カフベンテック）

パーカッションモード，カフアシストモードを設定することができ，アタッチメントを変えることで，高頻度胸壁圧迫と咳介助を両方行うことができる

図7 高頻度胸壁圧迫

訪問スタッフにみてほしいポイント

呼吸障害がある疾患の中でも，18トリソミーの気道の軟化・閉塞は鼻腔から下気道まで広範囲にわたる．呼吸状態の悪化は生命を急速に脅かす．病態によりTPPV・NPPVを適切に導入し，気道の開存や呼吸予備力の向上を図る．呼吸障害に伴うさまざまな苦痛症状が緩和し，子どもや家族の生活，発達を支援することができる．

（前田浩利）

文献

1) 前田浩利：在宅の呼吸管理の実際．小児科．2015；56：1747-53．
2) 近藤陽一：小児在宅における気管切開の管理；①カニューレの種類と乾燥予防，スピーキングバルブ．在宅新療0-100．2016；1：344-9．
3) 石渡久子：小児在宅における気管切開の管理；②在宅での事故抜去，閉塞時の対応．在宅新療0-100．2016；1：444-7．
4) 近藤陽一：小児在宅におけるNPPVの適応と課題．在宅新療0-100．2017；2：244-7．
5) 石渡久子：小児在宅におけるTPPVの管理；①適応となる病態と管理の注意点．在宅新療0-100．2017；2：433-7．

2 呼吸を整える

医療機器とモニタリングポイント

> **サマリー**
> - 酸素は助燃性であり高い濃度の酸素が供給されるため，使用方法だけでなく，直射日光や，火気がある場所での使用を避け，保管方法や注意点を十分に理解する．
> - 吸引装置は，用途によって①電動式，②手動式，③低圧持続タイプがあり，吸引力にも差があるため，違いを理解する．
> - 子どもの医療機器使用下における状態の評価を継続して行うことが必要である．

1 在宅酸素供給装置

在宅酸素療法とは，肺の慢性疾患により体内に酸素の取り込みが不足する状態に対し，室内空気より高濃度の酸素を供給することで，日常生活を送れるようにする方法である．また，小児在宅人工呼吸療法では呼吸器に高濃度酸素を注入し使用することもある．この療法には，酸素を供給する装置が必要となる．酸素供給装置には，用途に合わせ複数のデバイスが準備されているため，必要に応じて選択し使用する 表1 ．

高圧酸素ボンベは，最高充填時のボンベ内圧が

表1 酸素供給装置

据置タイプ（自宅用）		携帯タイプ（外出用）
酸素圧縮装置	液体酸素装置	高圧酸素ボンベ
・酸素濃縮器を用いて，室内酸素を濃縮し高濃度酸素を生成する ・機種により最大流量が違うが，最大でも8L/minと制限がある	・液体酸素を充填する ・酸素ボンベのように，必要流量を供給できる ・液体酸素の充填は定期的に業者によって行われる	・据置タイプの液体酸素装置から充填して使用する ・酸素ボンベのように，必要流量を供給できる ・充填は使用者が行う	・ボンベに高圧酸素が充填されている．サイズにより充填量は異なる ・必要流量を供給できる ・ボンベの入れ替えは，定期的に業者によって行われる
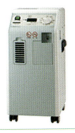	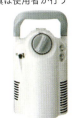		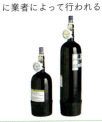
供給酸素濃度は95％前後	供給酸素濃度は100％	
電気必要	電気不要	

酸素は助燃性のため，装置周辺での火気厳禁，高温多湿・直射日光を避けて設置

約15MPaと非常に高圧のため，使用する際は減圧器が必要となる．在宅用では，流量計と一体型が主流で，一般的に流量調整器といわれる．使用時ごとに，流量調整器の圧力計（マノメータ）でボンベ内圧を確認し，設定流量から酸素供給可能時間を確認する 図1 ．残量の目安を計算する基本的な方法は，ボンベ容量（L）×圧力計表示圧（MPa）×10＝ボンベ残量（L）．ただし，ボンベ内圧は環境温度に影響を受けることも念頭に置いて使用する．また，流量と酸素濃度の相関表はさまざまなテキストにも提示されているが，子どもの呼吸状態により肺に到達する濃度は変動することを留意しておく必要がある 図2 ．減圧弁が不良の場合，またはボンベとの接続部にあるパッキンの外れ，劣化や，取り付け方の不良により，音が大きい，酸素の減りが早くなるなどの現象が現れる．ボンベと流量調整器の接続方法は，提供するメーカーにより解説書が配布されているので参考にする．

酸素は助燃性であり，どのような供給装置であっても高い濃度の酸素が供給されるため，使用方法だけでなく，直射日光や，火気がある場所での使用を避け，車を離れるときは車中に放置しないなど，保管方法や注意点を十分に理解し，実施する 図1 ．

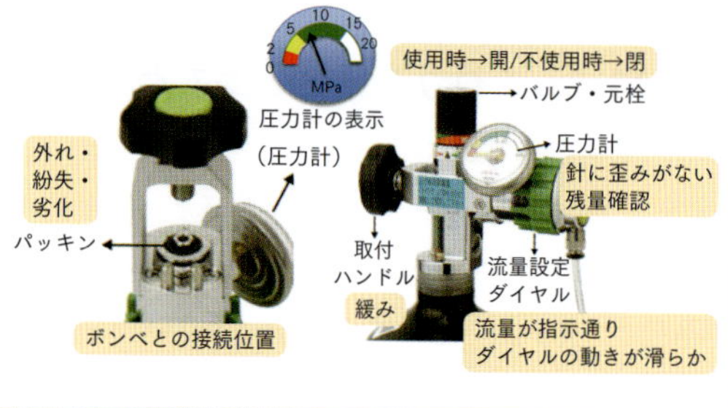

❷ 吸引装置

小児在宅療法に欠かせない機器のひとつに吸引装置がある．吸引装置は，用途によって①電動式，②手動式，③低圧持続タイプがあり，吸引力にも差があるため，違いを理解しておく 表2 ．

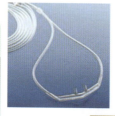

図1 酸素ボンベ使用時の注意点

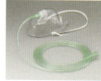

鼻カニューレ使用時の酸素濃度	
流量 L/min	肺に到達する酸素濃度（％）目安
1	24
2	28
3	32
4	36
5	40
6	44

酸素マスク使用時の酸素濃度	
流量 L/min	肺に到達する酸素濃度（％）目安
5	40〜45
6	45〜50
7	50〜55
8	55〜60

〈酸素供給デバイス使用時の注意点〉
・酸素流量と肺に到達する酸素濃度の関係は，子どもの呼吸状態（一回換気量）によって変化する
　低換気－酸素濃度は高くなる
　過換気－酸素濃度は低くなる
・このため，流量と酸素濃度の相関表はあくまで目安となる．吸入酸素濃度の細かい設定はできないため，使用に際してはパルスオキシメータを用いてSpO_2の値を確認し，必要に応じて流量を調整する

図2 酸素流量と肺に到達すると予想される酸素濃度の関係

表2 吸引装置

電動式　日常使用／必要に応じて		手動式　日常使用／災害時の備え	
電動装置	低圧持続装置	ハンディ式	足踏み式
・電力により吸引圧を安定してつくり出す ・日常的に使用できる ・バッテリー搭載で外出時に持ち運び使用できる	・嚥下機能の低下や，嚥下不能に対し，口腔内分泌物を，低圧で持続的に吸引することにより，口腔周囲の皮膚トラブルを防止でき，介護者の負担軽減につながる	・価格が安価 ・持ち運びや，洗浄も容易 ・吸引圧もしっかりかかる	・足踏みで吸引圧をつくるため，両手が吸引手技に使用できる ・日常的な使用も可能
	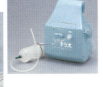	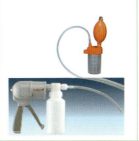	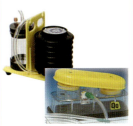
・重量が重い ・電気，バッテリーが切れると使用できない ・構成部品が多く，価格は高い	・承認医療機器でない機種もある ・低い圧とはいえ，カニューレ先端の口腔粘膜吸引による潰瘍や出血には注意が必要	・使用に際し，多少のトレーニングを要する．電源を必要としないため，災害時や停電時に備えておくと安心だが，平常時も定期的に使用し慣れておくことも必要	
電気必要		電気不要	

組み立てに不備があると，吸引圧の低下や，装置の破損につながるため注意

日常的に使用する電動式吸引器を準備する際は，最大吸引圧だけでなく，排気流量も確認する．排気流量は吸引の強さを意味するため，例えば，排気流量20L/minの場合は，1分間に20L吸い込む力があることになる．このため，最大吸引圧が同じであっても排気流量の数値が大きい方が，吸引力が強いといえる．また，電動式は日常的に充電を忘れず行う．災害時に備えて手動式を準備する際は，平常時も定期的に使用し，破損の有無や使用方法の確認を行うようにする．

③ 人工呼吸器

人工呼吸器は，生命代行装置のため安全に十分留意し使用する．メーカーによって見かけや，表記，操作方法が違うことで，難しく感じてしまう方も多いかもしれないが，基本的なことはどれも同じである 表3 ．表記を理解できれば意味も分かり，部品の役割が分かれば，違いも理解しやすいと思われる．人工呼吸器を使用する際は，使用する機器の近くに回路図 図3 や，トラブルシューティング 図4 などが書かれた簡易取扱表を設置しておく．

適切にトラブルに対応するためには，普段の状況に合わせたアラーム設定が必要である．実際にトラブルが起きた場合，アラームが発生したら何でアラームが発生しているのか，人工呼吸器の警告表示や子どもの状態，モニタなどを確認し，アラームの発生理由を把握した上でアラームの消音を行う．アラームの消音がアラーム対応の目的にならないよう注意する．

人工呼吸器のモードを理解し，表示される数値データ，波形データを読むことで，より子どもの呼吸状況が把握できる 図5 表4 表5 ．その他，酸素化の指標としてパルスオキシメータを用い，経皮的動脈血酸素飽和度（SpO_2）をモニタするが，酸素解離曲線と照らし合わせることで，動脈血酸素分圧を推測できる．SpO_2は簡単に測定可能であるが，値はさまざまな影響を受けるため，数値の解釈には注意が必要である．換気の指標としてカプノモニタを用い，呼気終末二酸化炭素分圧（$EtCO_2$）をモニタする．$EtCO_2$は呼吸制御

表3 在宅用人工呼吸器一例

名　称	ピューリタンベネット560	トリロジーシリーズ	ニューポートベンチレータ モデルHT70
メーカー	コヴィディエン・ジャパン	フィリップス	コヴィディエン・ジャパン
重量	4.5kg	5kg	約7kg
内部バッテリー	11時間（+10時間）	3時間（+3時間）	10時間

名　称	Puppy-X	スマートベンチレータ Vivo60	ASTRAL150
メーカー	オリジン医科工業	チェスト	フクダ電子
重量	3.8kg	約5.3kg	3.2kg
内部バッテリー	3〜4時間	4時間（+8時間）	8時間

に関わるため重要な値であるが，$EtCO_2$や吸気時二酸化炭素分圧から，回路などの死腔量を把握することにも役立つ 表6．

警報や子どもの異常を感じたら，DOPEを確認する．DOPEとは，①displacement（気管，気切チューブ位置），②obstruction（気管，気切チューブの閉塞），③pneumothorax（緊張性気胸），④equipment failure（人工呼吸器の異常）の4項目を確認することで，漏れなくトラブルシューティングを行う手法であり，ぜひ活用してほしい．また，普段とは子どもの状態が違うと感じたときは，上記に示した生体情報を担当医や病院に報告し指示を仰ぐようにする．

❹ 排痰補助装置

在宅療養中の子どもには，嚥下機能や咳嗽が弱い，もしくは咳嗽が起きない子どもも多く，痰詰まりによる呼吸仕事量の増加，低換気，無気肺，窒息のリスクを負っている．排痰補助装置は難しい手技を必要とせず，排痰を促す手助けとなるため活用を検討してみるとよい．適切に活用できると，緊急入院に至る事態を軽減できる可能性がある．機種も複数あるため，各機種の特徴を把握して，子どもに合ったものを選択する 表7．一部の機種は，人工呼吸器分類のため，管理は人工呼吸器と同等であり注意する．また，操作は簡単であっても，肺理学療法を十分に理解し実施する必要がある．

パーカッションベンチレーター（IPV®），スマートベスト以外の排痰補助装置は，装置につないだフェイスマスクで口鼻を覆った状態で気道に陽圧を加えた後，急激に陰圧に切り替えることで痰の移動を促すもので，咳嗽の誘発も望める．IPV®では，陽圧下で吸入を行いながら高頻度の振動を気道内に伝搬することで，同様の効果が見込める．スマートベストでは，体外式で胸郭を振動させる．

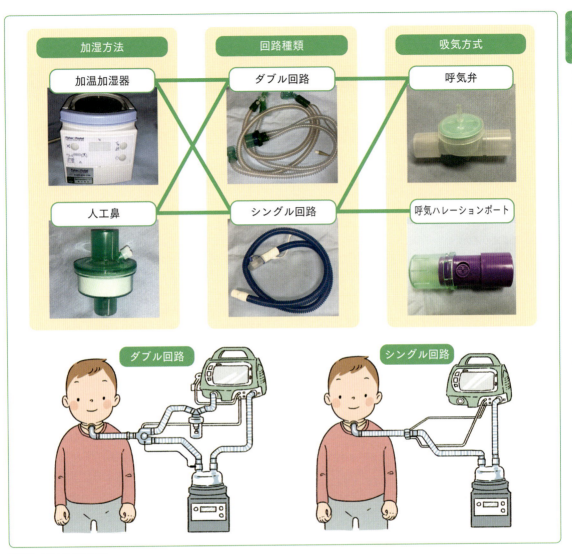

図3 呼吸器回路図説

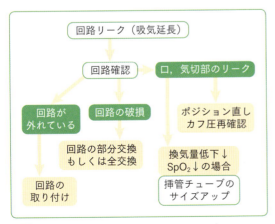

図4 トラブルシューティング例（回路リーク）

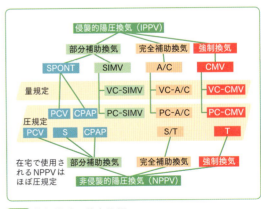

図5 換気様式の基本分類

表4 NPPV（非侵襲的陽圧換気）で使用される基本モード

CPAP	CPAP（EPAP）で設定した陽圧を維持する．自発呼吸への補助換気や，無呼吸時のバックアップ換気はない
S	自発呼吸に対し，設定したIPAPで吸気補助を行う
T	自発呼吸のタイミングに関係なく，設定した分時回数の強制換気を，設定したIPAPと吸気時間で行う
S/T	SモードとTモードの特徴を併せもつ．自発呼吸に対し，設定したIPAPで吸気補助を行う．換気周期内に自発呼吸がないと強制換気を行う
PCV	S/Tモードに似ているが，全ての換気は，設定された吸気時間に従って強制換気が行われる．自発呼吸が感知できないと強制換気を行う

表5 換気様式の違い

	VCV（量規定換気）	PCV（圧規定換気）
換気量	設定された一回換気量/一定	変動
気道内圧	変動	設定された吸気圧/一定
リークがある	換気量低下	換気量一定
気道抵抗が増加肺コンプライアンスが低下	換気量は一定 気道内圧が上昇	換気量が低下 気道内圧は一定
注意点	最高気道内圧の変化に注目	（一回）換気量の変化に注目

〈換気様式別SpO₂低下アラーム発生トラブルシューティング〉
VCVの場合→リークの確認→リーク増大なら，リーク量を減らす対応
　　　　　　　　　　↘気道内圧上昇なら，分泌物を確認し必要なら吸引
PCVの場合→換気量の確認→換気量低下→チューブの閉塞，位置確認し対応
　　　　　　　　　　　　↘分泌物を確認し必要なら吸引

メリット：赤文字　デメリット：青文字

表6 人工呼吸器関連用語

表記	意味
PIP/MaxP/IPAP	最大気道内圧/最大吸気圧/吸気圧
PEEP/EPAP	呼気終末陽圧/呼気圧
MAP	平均気道内圧
PS/P Support	プレッシャーサポート（補助吸気圧）
VT/VTI/VTE	一回換気量/吸気量/呼気量
MV/M.Vol	分時換気量
目標Vt	ターゲットボリューム（保証したい一回換気量）
RR/MaxRtot	呼吸回数/総呼吸回数
Triggr/吸気sens	トリガー
呼気sens	呼気トリガー
Ti/ITimes	吸気時間
I：E	吸気側：呼気側比
Rise/立ち上がり	ライズタイム/立ち上がり
FiO₂	吸入気酸素分画

VTとだけ書いてあるときは，呼気量が表示される

咳嗽が起こるまで呼吸に合わせ数サイクル行うが，咳嗽があればそこで中断し，すかさず痰の除去を行う．5サイクル程度実施しても咳嗽が起こらない，また痰のこみ上げがみられない場合は，過換気を防ぐため，休憩を必ず行う．気管挿管，気切管理状況下，自発呼吸や咳嗽の起こらない子どもでも使用可能である．

実際の使用に際し，医師の指導の下専門スタッフとともに導入を行い，実施プログラムの作成と子どもの導入トレーニングが必要となる．実施中は，排痰，呼吸音聴取，SpO₂，子どもの受け入れの状況などを必ず評価するようにする．排痰補助装置を使用することで，排痰を効果的に行うことができるが，時に気管支や中枢主気管に上がってきた痰により閉塞が起こり，窒息に至る場合がある．このため，徒手による胸腹部圧迫の手技習得，用手換気，酸素投与など十分に準備を整えるだけでなく，緊急時に対処ができるよう，十分なトレーニングを行い，療法を実施するようにする．

表7 排痰補助装置

気道に直接振動を伝える		体外から振動を伝える
気道粘液除去装置 ・子どもにマスクを当て気道に振動を伝える ・回路内圧の陰／陽圧切り替え（カフサイクル）を数回繰り返すことで振動が発生する	**パーカッションベンチレーター** ・ネブライザー吸入を施行しながら気道に直接振動を伝搬させる ・流量，PEEP，振動数など，任意で設定できる	**スマートベスト** ・上着のようにベストを身に着けることで体外から振動を行うため，導入は比較的容易
カフアシストE70　 カフアシスト 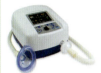 コンフォートカフ　 パルサー　 ミニペガソⅡ	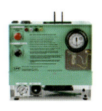	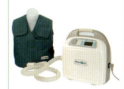
マスクフィットが効果を左右する	回路の組み立てが複雑 人工呼吸器分類	ベストが身体にフィットしていないと効果が減衰する
子どもの受け入れと慣れ／施行者の手技獲得が必要		
電源使用		

訪問スタッフにみてほしいポイント

医療機器の使用に際しては，取扱説明書を必ず熟読し，操作の習熟が必要となる．また，簡易取扱書やマニュアルなど，機器のそばに常に設置してあるかチェックを行うようにしておく．日常的に使用前は確認を行うよう家族へ指導する．外出時は，医療機器を車の中に放置しないなども含め，使用方法や設置環境が適切であるか確認する．また，子どもの医療機器使用下における状態の評価を実施する．非常時は，担当医やかかりつけ病院だけでなく，医療機器業者との連携も図れる体制を整えておくことも重要である．子ども，家族の最高のアドバイザーでありサポーターであるために，医療機器，医療材料の知識取得にも心掛けたい．

（須賀里香）

2 呼吸を整える

呼吸ケアとリハ

> **サマリー**
> - 呼吸障害は，子どもの成長発達に大きく影響し，日々の生活から楽しさや喜びを奪ってしまう．的確な呼吸リハを実施することで，子どもの生活や人生を支援していく．
> - 在宅では，環境を調整しながら，子どもの呼吸機能を育てていく視点が必要である．
> - 重い障がいのある子どもの体調悪化時には，正確な評価，的確な情報共有，継続的なモニタリングにより多職種連携を行う．

1 子どもの呼吸障害と支援の必要性

「〇〇ちゃんが体調を崩しているみたい．呼吸リハに行ってきて！」．重い障がいのある子どもを担当すると，こんな依頼を経験することが多い．小児在宅医療において呼吸管理はエッセンスといわれるほど重要であり，幅広い疾患・病態が対象となる[1]．

子どもは成人と違い，解剖生理学的に未成熟であり，呼吸には不利な状況にある．舌が大きい，中咽頭が短い，気管や気管支が細いなどにより，容易に気道狭窄を来す．また，肺胞数が少なく胸郭が未発達であり，呼吸筋や横隔膜が疲労しやすく，咳嗽力も弱い．さらに，重い障がいのある子どもの場合，上気道狭窄，過緊張，胸郭運動制限，中枢性低換気など，さまざまな呼吸機能障害を有しており，慢性呼吸不全を呈することが多い[2]．

上田は，呼吸を規定する3要素として，気道系の問題（上気道狭窄，下気道狭窄），肺実質と胸郭の問題（肺容量低下），ポンプ機能の障害（呼吸・骨格筋力低下）を挙げ 図1 [3]，呼吸リハにおいては，気道確保，吸気量の獲得，呼出量の増大，有効な咳の獲得を図ることを提唱している[3) 4)]．呼吸障害は，子どもの成長発達に大きく影響し，日々の生活から楽しさや喜びを奪ってしまう．われわれは，子どもの呼吸障害の特徴を知り，的確な呼吸リハを実施することで，子どもの生活や人生を支援していかなければならない．

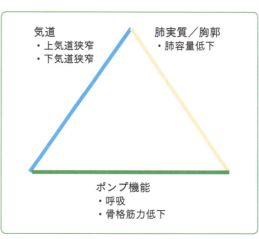

図1 呼吸を規定する3要素
（文献3をもとに作成）

❷ 在宅リハの視点と思考プロセス

在宅リハでは，子どもの医学的な情報と生活状況を整理し，統合して判断する．まず，診断名，呼吸状態，医療機器を把握する．次に，生活のモニタリングと生活環境をもとに呼吸ケア・リハのプランニングを行う．さらに，家族の介護力を見極め，医療や福祉サービスとの多職種連携を図る．モニタリングの際は，子どもに合った項目を抽出し，分かりやすい言葉で表記するとよい 図2 [5]．

❸ 重い障がいのある子どもの呼吸リハ（病態と対応）

重い障がいのある子どもの呼吸は，未熟性と異常パターンが混在している．在宅での呼吸リハを容易にするため，ここではシンプルに3つに分けて考えてみる．①入り口の問題（唾液と痰の処理），②気道の問題（通り道），③胸の問題（膨らみやすさ）である 図3．

❶ 入り口の問題

吸引が頻回で常にゼコゼコしている子どもは，唾液の垂れ込みが原因であることが多い．日常ケアでは，首の位置や体位を調整する．唾液の増加時は，口腔内持続吸引の利用も考慮する．気管切開がある場合，スピーチバルブや人工呼吸器を使用し，唾液を押し上げるような呼気の流れをつくって垂れ込みを防止する．呼吸リハはポジショニングの検討や口腔刺激により，唾液の自己処理（嚥下でも喀出でもよい）ができるように練習する．

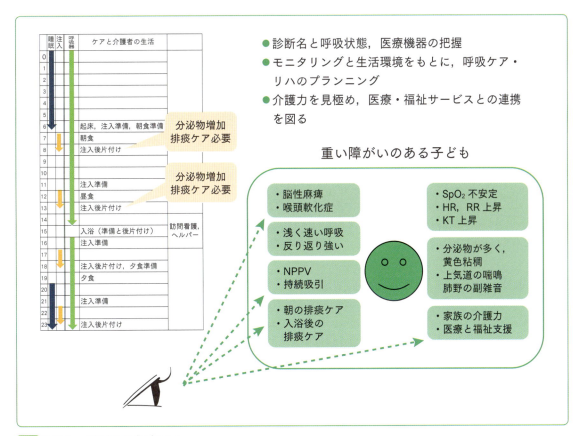

図2 在宅リハの視点と思考プロセス
（文献5をもとに作成）

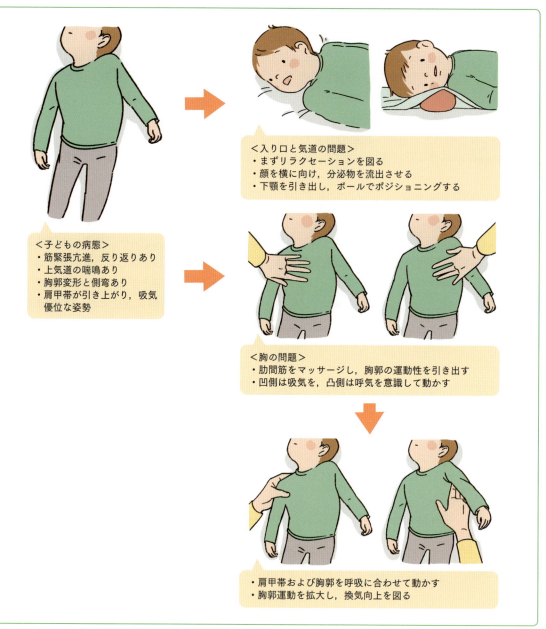

図3 重い障がいのある子どもの呼吸リハ（病態と対応）

❷ 気道の問題

　気道疾患を有する子どもは多く，上気道閉塞，喉頭軟化症，気管軟化症，喘息など，それぞれの喘鳴の特徴を理解しておく．物理的な狭窄がある場合は，エアウェイや人工呼吸器を使用して気道を開存する．呼吸リハは，過緊張による機能的な狭窄を緩和し，リラクセーションや体位の工夫を行う．

❸ 胸の問題

　胸郭の上部は前後方向に，下部は左右方向に動きやすい．しかし，重い障がいのある子どもは胸郭変形や側弯により，呼吸運動が大きく制限を受け換気状態は肺野により異なっている．呼吸筋力

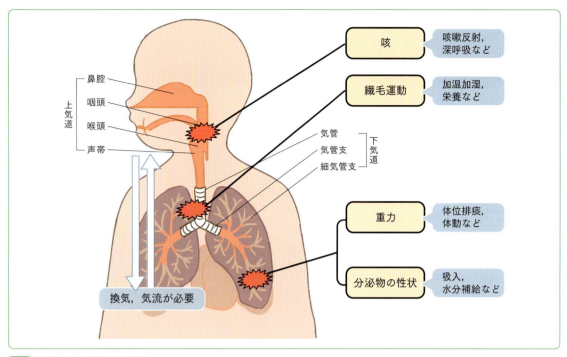

図4 排痰ケアで考慮する要素

も弱く，胸郭拡張が不十分で咳嗽力も弱い．呼吸リハは，姿勢やポジショニングを整えることから始める．例えば，頸部が反り返ると，鎖骨の引き上げ，肩甲骨内転がみられ吸気優位となる．十分な呼気は行えず，咳嗽も弱くなる．側弯があれば，凹側は膨らみづらく，凸側は縮みづらい．胸の動きや換気状態の左右差は，感染罹患時の重篤化の要因となる．

❹ 排痰ケア

効果的な排痰を促すには，分泌物の性状，重力，繊毛運動，咳嗽力，換気状態を考慮する必要がある 図4．まず，吸入療法や水分補給などを行い，分泌物の性状を軟らかくする．重力を利用した排痰体位をとり，体動も積極的に促す．加温加湿を行い，気道の繊毛運動を促進する．深呼吸を促し，咳嗽力を増強させる．重い障がいのある子どもは，もともと呼吸が浅く速いため，換気が不十分である．徒手的な呼吸介助は，まず吸気から開始して十分な換気量を確保する．呼気介助は，子どもの胸郭の動きと呼吸のタイミングに合わせることが肝要である 図5．

❺ 呼吸機能を育てるリハ&ケア

在宅では，環境を調整しながら，子どもの呼吸機能を育てていく視点が必要である．例えば，筋緊張が高い子どもは，反り返ると自分で姿勢を戻すことが難しい．支援者がこまめに姿勢を修正し，ポジショニングを行うことで，子どもは呼吸が楽になり，過剰な緊張が落ち着いてくる．また，胸郭変形や側弯がある子どもは，同一体位をとっていると変形がますます進む．姿勢保持器具を利用し，腹臥位や座位などさまざまな姿勢を経験させる．さらに，在宅では生活環境が呼吸に与える影響が大きい．特に加湿は非常に重要である．気道が乾燥すると，分泌物の性状が硬くなり，気道が閉塞しやすい．温度変化や天候自体の変化にも子どもは敏感に反応する．例えば，春は花粉飛散によるアレルギー症状が出現し，夏は暑さや冷房使用により脱水・乾燥を来す．秋は台風

〈所見〉
・SpO₂が不安定で，脈拍と呼吸数の増加あり
・触診では分泌物貯留と思われる胸壁振動（rattling）あり
・左上肺野に吸気・呼気とも副雑音を認める
・筋緊張が亢進しており，苦悶様の表情をしている

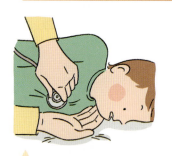
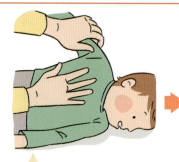
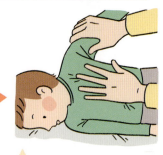

＜聴診＞
・下顎を引き出し，気道を確保する
・まず上気道を，次に肺野を聴診する
・吸気性か呼気性かを聞き分ける
・視診，触診と合わせて判断する

＜徒手的呼吸介助（右肺）＞
・リラクセーションを促し，胸郭を広げやすくする
・右肩甲帯を吸気に合わせて広げ，換気を増加させる

＜徒手的呼吸介助（左肺）＞
・排痰体位をとり，分泌物を喀出しやすくする
・胸郭の動きとタイミングを合わせ呼気を介助する

・気道を確保し，分泌物が喀出しやすい姿勢をとる
・徒手的な呼吸介助は，まず吸気から開始して十分な換気量を確保する
・呼気介助は，子どもの胸郭の動きと呼吸のタイミングに合わせて行い，排痰を促す

図5 重い障がいのある子どもの呼吸リハ（排痰ケアの実際）

の気圧変化により，分泌物が増加，冬は気道が乾燥し，感染症に罹患しやすくなる．季節の変わり目も注意が必要である．生活リズムも大きく影響し，睡眠リズムの乱れや水分出納のバランスの崩れから呼吸状態が悪化する．不眠，空気嚥下による腹部膨満，便秘も呼吸障害の一要因となり得る．これらは予測できるものもあり，早期に対応する．

❹ 陽圧換気療法

重い障がいのある子どもは，慢性的に低換気状態であり，咳嗽も弱いため，陽圧換気療法は有効な呼吸ケアのひとつである．しかし，子どもの病態は複雑であり，マニュアル的な治療法を当てはめることは難しい．個別性に配慮し，リスク管理と効果測定を常に繰り返しながら実施することが望ましい．

陽圧換気療法は，気管切開がない場合はフェイスマスクを介して，気管切開がある場合は気管カニューレを介して行う．気管切開がない場合，子どもがマスクの接触や送気を嫌がり，効果的に行えないことが多い．まずはマスクに慣れさせ，恐怖心を取り除くような工夫が必要である．気管切開がある場合，陽圧がダイレクトに肺に加わる．そのため，胸郭の動きだけではなく，子どもの表情やバイタルサインを観察し，より慎重に行う必要がある．

以下にフェイスマスクを介した，①用手陽圧換気，②排痰補助装置，③治療用人工呼吸器の実際について解説する．

❶ 用手陽圧換気 図6

a．方法と効果

自己膨張式バッグを使用し，子どもの呼吸に合わせて加圧する．一回換気量相当の容量を送気し

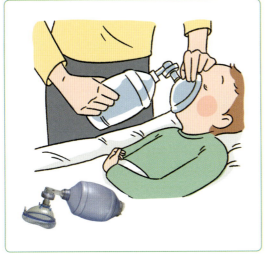

図6 用手陽圧換気（写真はBesmed社製蘇生バッグ）

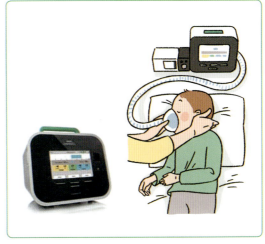

図7 排痰補助装置（写真はカフアシストE70（フィリップス））

て換気補助を行う．また，一回換気量の3～5倍の容量を送気して肺胞拡張を図る．排痰補助装置や治療用人工呼吸器の実施前に，マスクの接触や送気に慣れる効果もある．

b．注意点

自発呼吸とタイミングを合わせ，圧力や容量が過剰にならないようにする．陰圧がかからないため，実施前後には口腔内の吸引を行う．

c．コツ

マスクに触れることから段階的に始める．マスクは顔面に強く押しつけすぎないように注意する．下顎を引き出し，気道を確保した姿勢で行うとよい．

❷ 排痰補助装置（mechanical in-exsufflation：MI-E）図7

a．方法と効果

気道に陽圧を加えた後，急速に陰圧に切り替えることにより，気管支や肺に貯留した分泌物の排出を助ける．胸郭可動性の維持や無気肺の予防にもなる．

b．注意点

処方された圧や回数を必ず確認する．気胸のある子どもには禁忌であり，心疾患のある子どもへ

の導入は慎重に検討する．実施後，腹部膨満や耳痛など副反応がないかチェックする．

c．コツ

コミュニケーションが困難な子どもでも，送気に合わせて「吸ってー，吐いてー」と声を掛ける．お互いのタイミングを合わせ，恐怖感を軽減させる．マスクから空気が漏れると不快感を生じさせるため注意する．

❸ 治療用人工呼吸器（intrapulomonary percussive ventilation：IPV®）図8

a．方法と効果

ネブライザーを含む小換気団により高頻度の陽圧換気を行い，加湿と換気改善を図り，肺内末梢の分泌物を流動化させて排痰を促進させる．

b．注意点

排痰補助装置と同様，圧や回数の確認，禁忌の確認，副反応のチェックを行う．過換気状態となり，自発呼吸が弱くなったり不規則になったりするため，こまめな観察が必要である．

c．コツ

排痰補助装置と同様，声掛け，マスクフィッティングに注意する．在宅では，二酸化炭素濃度を測定することが難しいため，心拍数や呼吸数を観

2 呼吸を整える

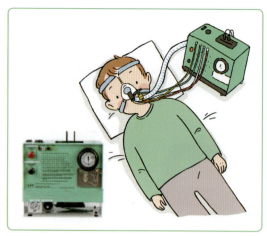

図8 治療用人工呼吸器（写真はIPV® インパルセーター（パーカッショネア・ジャパン））

察し，過換気にならないように注意する．

5 事例から学ぶ小児在宅リハのピットフォール

❶ 事例1

3日前からの発熱，分泌物が増加しており，SpO_2（経皮的動脈血酸素飽和度）が不安定なため，排痰ケアを目的に訪問した．訪問時，微熱はあるものの，喘鳴はそれほど目立たず，子どもは傾眠傾向であった．SpO_2は94〜95％といつもよりは低いが，ふらつきは少なかった．昨晩は分泌物が多く，頻回な吸引を要して，あまり眠れなかったとのこと．状態は落ち着いていると判断し，睡眠を妨げないように排痰体位を考慮したポジショニングを行い，退出した．その後，「注入が入った後に目が覚めた．分泌物があふれるように出てきて吸引に追われている」との連絡が事業所に入った．

⇒本事例から学ぶことと具体的対応

感染を契機とする場合，発熱時には子どもの活気がなく，ぐったりしていることが多い．重い障がいのある子どもは，もともと自発呼吸が弱く，換気が不十分である．睡眠時は呼吸音自体が弱くなるため，分泌物が貯留していても喘鳴や副雑音が聞こえないことがある．さらに同一体位でいると，分泌物の動きが少ないため，一見すると全身状態は落ち着いているようにみえてしまう．本事例の場合，何らかの感染症に罹患したばかりであり，本来ならば炎症により分泌物が増加する時期であったと思われる．子どもが覚醒した後，胸郭運動による換気量増加，注入による体内の水分増加が，喘鳴や副雑音を再び引き起こす可能性がある．病態生理と生活習慣の観点から，家族に対応方法を伝え，訪問のタイミングや回数を検討することが必要であった．

❷ 事例2

3日前からの発熱，発汗多量．胃残があるため，注入は通常よりも薄め少量に変更していた．SpO_2が不安定なため，排痰ケアを目的に訪問した．訪問時，微熱はあるものの，喘鳴はそれほど目立たず，SpO_2は94〜95％といつもより低く，ふらつきがみられた．分泌物の喀出を促すため，体位排痰，徒手的な呼吸介助を行った．しかし施術後，肺野の副雑音はほとんど変化がなく分泌物は排出されず．吸引を何度か繰り返した後，チューブ内に血性の分泌物を観察した．

⇒本事例から学ぶことと具体的対応

発熱により，発汗や皮膚からの不感蒸泄が増えており，子どもは脱水傾向になっていたと思われる．さらに消化機能低下のため，必要な水分量もとれていなかったことが考えられる．当然，分泌物の性状も粘稠性が高くなることが予想できた．本事例の場合，まずは水分出納のバランスをチェックすること，さらに薬液や生理食塩水などを用いた吸入療法を併用して痰の性状を軟らかくすることが必要であった．全身状態のケアの方向性についても，医師や看護師に報告・相談しながら把握すべきであった．

6 多職種連携のコツとポイント

ある日の申し送りである．「SpO_2：96％，

HR：100/min，RR：30/min，KT：37.0℃．ヒュー音が著明，痰が多い．肺雑はグー音あり，特に右がゼコゼコ．ツッパリ強い」．前半の数値は客観的だが，子どもの"いつもの健康状態"が分からないため，正常なのか異常なのか判断がつかない．例えば，SpO₂：96％は正常範囲内だが，いつも98〜99％の子どもの場合，わずか数％の低下でも何らかの問題があるかもしれない．HR（心拍数）も同様である．またRR（呼吸数）は，30/min（＝2秒に1回）で頻呼吸であり，いつもと同程度であっても十分注意する．KT（体温）は変動が大きく，子どもはこもり熱や低体温になりやすい．後半は，ありのままの所見だが，状態の表し方には客観性がなく，擬音語や擬態語では正確な病態把握ができず，適切な対応が困難である．

例えばこんなふうに直してみる．「体調が良いときのSpO₂は98〜99％なので，今日の96％はやや低い．HRは覚醒時90/min前後，睡眠時は70〜80/min前後なので，今日の100/minは少し速い．RRは30/minでいつもと同じくらいだが，今後回数が増えるかもしれない．KTは37.0℃であり，何らかの感染症に罹患したかもしれない」．さらに，「もともと喉頭軟化症と喘息の既往がある．吸気，呼気とも喘鳴があり（stridor），特に吸気時に狭窄音が聴取される（wheeze）．肺胞音は左右差あり，右上肺野に痰が詰まったような連続した低い音が聞こえる（coarse crackles）．分泌物が急に多くなり，苦しくて筋緊張が強くなっているのかもしれない」．

このような報告があれば，「発熱により心拍数が増加，唾液や分泌物の貯留のためにSpO₂が不安定になっている．右上肺野に副雑音があるため，誤嚥性肺炎の可能性もある」と考え，「①クーリング，②リラクセーション，③口腔内の唾液が流出する体位，④右上肺野の換気を促し，排痰を図る」といった一連の呼吸リハ＆ケアが選択されるだろう．重い障がいのある子どもの体調悪化時，1回の訪問で改善することはほとんどない．多職種連携は必須であり，正確な評価，的確な情報共有，継続的なモニタリングがコツである．

✓ ココは押さえておこう！

学齢期や成人期に呼吸状態が不安定になる子どもがいる．例えば，成長に伴い，首が伸びると，唾液や分泌物が気管に入りやすくなり，誤嚥を繰り返すようになる．また，胸郭の扁平化や脊柱側弯により，有効な換気が行いづらくなり，無気肺ができたり，浅表性の呼吸になりやすい．幼児のうちから，子どもの成長を見据えて関わっていく必要がある．

（長島史明）

文献

1）前田浩利：在宅の呼吸管理の実際．小児科．2015；56：1747-53．
2）倉田慶子，他：呼吸を整えるためのケア．ケアの基本がわかる 重症心身障害児の看護 出生前の家族支援から緩和ケアまで．へるす出版，2016，88-117．
3）上田康久：慢性肺障害合併患児の呼吸管理．救急・集中治療．2010；22：487-92．
4）稲員惠美：重症心身障害児に対する呼吸器ケアにおける理学療法士の役割．理学療法．2016；33：211-20．
5）長島史明，他：心身障害児に対する訪問理学療法の実際．理学療法．2016；33（7）：619-26．
6）尾崎孝平，他：呼吸理学療法と排痰補助装置．日本呼吸療法医学会小児在宅人工呼吸検討委員会，編．小児在宅人工呼吸療法マニュアル．2017，246-63．

3 循環を整える

循環管理とケア

> **サマリー**
> ☐ 在宅医療中の心疾患のある子どもでは，ほとんど状態が安定し，治療方針が定まっている．
> ☐ 心拍出量を規定する4要素（心機能，前負荷，後負荷，心拍数）を理解すると，循環状態悪化の徴候／原因／治療法などを判断しやすい．
> ☐ 主治医との綿密な打ち合わせにより個々のケースを熟知することが大事である．

❶ はじめに

　心疾患の治療が進歩を遂げ，多くの子どもが退院可能となった結果，訪問看護／リハの場にも心疾患をもつケースが急増している．現場スタッフの漠とした心疾患への恐れ，聞いたこともないような疾患に対処せねばならない苦悩はかなり強いと思われるが，実際にはほとんどの子どもで一定の外科手術は終わって不安定な状態を脱しており，さまざまな理由で手術しないケースや心筋症・不整脈などのケースでも内科的方針は決まっている．皆さんに求められるのは，子どもの日常経過を見つめ，病状変化を把握し，必要に応じて主治医に報告するという，ほかの疾患への対応と同じことのみなのである．

❷ 心臓の働き

　心臓は絶え間なく動き続ける血液のポンプであり，この血液が全身の細胞に酸素や栄養を供給する．「良い循環」とはすなわち，適正な心拍出により全身の臓器血流が良好に保たれることであり，逆にこの働きが悪くなった状態が「心不全」である．日本循環器学会のガイドラインでは心不全を「なんらかの心臓機能障害，すなわち，心臓に器質的および／あるいは機能的異常が生じて心ポンプ機能の代償機転が破綻した結果，呼吸困難・倦怠感や浮腫が出現し，それに伴い運動耐容能が低下する臨床症候群」と定義している．

　心臓は右と左のシステムに分かれる．右心系は全身から戻ってくる酸素の少ない血液（静脈血）を集めて肺に送り，酸素の豊富な血液（動脈血）にする役割を担う．一方左心系は肺から帰ってきた動脈血を集めて身体へと押し出し，諸臓器に酸素を送り届ける 図1 ．

❸ 心拍出量を決める4要素

　どのような心疾患であっても，心臓から十分な量の血液が拍出されるかどうかはおおむね，心機能，前負荷，後負荷，心拍数の4要素が関与すると考えられている 図2 ．

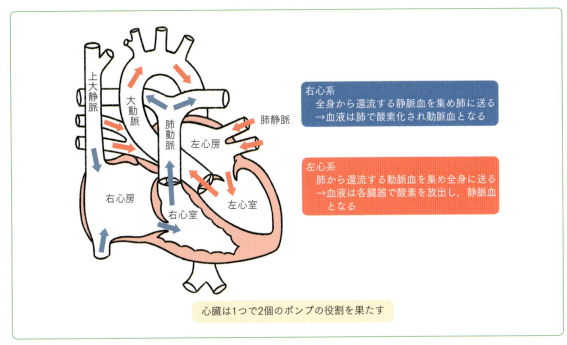

図1 心臓の働き

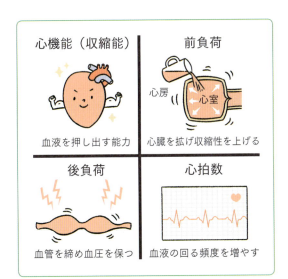

図2 心拍出量を決める4要素

❶ 心機能

心臓の血液を押し出す能力＝「収縮能」が重要である（心臓が伸びやかに拡張して押し出すべき血液を受け入れる能力＝「拡張能」も関わる）．心筋自体の脆弱化（例：心筋症，心筋炎，薬剤性）や，先天性心疾患・弁逆流・狭窄などによる持続的な心臓への負担により心機能は低下する．不整脈も結果的に心臓の有効な収縮を妨げるので，広義の心機能低下と捉えられる．

❷ 前負荷

心臓は，ボリュームが入って伸びた分だけ収縮力が増す臓器である（「心筋の収縮エネルギー（仕事）は心筋線維の初期長に比例する」《フランク＝スターリングの法則》）．この心臓の上流（前方）の静脈から入ってくる血液ボリュームのことを「前負荷」と呼ぶ．

前負荷は多すぎても少なすぎても心拍出量に悪影響が出る．前負荷が多すぎる＝循環血液量が多すぎる（例：心不全における過剰輸液）と心臓の能力を超えた分は駆出しきれず，ボリュームの割に有効な心拍出量を得られない．逆に前負荷が少なすぎる＝循環血液量が足りない（例：脱水，出血）と，押し出すべき血液が少ないので拍出量は減少し血圧も下がってしまう．

3 循環を整える　159

❸ 後負荷

臥位から急に立ち上がるとめまいを起こすことがあるが，しばらくすると改善する．これは重力で脳血流が減ったのち，全身の血管が反射的に締まり末梢血流が抑制されて脳の十分な血流／血圧が確保されたことを示す．このような心臓の下流（後方）で血管を締め重要臓器の血流／血圧を保つ働きを「後負荷」と呼ぶ．

後負荷も，強すぎても弱すぎてもいけない．後負荷が足りない＝末梢血管が開きすぎる（例：敗血症性ショック，アナフィラキシーショック）と，広い血管床に血液が逃げ込み全身の血圧が下がってしまう．逆に後負荷が強すぎる＝末梢血管が締まりすぎている（例：加齢による高血圧）と，心臓に過剰な圧の負担がかかり心臓の疲弊を招く．

❹ 心拍数

心臓の拍動回数が多くなればその分たくさんの血液が循環する．運動や興奮により酸素需要が高まると収縮力と心拍数を上げて酸素不足を回避する必要があるが，就眠中や安静時には心拍数が低くても十分な臓器血流が得られる．

心拍数も多ければよいというものではなく，速すぎると心臓が十分拡張する前に収縮してしまうので，1回の拍出量が減って，トータルでは低拍出になることすらある．

❹ 心機能が落ちると……

機能が落ちた心臓では，心不全を代償しようと各要素が変動するが，最後はカバーしきれなくなり低拍出／低血圧に至る 図3．以下に記す変化により心不全でしばしば観察される症状を 図4 に示した．

❶ 前負荷の動向

前負荷自体は当初変化しないが，弱った心臓にとっては従前の前負荷ですら過大な仕事量とな

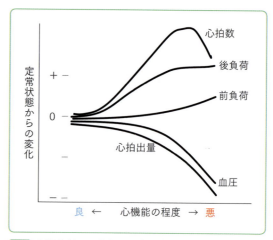

図3 心機能低下に伴う各要素の変化

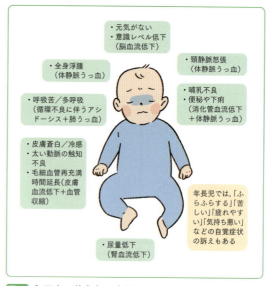

図4 心不全に伴う主な症状

り，すべてを押し出せず心拍出量が低下し，また静脈側に大量のうっ血をきたす．このため尿量が減少し，循環血漿量が増大して，最終的に前負荷はさらに増えてしまう．

❷ 後負荷の動向

下がった血圧を上昇させようと末梢血管は強く収縮する．不全心臓にとっては後負荷過剰となり，さらなる心機能低下→血管収縮＝後負荷上昇

→心機能低下……の悪循環に陥る．

❸ 心拍数の動向
　落ちた1回拍出量を拍出回数で挽回しようと心拍数は上昇するが，収縮性の低い心臓では1回拍出量の低下を来し，心筋自体も疲弊して総拍出量は落ちる．

❺ 抗心不全治療

　実際の心不全治療においても，主な手段として前述の4要素への介入が主となる．

❶ 心機能への介入
- 急性期のポンプ機能増強＝強心剤
　アドレナリン作動薬（ドブタミン（ドブトレックス®）など），PDEⅢ阻害薬（ミルリノン（ミルリーラ®）など），カルシウム感受性増強薬（ピモベンダン（アカルディ®）など），ジゴキシンなど．
- 慢性期のポンプ機能改善＝心筋保護薬
　アドレナリンβ受容体遮断薬（カルベジロール（アーチスト®）など），アンジオテンシン変換酵素（ACE）阻害薬（エナラプリル（レニベース®）など），アンジオテンシンⅡ受容体拮抗薬（ARB）（テルミサルタン（ミカルディス®）など），抗アルドステロン薬（スピロノラクトン（アルダクトン®A）など）．

❷ 前負荷の調節
- 血管内ボリュームを減らす＝利尿薬
　ループ利尿薬（フロセミド（ラシックス®）など），バソプレシンV2受容体拮抗薬（トルバプタン（サムスカ®）），サイアザイド系利尿薬（トリクロルメチアジド（フルイトラン®）など）
- 血管内ボリュームが増えないようにする＝水分制限，塩分制限

❸ 後負荷の調節
- 末梢血管を拡張する
　ACE阻害薬，ARB，カルシウム拮抗薬（ニフェジピン（アダラート®）など），硝酸薬（ニトログリセリンなど）．
- 血管収縮の原因除去
　鎮静，安静，空腹・痛み・呼吸苦・低体温・恐怖などの除去．

❹ 心拍数の調節
- 心拍数を落とす
　ジゴキシン，アドレナリンβ受容体遮断薬
- 心拍数上昇の原因除去
　鎮静，安静，空腹・痛み・呼吸苦・低体温・恐怖などの除去．

❻ 主な小児心疾患

　すべての小児心疾患を網羅するのは不可能であるが，代表的なものについて概説する．

❶ 先天性心疾患
a．左右短絡疾患
　心房中隔欠損，心室中隔欠損，動脈管開存など，左右短絡により肺血流量が増加する疾患である．今日では心雑音・心電図異常などにより比較的早期に発見され，適切な時期に外科的もしくは経カテーテル的に閉鎖される．根治が可能で機能予後も良好なことが多い．

b．ファロー四徴症
　心室中隔欠損，右室流出路（肺動脈）狭窄，大動脈騎乗，右室肥大の4つの特徴をもつ．典型例では肺動脈血流が減少し，その分の静脈血が心室中隔欠損から大動脈へ流れチアノーゼを呈する．手術では心室中隔欠損を閉鎖し肺動脈狭窄を解除するが，代用人工肺動脈弁を用いる例では残存肺動脈狭窄／逆流による遠隔期の右心不全が課題である．

c. Fontan型手術

構造的または機能的に単心室となる疾患群では通常の二心室循環を実現しにくいが、そのままでは必ず心室で動静脈血が混合し一生チアノーゼである．これらの疾患に対しては，「Fontan型手術」を目指すことが多い．

Fontan循環では肺動脈に血液を送る右心ポンプ機能がないため，さまざまな要因で容易に血行動態が破綻し，運動制限や在宅酸素療法を必要とするケースが多く，良好な経過でも心拍数上昇に対し前負荷還流が追い付かず，運動予備能は低い傾向がある．

❷ 拡張型心筋症など

心機能障害を伴う心筋疾患を「心筋症」と呼ぶ．小児で多い拡張型心筋症には，原因不明の特発性，Duchenne型などの先天性筋ジストロフィー，心内膜弾性線維症，重症心筋炎後などがある．重度の慢性うっ血性心不全や治療抵抗性の不整脈を伴う末期には内科的治療の効果は薄い．呼吸機能の維持，関節可動域の保持などは末期でも必須だが，一定以上の運動は心不全の増悪や不整脈の誘発につながるため避けるべきである．

❸ 不整脈

小児期の不整脈は，基礎疾患をもたない場合には無症候のことが多く，予後は良好で自然消退も期待される．運動制限は全く必要のないことが多く，日常生活能力は正常に保たれる．しかし基礎疾患をもつ例，QT延長症候群やBrugada症候群で失神の既往のある例などでは時に致死的となるため，医師の指示により運動は強く制限される．

❹ 川崎病

主として乳幼児に好発する原因不明の発熱性疾患．その本態は自己免疫性の全身性血管炎である．図5に概略図を示す．合併症を残さないケースは予後良好だが，冠動脈瘤・狭窄を認めた場合，程度に応じて狭心症・心筋梗塞予防の抗凝固

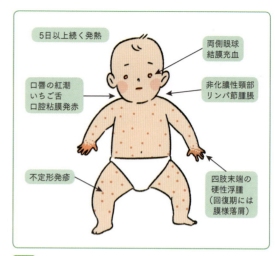

図5 川崎病

療法が必要となる．外科的に冠動脈バイパス術が行われることもある．

❼ 日常生活上の留意点

心疾患はあっても主治医が特段の対応を要さないと考えたケースは通常の管理でよい．逆に疾患特異的に注意を要するケースでは，必ず主治医から連絡があるはずである．心不全／心機能低下症例では，表1のようなポイントにも留意するとよい．

❶ 運動／リハの是非

適度な運動は心肺機能の向上につながる可能性があり，また心疾患児は長年の経験により自分にはできない運動を直感的に理解しているケースが多いため，筆者らは基本的には「できる範囲での運動制限はなし」としている．ただしリハ等で外的に負荷をかける際には，その子ども固有の血行動態が大きく関連し，異常な血圧変動・酸素濃度・不整脈等が生じうるため，主治医とともに「安全にできる運動の最大値」を探る作業が必要となる．

表1 小児心疾患で注意すべき症状

第一印象 （ぱっと見て）	・意識：普通か，朦朧としているか，意識がないか（脳血流の指標） ・呼吸：普通か，苦しそうか，呼吸していないか（末梢循環や肺血流の指標） ・皮膚色（循環状態）：普通か，悪いか（末梢循環の指標）
心不全徴候	・機嫌が悪い，周囲への関心低下 ・ぐったり，弱い啼泣 ・哺乳不良 ・多呼吸，陥没呼吸 ・四肢末梢の冷感，冷汗，浮腫 ・末梢／中枢の脈が微弱 ・低血圧（収縮期圧：乳児で70 mmHg未満，10歳以下の小児で70＋2×年齢mmHg未満）
チアノーゼ （普段からチアノーゼの子どももいる）	・「いつもと比べて異常に」皮膚色が暗紫色／酸素飽和度が低い，など
脈　拍	・速いか，遅いか，乱れているか，ないか？（場合により心電図モニタリングが必要） ・異常な頻脈／頻拍 ・呼吸障害を伴わない徐脈 ・頻発する不整脈 ・脈が触れない（血圧の異常低下か，心停止か）

❷ 酸素投与の是非

　心疾患の一部では酸素使用が禁止される．大きな左右短絡疾患（肺血管抵抗が下がり短絡量が著増する）や，動脈管依存性疾患（肺血流が動脈管経由のものなど，血中酸素濃度が上がると動脈管が閉鎖する）などがこれに当たるが，その状態の子どもは入院加療が必須であり，したがって在宅医療の現場で必要な酸素投与を躊躇する場面はほとんどないといって差し支えない．

> **訪問スタッフにみてほしいポイント**
>
> 　病院の医師は残念ながら，生活の場の子どもを継続的に観察することができない．生活の中での問題点は通常，家族から聴取するしかないが，ここに皆さんのようなプロフェッショナルからの情報提供が加わると，密度の濃い分析ができ，子どものQOLが劇的に改善する可能性すらある．
>
> 　心疾患だからと構えすぎることなく立ち向かっていただき，われわれ医師とともにお互いの情報をもち寄って，子どものよりよい生活を創り出したい．

（石戸博隆）

3 循環を整える

循環ケアとリハ

サマリー

- 循環動態の変化は生命の危機に直結する．焦らず迅速かつ的確に対応するために，前兆の見分け方や事前の緊急時対応の準備が重要である．
- モニタリング表を用いて日々の健康状態を把握することで，体調の変化を早期に発見できる．
- 臨床で受け持つことの多い心疾患を合併した疾患として，ダウン症候群・18トリソミー・筋ジストロフィーが挙げられる．これらの疾患の循環動態の変化の特徴について比較して述べる．

❶ 子どもの循環障害の兆候や観察ポイント

　子どもは成人と異なり自覚症状を訴えることができない．また在宅では，病院と異なり心電図や血液データなど客観的指標をタイムリーに把握することもできない．そのため支援者がいち早く，在宅にあるモニタの数値や子どもの全身状態からその兆候に気付き対応することが必須となる．特に重い障がいのある子どもや小さく生まれた子どもの場合，先天性心疾患を合併していることも多く，循環動態の変化に対する観察眼は重要である．先天性心疾患の類型は，肺血流量の増加・減少，チアノーゼのある・なしによって分類される．先天性心疾患の主な症状はチアノーゼと心不全の2つである．

❷ チアノーゼや心不全が疑われる際の対応と全身状態の管理

　急変時には迅速かつ冷静に対応する必要がある．そのため日常的に対応方法を確認し，日々の全身状態の管理に努めることが重要である．

〈急変時に備えて〉

● 酸素供給指示内容の確認

　事前に医師に酸素流量，投与条件について確認し，急変時は，医師の指示に従い，SpO_2や症状に合わせて酸素吸入を実施する．指示内容を酸素濃縮装置や壁に貼っておく．

● 安静（安楽）姿勢の把握

　抱っこや側臥位など子どもが落ち着ける姿勢を日頃から把握しておく．急変時は，その姿勢を保持して酸素消費を最小限にする．四肢に冷感がある場合は，室温や掛け物を工夫し保温する．

● 呼吸状態改善の体位の把握

　呼吸がしやすい姿勢を日頃より試み，バイタルサインの変動を把握する．呼吸状態不良や急変時

はその姿勢の保持に努める．

● 家族への対応

　急変時，家族は気が動転し不安が強くなる．そのためすべき処置を的確に説明し，安心できる言葉を掛ける．事前に緊急時対応フローチャートを作成し，家族と支援者間で確認しておく（129ページ「体調ケアとリハ」を参照）．

〈全身状態の管理〉

● 感染予防と栄養状態の改善

　全身の低栄養状態は，抵抗力の低下を招き，易感染状態になる．感染症は呼吸状態を増悪し，重篤な症状を引き起こす原因となる．そのため感染症予防に十分配慮し，子どもに合った栄養補給に努める．

3 モニタリング表

事例

　18トリソミー，女児，1歳10カ月．心室中隔欠損があるが，段階的手術（姑息手術）は何も行っていない．体重5,400g，身長66.5cm．注入は経鼻胃管栄養法にて，栄養剤（エネーボ®65mL＋水65mL）130mL×5回/日．自力排尿・排便あり．尿量400～550mL/日．睡眠リズム不良で，夜中覚醒し日中入眠している．泣くとSpO₂が80％以下になることも多く，チアノーゼも出現する．酸素投与1～3L/分（SpO₂ 95％以下の場合）．非侵襲的陽圧換気：NPPV（持続的気道陽圧：BiPAP）を導入し，医師からはできるだけ長時間装着するように言われているが，本人が嫌がり泣いてしまうためほとんど装着できず．また日中入眠しているため訪問時ケアが行えないことが多い．母親から最近寝不足との訴えあり 図1．

4 モニタリングとアセスメントのポイント

　この事例の問題点は，①BiPAPが装着できない，②昼夜逆転した生活リズムである，③母親の睡眠不足（介護負担増），④心負荷によるチアノーゼの出現と心臓への影響である．

　そこで，生活の中で循環動態に影響を与える因子として「バイタルサイン（体温・脈拍・SpO₂）・機嫌・姿勢・睡眠・注入（胃残量）・BiPAP（装着時間）・ケア／内服」の7項目を挙げた．

　BiPAPを日中ではなく夜間装着することで呼吸状態を安定させ，睡眠を助け日中活動するリズムをつくることで母親の寝不足を改善できると仮説を立てた．介入のアウトカム指標は，BiPAP装着時間（合計）と睡眠時間とした．このモニタリング表のポイントは，BiPAP装着時間と睡眠覚醒状態の変化に影響する日常生活内の因子を知ることができる点である．これにより循環動態の変化を早期に発見することができ，心機能の増悪を予防できる．また健康状態と併せて子どもの生活リズムの変化を捉えることができ，支援の糸口が見つけやすい．

5 リスク管理とリハのポイント

　心疾患を合併する対象疾患として現場で多いのは，ダウン症候群・18トリソミー・筋ジストロフィーである．そこで，3疾患の循環障害を比較し，留意点を概説する．

❶ ダウン症候群

　ダウン症候群の子どもは40～50％の割合で先天性心疾患（心内膜床欠損，心室中隔欠損，ファロー四徴症）を合併し，乳児期の心疾患が生命予後に大きな影響を与える[1]．このため成長に合わせて手術が計画的に行われ（姑息手術），早期より生命維持のための気管切開を行う場合もある．根治術が施行されると，循環動態の問題は解消されるので活動量を増加できる．そのためリスク管理とリハのポイントは，心不全の状態に配慮しながら，成長に合わせた運動・認知機能が獲得できるようにすることである．

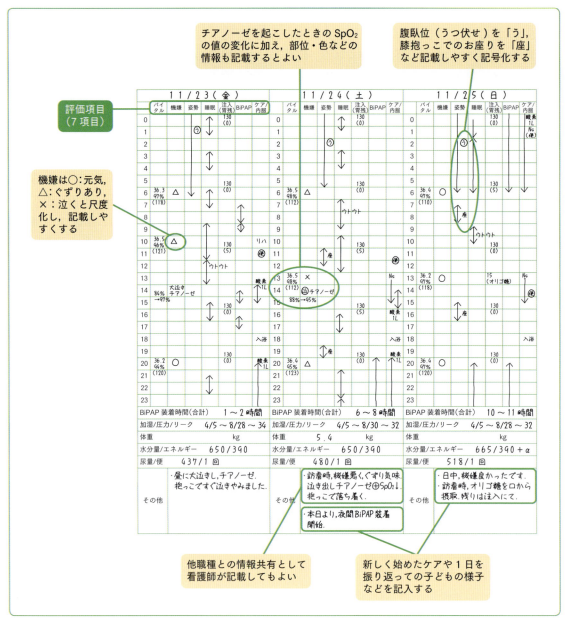

図1 モニタリング表

❷ 18トリソミー

18トリソミーの子どもは90％の割合で心室中隔欠損や心房中隔欠損，動脈管開存などの先天性心疾患を併発している[1]．心疾患の外科的治療を行うことで予後が改善できるとされているが，1年生存率が5〜10%[1]と低いため，手術を実施していない子どもも多い．そのためリスク管理とリハのポイントは，モニタや全身状態の変化に注意しながら呼吸状態の改善を図り，発達課題を考慮し好きなあそびを見つけていくことである．

❸ 筋ジストロフィー

筋ジストロフィーの子どもは先天性心疾患の合併はないが，疾患の特徴から心筋も障害され，成

長に伴い動悸・頻脈・呼吸困難・心筋症が認められ，心不全や呼吸不全が徐々に進行することが特徴である．近年では呼吸理学療法や人工呼吸器（NPPV）の導入により予後が改善している[1]．

そのためリスク管理とリハのポイントは，症状の進行に合わせた呼吸・循環動態の変化を把握し，感染症予防と呼吸状態の維持改善に努めることである．

ココは押さえておこう！

循環障害を合併している場合，定期的に医療機関を受診し胸部X線・心エコー検査・採血検査（脳性ナトリウム利尿ペプチド：BNP）などを実施している．これらの検査結果をもとに服薬や治療方針が決定されているので，受診後に医師とのやり取りを家族から情報収集することが重要である．受診日を前もって把握し，家族と事前に医師に確認すべきこと（特に急変時の観察ポイントやケアでの注意事項など）を相談することも大切である．また受診時にモニタリング表を用いて在宅での健康状態を医師に伝達することで，より生活に即した助言を受けることができる．

（光村実香）

文献

1) 東京都福祉保健局障害者施策推進部居住支援課，編：訪問看護師のための重症心身障害児在宅療育支援マニュアル みんなが安心して在宅療育に取り組むために 第2版．東京都福祉保健局，2013，147-53．

4 てんかんをコントロールする

てんかん管理とケア

> **サマリー**
> - □ てんかんの分類や治療の選択プロセスは複雑である．家族や在宅支援者は安易に判断せず，専門医に定期的に報告・相談を行うようにする．
> - □ 重い障がいのある子どもはてんかん発作の症状コントロールが難しく，副作用と日中活動とのバランスをとりながら日常生活を送っている子どもも多い．自ら症状を訴えることができないため，日中活動については家族と一緒に考え，てんかんと上手に付き合っていくことが必要である．
> - □ てんかん発作は突然訪れるが，命に関わるような事態になることは極めてまれである．しかし，てんかん重積およびてんかん群発が5分間持続あるいは反復したら，救急車を呼ぶ．対応については，事前に主治医の指示を確認しておくことが肝要である．

❶ てんかんとは

大脳の神経細胞は，常に綿密なネットワークのもとに調和を保ちながら電気的な活動を行っている．しかしてんかん患者の脳では，ある一群の神経細胞が電気的に過剰に興奮し，多くの神経細胞を巻き込んで発作症状を起こす．てんかんの発作症状は突然に起こり，多くの場合，数分で自然に治まる．そのような発作症状が繰り返し起こり，発作症状がないときは正常な状態であることが，てんかんの特徴である．発作の頻度は1日数回〜数年に1回と幅が広いが，脳波では多い頻度で発作波を認める．現在，てんかんの定義は，「てんかん発作を引き起こす持続性素因を特徴とする脳の障害．すなわち，慢性の脳の病気で，大脳の神経細胞が過剰に興奮するために，脳の発作時の症状が反復的に起こる．発作は突然に起こり，普通とは異なる身体症状や意識，運動及び感覚の変化などが生じる．明らかなけいれんであればてんかんの可能性は高い」とされている（国際抗てんかん連盟および日本神経学会ガイドラインによる）．

❷ てんかんの診断

てんかんの診断は，詳細な病歴聴取と身体所見をもとに行い，3つの段階を踏む．まず，てんかんの発作型を分類し，次にてんかんの類型を分類する．さらに，特徴的な症状，脳波所見，画像所見などを併せて，てんかん症候群を診断する．病因として，脳の構造異常，素因，感染，代謝，免疫，および不明の6つがあり，それぞれ治療の参考となる可能性がある．「てんかん」とは疾患のことであり（てんかん症候群），「てんかん発作」とはてんかん患者が起こす発作症状のことである．

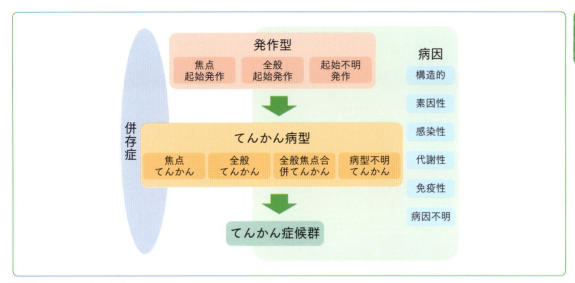

図1 てんかん分類の枠組み
(文献1より引用改変)

なお,「けいれん」とは筋肉が急激に不随意に収縮することであり,「てんかん発作」だけではなく,発熱,薬物,頭蓋内病変などにより引き起こされるので鑑別が必要である 図1 [1].

❶ てんかん発作

てんかん発作の症状は,医学的に厳密な表現にこだわるよりも,感覚的な言葉でありのままに表現した方が伝わりやすい.その際には,発作の部位,様式,時間,頻度,意識の有無などに着目するとよい 表1.

❷ てんかん発作型の分類

2010年,2017年に発作型の旧来の国際分類が改定されており,現在は旧来と新規の用語が混在しているため注意を要する 図2 [2].「焦点起始発作」は,脳の異常興奮が一側大脳半球に起始し,その半球の神経細胞ネットワークの範囲内で興奮がとどまるものをさす(かつての「部分発作」).これに対し「全般起始発作」とは,電気的興奮が両側大脳半球に広がって早急に全身に発作が起こるものをさす.脳波が局所性の異常をもっている場合であっても同様である(かつての「部分発作の二次性全般化」).これに「起始不明発作」を加えて3分類とし,さらにそれぞれについて運動を伴う/伴わない発作に分けている.

❸ てんかん症候群の分類

てんかん発作を起こす病気(症候群)を分類したものを,てんかん症候群分類と呼ぶ.この国際分類は2010年に改定され 表2 [3],以前は病因によって「特発性」(特別な病因がないもの),「症候性」(病因が明らかなもの),「潜因性」(特別な病因は見当たらないがありそうなもの)の3種類で分類されていたが,画像検査や遺伝子検査の発達に合わせて大幅な改定がなされた.現在は「素因性」(特発性に相当),「特定症候群」と「構造的/代謝性」(症候性に相当),「原因不明」に分類されている.

❸ てんかんの治療

❶ 薬物療法

てんかんの治療は抗てんかん薬の内服が基本である.抗てんかん薬は,日本に導入された時期によって3群に分けることができる 表3.2010年

表1 てんかん発作の特徴的な症状

発作症状	分　類
(1) いわゆる"けいれん"	
身体がピーンとつっぱる	強直発作
身体がガクガクして眼球が上転して口から泡を吹く	間代発作
最初はピーンとしてその後ガクガクする	強直・間代発作
(2) 開眼したままボーッとする	
ボーッとして動かず倒れない	欠神発作
ボーッとして少しピクピクするが動かず倒れない	非定型欠神発作
少しずつ身体が崩れて倒れ，しばらくボーッとしている	複雑部分発作
(3) ばたっと倒れる	
身体が激しく倒れるが，すぐに復活する	脱力発作，強直発作
身体が少しずつ崩れて倒れ，しばらくボーッとする	複雑部分発作
(4) 身体が勝手に動く	
両側の肩と手がビクッとして，持っていたコップなどを落とす	ミオクロニー発作
四肢の一部や半身がピクピク動き続けて制御できない	単純部分発作
身体の一部がビクッとする	分節性ミオクロヌス発作
顔の一部や肩を歪ませるが自分で制御できる	チック症状（てんかんではない）
(5) 変な行動をする	
虚ろな目つきで目的なく歩き回る，あるいは同じ動きを続ける	自動症発作（複雑部分発作の一種）
(6) 運動の異常がなく変な訴えをする	
悪心や腹痛などの腹部症状が突然に起こる	自律神経発作
しびれや視覚障害などの感覚異常が突然に起こる	感覚発作
激しい頭痛が起こり，視覚異常や嘔吐を伴い，変なことを言うことがある	片頭痛発作（てんかんには分類されない）

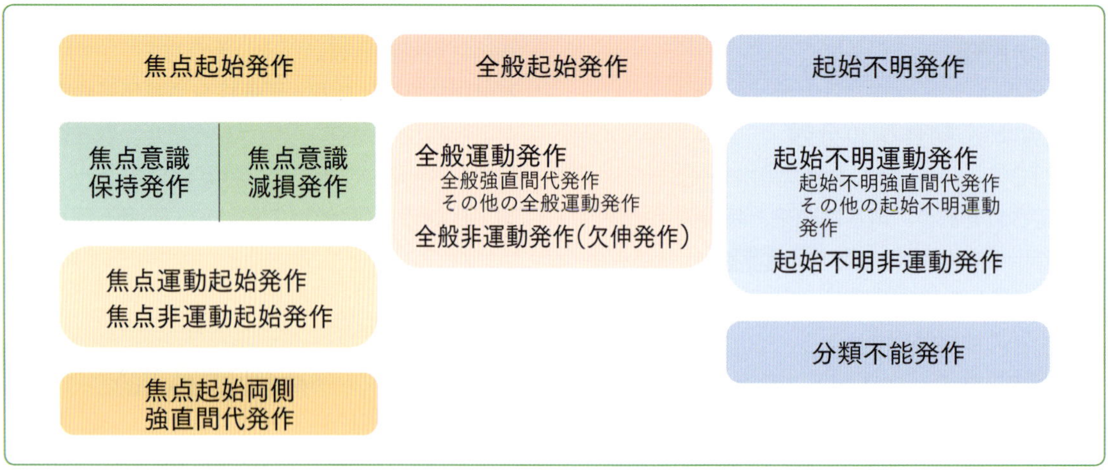

図2 ILAE2017年発作型分類（基本版）
(文献2より引用改変)

- 焦点起始発作
  - 焦点意識保持発作 / 焦点意識減損発作
  - 焦点運動起始発作
  - 焦点非運動起始発作
  - 焦点起始両側強直間代発作
- 全般起始発作
  - 全般運動発作
    - 全般強直間代発作
    - その他の全般運動発作
  - 全般非運動発作（欠伸発作）
- 起始不明発作
  - 起始不明運動発作
    - 起始不明強直間代発作
    - その他の起始不明運動発作
  - 起始不明非運動発作
  - 分類不能発作

表2 てんかん症候群の国際分類（2010年）

1．素因性てんかん（発症年齢別の症候群）	
新生児期	良性家族性新生児てんかん，早期ミオクロニー脳症，大田原症候群
乳児期	遊走性焦点性発作を伴う乳児てんかん，West症候群，乳児ミオクロニーてんかん，良性乳児てんかん，良性家族性乳児てんかん，Dravet症候群，非進行性疾患のミオクロニー脳症
小児期	熱性けいれんプラス，中心側頭部棘波をもつ良性てんかん，小児欠神てんかん，Panayiotopoulos症候群，ミオクロニー脱力発作を伴うてんかんなど
青年期〜成人期	若年欠神てんかん，若年ミオクロニーてんかん，全般性強直間代発作のみを示すてんかんなど
2．明確な特定症候群	
海馬硬化症を伴う内側側頭葉てんかん，Rasmussen症候群，視床下部過誤腫による笑い発作，片側けいれん片麻痺てんかん症候群	
3．構造的／代謝性の原因に帰するてんかん	
皮質形成異常，神経皮膚症候群，腫瘍，感染，外傷，血管腫，周産期脳障害，脳卒中など	
4．原因不明のてんかん	
良性新生児発作，熱性けいれん	

（文献3をもとに作成）

以前のてんかん治療としては，部分てんかんに対してカルバマゼピン（テグレトール®），全般てんかんに対してバルプロ酸（デパケン®）が第一選択のスタンダードであった．しかし2010年以降に新規抗てんかん薬が導入され，現在は20種類以上あり，幅広い効果や有害事象の少なさなど，安全に使える治療薬の選択肢は確実に増えている 表4 [4]．

抗てんかん薬は，興奮系の活動を抑えることで神経細胞の興奮を抑える薬（興奮系のイオンやグルタミン酸系の神経に作用するもの）と，抑制系の活動を強めることで興奮を抑える薬に大きく分けられる．内服はまず単剤で開始し，薬物の相互作用を避け，副作用を最小限にするように管理する．投与目的量に達した時点で薬剤の血中濃度を測定し，発作が抑制できていない場合は増量を行う．単剤で効果が得られない場合，新規の抗てんかん薬を追加する．

抗てんかん薬の副作用は，①アレルギー機序が関与する薬剤に対する特異体質に対する急性初期反応（皮疹，骨髄抑制，肝障害など），②容量依存性の神経系への抑制作用（眠気，嘔気，めまい，精神症状など），③長期服用時にみられる慢性期副作用（体重変化，尿路結石，歯肉増殖，骨粗鬆症など）に大別される 表5 [5]．

長期的な治療方針として，抗けいれん薬の内服を始めて3年間発作がなければ，薬の漸減中止を検討する．適切とされる主な抗てんかん薬3種類を十分な血中濃度のもとに2年間投与しても発作が抑制されない場合は，「難治性てんかん」と定義され，てんかん外科による治療も検討する．てんかんの分類や治療の選択プロセスは複雑である．家族や在宅支援者は安易に判断せず，専門医に定期的に報告・相談を行うようにする．

❷ 外科治療

発作を止めることが目的の「根治手術」と，発作の症状を和らげ，頻度を減らすことが目的の「緩和手術」がある．てんかんの焦点となる脳の病巣部位を切除する，もしくは病巣部位の電気的興奮が周囲に伝播する経路を遮断するような手術を行う．また，広範囲で病巣が特定できない難治性てんかんに対して，機器を胸部の皮下に埋め込み，そこから頸部の迷走神経を高頻度で刺激し続けることで発作を抑制するVNS（vagal nerve stimulation）という治療もある．

表3 主な抗てんかん薬

一般名	代表的な商品名	略号
①旧来の抗てんかん薬（2000年以前）		
フェニトイン	アレビアチン®	PHT
フェノバルビタール	フェノバール®，フェノバルビタール，ワコビタール®	PB
バルプロ酸	デパケン®，セレニカ®	VPA
カルバマゼピン	テグレトール®	CBZ
エトスクシミド	エピレオプチマル®	ESM
クロナゼパム	リボトリール®，ランドセン®	CZP
ゾニサミド	エクセグラン®	ZNS
アセタゾラミド	ダイアモックス®	AZM
ニトラゼパム	ベンザリン®	NZP
臭化カリウム	臭化カリウム	KBr
ジアゼパム	セルシン®，ホリゾン®，ダイアップ®	DZP
②過渡期の抗てんかん薬（2000～2010年）		
クロバザム	マイスタン®	CLB
ガバペンチン	ガバペン®	GBP
トピラマート	トピナ®	TPM
ラモトリギン	ラミクタール®	LTG
スルチアム	オスポロット®	ST
③新規の抗てんかん薬（2010年以降）		
レベチラセタム	イーケプラ®	LEV
ペランパネル	フィコンパ®	PMP
ラコサミド	ビムパット®	LCM
プリミドン	プリミドン	PRM

表4 各種てんかん症候群に対する選択薬

てんかん症候群	第一選択薬	第二選択薬	併用療法・他	避けるべき薬剤
特発性部分てんかん	カルバマゼピン バルプロ酸 レベチラセタム	ラモトリギン オクスカルバゼピン トピラマート ガバペンチン クロバザム	スルチアム（BECTS）	
小児欠神てんかん	バルプロ酸 エトスクシミド	ラモトリギン		ガバペンチン カルバマゼピン フェニトイン
Lennox-Gastaut症候群	バルプロ酸	ラモトリギン ゾニサミド トピラマート ルフィナミド	クロバザム（転倒発作） エトスクシミド （非定型欠神発作） レベチラセタム	ガバペンチン カルバマゼピン
若年ミオクロニーてんかん	バルプロ酸	レベチラセタム ラモトリギン ゾニサミド トピラマート	クロナゼパム （ミオクロニー発作）	ガバペンチン カルバマゼピン フェニトイン
全般強直間代発作のみを示すてんかん	バルプロ酸	ゾニサミド ラモトリギン レベチラセタム トピラマート	クロバザム	

（日本神経学会，監：てんかん診療ガイドライン2018．医学書院，2018，64より転載）

表5 主な抗てんかん薬の代表的な副作用

薬剤名	特異体質による副作用	用量依存性副作用	長期服用に伴う副作用
カルバマゼピン	皮疹,肝障害,汎血球減少（pancytopenia）,血小板減少,SJS,TEN,DIHS	複視,眼振,めまい,運動失調,眠気,嘔吐,低Na血症,心伝導系障害・心不全,認知機能低下,聴覚異常	骨粗鬆症
クロバザム	まれ	眠気,失調,行動障害,流涎	
クロナゼパム	まれ	眠気,失調,行動障害,流涎	
エトスクシミド	皮疹,汎血球減少	眠気,行動異常	
ガバペンチン	まれ	めまい,運動失調,眠気,ミオクローヌス	体重増加
ラモトリギン	皮疹,肝障害,汎血球減少,血小板減少,SJS,TEN,DIHS	眠気,めまい,複視,興奮	
レベチラセタム	まれ	眠気,行動異常,不機嫌	
フェノバルビタール	皮疹,肝障害,汎血球減少,血小板減少,SJS,TEN,DIHS	めまい,運動失調,眠気,認知機能低下	骨粗鬆症
フェニトイン	皮疹,肝障害,汎血球減少,血小板減少,SJS,TEN,DIHS	複視,眼振,めまい,運動失調,眠気,末梢神経障害,心伝導系障害・心不全,固定姿勢保持困難（asterixis）	小脳萎縮,多毛,歯肉増殖,骨粗鬆症
プリミドン	皮疹,肝障害,汎血球減少,血小板減少,SJS,TEN,DIHS	めまい,運動失調,眠気	骨粗鬆症
バルプロ酸	膵炎,肝障害	血小板減少,振戦,低Na血症,アンモニアの増加,パーキンソン症候群	体重増加,脱毛,骨粗鬆症
トピラマート	まれ	食欲不振,精神症状,眠気,言語症状,代謝性アシドーシス,発汗減少	尿路結石,体重減少
ゾニサミド	まれ	食欲不振,精神症状,眠気,言語症状,代謝性アシドーシス,発汗減少,認知機能低下	尿路結石
ルフィナミド	薬剤性過敏症症候群,SJS,てんかん重積状態,攻撃性,QT間隔の短縮	食欲減退,眠気	
スチリペントール	注意欠如多動症,多弁,睡眠障害,攻撃性,QT延長	傾眠,不眠,食欲減退,運動失調	
スルチアム	発疹,白血球減少,呼吸促迫,知覚障害	食欲不振,眠気	

SJS：Stevens-Johnson症候群,TEN：中毒性表皮融解壊死症,DIHS：薬剤性過敏症症候群
（日本神経学会,監：てんかん診療ガイドライン2018.医学書院,2018,75より転載）

❸ 食事療法

薬物療法だけでは発作が抑えられない場合，食事療法を行うこともある．ケトン食療法は，エネルギーのもとになる糖質（炭水化物から食物繊維を除いたもの）を極力抑え，脂肪を増やした食事療法である．ケトン食用の治療ミルクや消化態栄養剤を使用して経管栄養児でも試行することが可能である．副作用として，セレン，亜鉛，銅などの微量元素欠乏により，爪床部白色変化，心電図異常，下痢や免疫力低下，貧血などを認めることがあり注意を要する．

❹ ACTH療法（副腎皮質刺激ホルモン療法）

West症候群（点頭てんかん）に対して，副腎皮質刺激ホルモン（ACTH）を筋肉注射することで副腎皮質からステロイドホルモンの分泌を促し，てんかん発作や脳波所見の改善を図る治療法である．副作用として体重増加（食欲亢進），睡眠障害，易刺激性などに注意する．

④ 重い障がいのある子どもの てんかん治療の特徴

重い障がいのある子どもは，主病名に加えて，てんかんを合併していることが多い．体調が不安定であり，てんかん発作の症状コントロールに難渋し，副作用と活動とのバランスをとりながら日常生活を送っている子どもも多い．てんかんの診断では，もともとの筋緊張亢進や不随意運動とてんかん発作との鑑別が必要になる．また，てんかん治療においては，抗てんかん薬による副作用をよく観察することが必要である．眠気や分泌物増多は日中活動を大きく阻害する．体調管理として発汗減少による高体温や尿路結石の形成に注意しなければならない．ゆっくりではあるが子どもなりの発達がみられるため，思春期や環境変化時などにはてんかん発作が増加することにも留意する．

重い障がいのある子どもは自ら症状を訴えることができない．内服薬の調整や発作時の対応は主治医とこまめに連絡をとり，日中活動については家族と一緒に考え，てんかんと上手に付き合っていくことが必要である．日常生活では，てんかん発作が起こりやすくなる状況（助長因子）をなるべく減らすように努める．発熱，睡眠不足，過度の緊張，肉体疲労，便秘，苦痛，月経，音や光はてんかん発作を助長することが知られており，日中活動量の調整や規則正しい生活を送ることが大切である．また，抗てんかん薬は決められた時間・量の内服をしっかりと守る．

❺ てんかん発作時の対応

てんかん発作は突然訪れるが，命に関わるような事態になることは極めてまれであり，在宅支援スタッフとして動揺せず冷静な対応をすることが大切である．子どもの安全を確保し，分泌物や吐物で窒息しないように体位を横に向ける（回復体位）．けいれん発作が止まり，安静な呼吸になるまで観察を続けながら待つ．しかし，「てんかん重積」および「けいれん群発」と呼ばれる状態には緊急対応が必要である．

てんかん重積とは「発作がある程度の長さ以上続く状態，または短い発作の場合でも繰り返し起こってその間の意識がない状態」である．従来は，発作が「30分間以上続いた場合」とされていたが，現在は5～10分間以上発作が続く場合はてんかん重積状態と判断する．

けいれん群発とは「短期間に発作が反復し，各発作の間には意識の回復があるものの，さらに発作が反復する可能性がある状態」とされている．坐剤の使用，酸素投与，バッグバルブマスク換気などで対応する場合もあるが，上記のてんかん発作が続く場合には救急搬送が必要になる．救急搬送の基準を含めた対応方法については，事前に主治医の指示を確認しておくことが肝要である．

訪問スタッフにみてほしいポイント

脳裏に焼き付けたてんかん発作の様子をもう一度思い出し，忘れないうちに記録しておこう．特に重要な情報は以下の点である．本人と家族が医療機関を受診するときに，在宅での記録は診断の役に立つ．

〈観察記録〉
- ☐ 最初に発作が始まったときの様子と部位
- ☐ 意識や反応はあるか？
- ☐ 発作は左右対称か？
- ☐ 時間経過に伴う発作の変化
- ☐ 眼球と顔の向き
- ☐ 発作開始時刻と持続時間

(奈倉道明)

文献

1) Scheffer IE, et al : ILAE classification of the epilepsies: Position paper of the ILAE Commission for Classification and Terminology. Epilepsia. 2017 ; 58 : 512-21.
2) Fisher RS, et al : Operational classification of seizure types by the International League Against Epilepsy: Position Paper of the ILAE Commission for Classification and Terminology. Epilepsia. 2017 ; 58 : 522-30.
3) 日本神経学会, 監:てんかん診療ガイドライン2018. 医学書院, 2018, 6-9.
4) 日本神経学会, 監:てんかん診療ガイドライン2018. 医学書院, 2018, 64.
5) 日本神経学会, 監:てんかん診療ガイドライン2018. 医学書院, 2018, 75.

4 てんかんをコントロールする

てんかんケアとリハ

> **サマリー**
> - ☐ 子どもの生活とてんかんの前駆症状や誘発要因を合わせて記録することで，関連性が明確になり治療やケアの役に立つ．
> - ☐ モニタリング表を用いて情報共有を他職種と行うことで，生活の問題点が把握しやすくなる．
> - ☐ 日々の健康変化をアセスメントすることで，緊急性や重症度の予期が可能となり，安心安全なケアやリハが実施できる．

1 てんかんの観察ポイント

発作の種類やパターンには個別性がある．そのためその子の特徴を早期に捉え，前駆症状を見つけ出すことが支援の第一歩になる 図1 ．

2 モニタリング表

事例

低酸素性脳症，女児，3歳5カ月．体重12.1kg，身長90cm．注入は経鼻胃管栄養法にて，栄養剤（エネーボ®200mL＋水50mL）250mL×3回/日＋野菜ジュースや白湯100mL×2回/日．自力排尿あり，便秘傾向のため自力排便ないときは浣腸実施．尿量600〜750mL/日．健康管理の記録と他職種との情報共有を目的にモニタリングを実施 図2 ．

3 モニタリングのポイント

てんかん発作は，便秘や腹部膨満感，睡眠，外

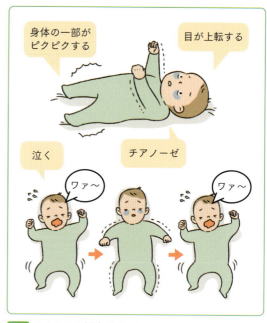

図1 てんかんの観察ポイント

出などさまざまなことが誘発要因になる．そのため日々の子どもの生活リズムを把握し，その子にとっての健康な状態を支援者が知っておく必要がある．そこでバイタルサインの変化（チアノー

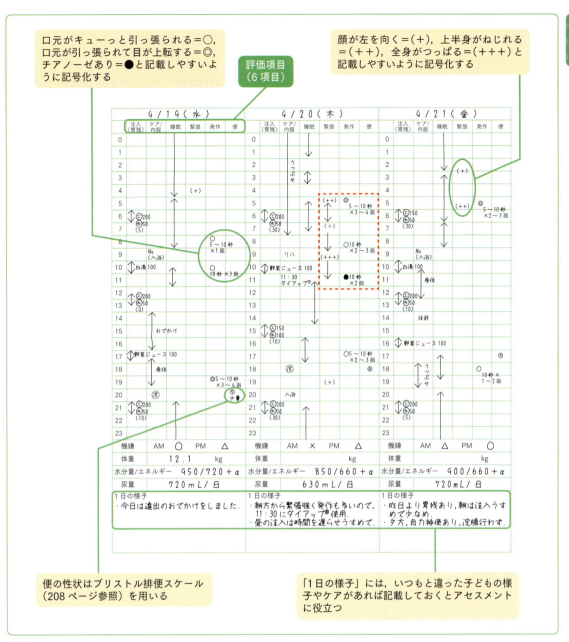

図2 モニタリング表

ゼ・脈拍・呼吸など)，発作の起こる間隔・回数，発作時間を日常的に記録すると健康状態の変化を把握しやすい．

ここでは，生活の中でてんかんに影響を与える因子として「注入（胃残量）・ケア／内服・睡眠・緊張・発作・便」の6項目を挙げた．

この事例で注目すべき点は4月20日の緊張亢進と発作の増加である．まずはモニタリングした内容から緊張・発作を助長した原因を推察する．

4月19日の生活リズムをみると「1日の様子」のところに「遠出のおでかけ」とある．1日を通しての様子は，午前中機嫌よく，軽い発作が2回

4 てんかんをコントロールする 177

起きているが胃残はなく，250mL注入できている．おでかけから帰宅後も座位で2時間ほど過ごし，その後に強めの発作が起こっている．消化・吸収は浣腸後の排便が少量で，胃残が10mLある．4月20日の朝方の睡眠状態は細切れで，その後緊張が強く，強い発作が起こっている．これらのことから，4月19日の外出や座位時間が長かったことが誘因だったかと推察できる．4月20・21日の「1日の様子」をみると，頓用（ダイアップ®）や注入の希釈を薄めるなど工夫し，睡眠や発作，排便状態は落ち着いている．今回は頓用や注入の工夫で回復したが，今後の対応策を考える必要がある．例えば，①外出直後は臥位で休む，②活動性向上に合わせた基礎体力アップのためのケアを検討していく．

ココは押さえておこう！

緊急対応が必要な発作の状態や発作時のリハ介入の判断基準は事前に主治医に確認し，わかりやすい言葉で明記しておく．その内容を家族や他職種と情報共有しておくことが重要である．緊急時の連絡経路は，緊急時対応フローチャート（129ページ参照）を参考にしてほしい．受診時に記録したモニタリング表を持参すると，日々の発作の状況を主治医に伝えやすい．また体重増加や生活上のイベントによって一時的に発作が増加する場合があることを知っていてほしい．

（光村実香）

column

押さえておこう！「子どもの医療的ケア」

　気管切開，在宅酸素療法，在宅人工呼吸療法など，複数の医療的ケアが必要な子どもが増えている．子どもの全体像を把握するためには，診断名や障害名に加えて，医療的ケアの具体的な情報を知っておくとよい．医療機器の設定や使用方法を理解することで，リハのリスク管理だけではなく効果判定に活かすことができる．また，訪問時の医療的ケアの情報共有は，治療やケアについての多職種連携につながる．

　担当する子どもについて，医療的ケアの内容を，図1 を参考に 図2 に記載してみよう．ポイントは，子どもの状態と医療的ケアがどのように関わっているかを考えながら作成することである．

〈氏名〉●●くん　〈性別〉男性　●年●月●日生まれ　〈年齢〉5歳3カ月	〈診断名〉急性脳症後遺症，慢性呼吸不全	〈経過〉2歳時，脳症罹患．急性期治療後，気管切開，在宅酸素，人工呼吸療法で退院した　〈治療方針〉体調は比較的安定している．全身状態，呼吸状態をみながらスピーチバルブも少しずつトライしていく　〈いつものバイタルサイン〉SpO₂：98%前後，HR：100前後		
医療的ケア	医療機器	設定	使用方法	注意点
気管切開　■単純気管切開　□気管喉頭分離	気管カニューレ　シャイリー5.0PDC（カフ付き）	気管カニューレの特徴を知る　長さ：抜去予防　周径：閉塞予防	通常はカフ圧を抜く　呼吸器，排痰補助装置を使用時，カフエア2.5cc入れる	反り返り時に自己抜去の既往あり　カニューレ位置に注意する
在宅酸素療法	酸素供給装置　据置タイプ　酸素濃縮器（5L機）　携帯タイプ　高圧酸素ボンベ		SpO₂>93%時，0.5Lから使用　人工呼吸器に接続する	特に心疾患のある子どもの場合，酸素流量をチェックしながら運動負荷量を調整する
在宅人工呼吸療法	人工呼吸器　トリロジー200plus　加温加湿器MR850　熱線入り回路	主設定：PC-SIMV PIP 13 / PEEP 6 PS 7 RR 12　副設定：S/T IPAP 13 / EPAP 6 RR 12	設定から子どもの呼吸障害の程度や予備力が分かる　設定値と実測値を常に比較する	いつもの実測値　RR 15〜20　Vte 120前後　leak 20〜30
排痰補助	排痰補助装置　カフアシストE70	吸気圧35hpa（1.5秒）　呼気圧-35hpa（1.5秒）　ポーズ（1.0秒）　オシュレーション　吸気・呼気両方　振幅5hpa　周波数20Hz	1サイクル5呼吸　仰臥位，左右側臥位で実施　1日3回行う　実施時，カフエアを入れる	PCF100前後　痰の性状をチェックする　現在の設定が適正かどうかの目安になる
吸入	吸入装置　コンプレッサー式　ネブライザー　VIGOR mist		吸入薬1日2回　（メプチン，パルミコート）　生理食塩水で随時実施	リハ時，事前に吸入ができると排痰効果があがる
吸引	吸引装置　パワースマイルKS-700　吸引圧-80kPa　排気流量13L/min	吸引方法をチェックしておく	気管内　圧力-20hpa　吸引制限6.0cm　口腔内持続吸引器使用	痰の性状をチェックする
栄養	経管栄養法胃瘻　MIC-KEYバルーン・ボタン　14Fr 2.0cm　子どもに合わせて栄養，排泄，てんかんなどの項目を入れる	摂取エネルギーを把握し，活気や体重の増減をみていく	ラコール200＋ソリタ50　1日4回　水分補給50×2回	痰の性状，尿量などにより水分量を調整する

図1　「子どもの医療的ケア」チェック表（記入例）

column　179

氏名　　　　　　〈診断名〉　　　　　　〈経過〉				
性別				
生年月日　　　　　　　　　　　　　〈治療方針〉				
年齢				
〈いつものバイタルサイン〉				
医療的ケア	医療機器	設　定	使用方法	注意点
気管切開 □単純気管切開 □気管喉頭分離	気管カニューレ			
在宅酸素療法	酸素供給装置 据置タイプ			
	携帯タイプ			
在宅人工呼吸療法	人工呼吸器			
排痰補助	排痰補助装置			
吸　入	吸入装置			
吸　引	吸引装置			

図2 「子どもの医療的ケア」チェック表

（長島史明）

第4章

子どものリハビリテーション&やさしいケア
B「健康の維持・増進をサポートする」

心地よい睡眠を促す

睡眠管理とケア

> **サマリー**
> - 睡眠は休息の最も大切な生体活動であり，「寝る子は育つ」といわれるように，成長や発育と深い関係をもっている．
> - 「眠れない」には訳があり，子どもの生理学的要因，身体的要因，心理的要因を丁寧に検索し，すべての臓器の休息活動を実現するにはいかにすればよいかという視点をもつ．
> - 睡眠障害の治療では，非薬物療法と薬物療法を効果的に組み合わせ，子どもに合った睡眠衛生指導を行い，「薬は応援団」と考える．

1 はじめに：寝る子は育つ

　健常児も障害児も睡眠は重要な発育の要である．身体の臓器は全て休息と運動の円環によって機能を高めているといえる．質の良い休息ができないことによる疲労が，臓器の円環活動を阻む一因になっているといってもよい．その意味で睡眠は休息の最も大切な生体活動であり，成長や発育と深い関係をもっている．

　睡眠の意義は，①身体の恒常性（ホメオスタシス）と組織の修復活動，②睡眠覚醒サイクルの維持，③日内変動ホルモン（成長ホルモン・コルチゾール）の分泌活動，④学習活動の定着，⑤シナプス結合の再構築などが挙げられるが，いまだに謎が多い[1]．

2 睡眠覚醒リズムの生理

　睡眠覚醒リズムは，間脳睡眠神経野の中心である視交叉上核が重要な役割を担っている．ここには複数の脳内伝達物質が存在し，いわゆる体内時計として活動している．覚醒時はオレキシンの分泌を介して，その遠位のさまざまな脳内神経の賦活に寄与する．すなわち脳幹部網様体における4つの主な神経伝達物質を介した神経活動（隆起乳頭体核のヒスタミン，青斑核のノルアドレナリン，ラッフェ核のセロトニンおよびドーパミン）の大脳皮質への投射が覚醒に寄与している．逆に視交叉上核が睡眠活動に入ると，その遠心に当たる松果体よりメラトニンが分泌され，レニン・アンジオテンシン系の活動を抑制し，脳内時計をリセットする[2]．脳内における睡眠活動は約90分のサイクルで，REM（rapid eye movement）睡眠とNon-REM睡眠とを規則的に繰り返している．REM睡眠は急速な眼球運動を伴い，脳が覚醒に近い状態になっている．夢をみることが多い状態である．Non-REM睡眠は身体の休息と修復を主とする活動であり，浅いまどろみの状態からぐっすり熟睡している状態まで段階的に睡眠の深度を下げている．副交感神経が優位とな

り，血圧や心拍数が低下している状態である．

③ 重い障がいのある子どもの睡眠の問題点

❶「眠れない」には訳がある

　小児は一般的に10歳まで10時間程度の睡眠が必須といわれているが，生活様式の変化から人口の約10％が睡眠障害を抱えている．障害児でも睡眠の問題は大きく，発達神経学的に問題を抱える小児の50〜75％が睡眠障害を呈している[3]．臓器の活動には相互作用があり，呼吸器系・消化器系・中枢神経系・筋骨格系など，すべての臓器が睡眠時に休息活動を実現するには，いかにすればよいかという視点をもつ必要がある．また，臓器に何らかの苦痛症状があると睡眠の質が低下するという視点をもつことも必要である．睡眠障害への対応は，生理学的要因（睡眠覚醒リズムのずれ），身体的要因（苦痛，かゆみなど），心理的要因（不安）の各側面から考慮する．

❷ 生理学的要因

　睡眠脳へいざなうためには，さまざまな脳内ホルモンと中枢神経系の活動が関与する．オレキシン，メラトニンなどの睡眠に関わるホルモンの分泌障害や阻害要因があると睡眠障害に直結する．睡眠障害は，寝つきが悪く入眠が困難な「睡眠相後退タイプ」，断眠で夜中に中途覚醒がある「不規則タイプ」，睡眠覚醒リズムがずれて早朝覚醒などを引き起こす「フリーランタイプ」がある[4]．

❸ 身体的要因

a．呼吸障害

　障害児は覚醒時であっても呼吸が浅く不規則なことが多い．睡眠関連低換気障害，睡眠時無呼吸症候群，舌根沈下や分泌物貯留による気道閉塞などの換気障害がある場合は，入眠が困難であったり，中途覚醒がみられる．

b．消化器症状

　消化管は睡眠時に機能回復のための消化吸収運動に入る．上部消化管の活動は生理学的に大きな負担となり，夜間に至るまでの持続注入は良質な睡眠を阻害する．また，嘔気や便秘などの機能性消化器症状も同様に睡眠に影響を及ぼす．

c．中枢神経症状

　不随意運動の一種であるミオクローヌスやけいれん発作などにより入眠困難を呈している子どもは少なくない．また，異常な姿勢や運動を引き起こすジストニアは，体性疼痛につながり，スムーズな睡眠への位相を妨げる．

d．筋骨格系の疼痛

　過剰な筋緊張による収縮時痛や股関節脱臼などの体性疼痛があると，子どもは落ち着かず入眠は困難である．慢性疼痛は症状がみえにくいことがあり，X線検査で見えない腰背部や仙腸関節の疼痛の可能性にも留意する．同一姿勢での長時間の皮膚の圧迫は循環障害を引き起こし，発赤や褥瘡につながり睡眠を阻む．

❹ 心理的要因

　健常児でも3歳ころになると，入眠は自我の消失という不安をもたらす．また，生理学的要因による睡眠覚醒リズムの崩れや身体的要因による苦痛は，子どもの不安，不穏，興奮につながり睡眠に支障を来す．

④ 非薬物療法と薬物療法を効果的に組み合わせる：薬は応援団

❶ 非薬物療法（睡眠衛生指導）

　薬物療法を始める前に，まずは睡眠環境を把握して対応を検討する．愁訴の少ないときから良好な睡眠環境の構築を配慮することは重要である．健常児でも，規則的な生活習慣，日光を浴びること，昼夜のメリハリをつけることなどが睡眠に大きく影響する．また，優しく話しかけたり，添い寝をするなどして安心感，安らぎ，癒しを与え

る．子どもの感覚や心理に配慮した睡眠支援を考慮する 表1 [3]．

❷ 薬物療法

睡眠障害に対する薬剤は，非ベンゾジアゼピン

表1 子どもの感覚や心理に配慮した睡眠支援

視覚	青色光はメラトニン分泌を抑制してしまう．ブルーライトカット，暖色系の調光を心がける
聴覚	生活音がストレスにならないよう配慮する．深夜に帰宅する家族は睡眠の妨げになりやすいため注意する
触覚・振動覚	抱っこをされたような優しく包まれるような姿勢，呼吸や体動に配慮したポジショニングを行う
温度覚・痛覚	体温調整が難しい子どもが多いため，冷暖房器具，掛物などをこまめに調整する．骨盤周囲が冷えると腰痛や消化器症状を誘発しやすいため，下半身の適度な保温に努める
嗅覚	ラベンダーやカモミールなど，心地よい香りが睡眠を促すこともある
心理	孤独による不安で眠れないことがある．優しく話し掛けたり，なでたり，添い寝をするなど「一人ではない，見守られている」という安心感を創出する

(文献3をもとに作成)

表2 睡眠障害に対する主な薬剤

種類		薬物名（一般名）	代表的な商品名
非ベンゾジアゼピン系睡眠薬	超短時間型	ゾピクロン	アモバン®
		ゾルピデム	マイスリー®
		エスゾピクロン	ルネスタ®
ベンゾジアゼピン系睡眠薬	超短時間型	トリアゾラム	ハルシオン®
	短時間型	エチゾラム	デパス®
		ブロチゾラム	レンドルミン®
		リルマザホン	リスミー®
		ロルメタゼパム	エバミール®，ロラメット®
	中間型	フルニトラゼパム	サイレース®
		エスタゾラム	ユーロジン®
		ブロマゼパム	レキソタン®，セニラン®
		ニトラゼパム	ベンザリン®，ネルボン®
	長時間型	フルラゼパム	ダルメート®
		ハロキサゾラム	ソメリン®
		クアゼパム	ドラール®
メラトニン受容体作動薬		ラメルテオン	ロゼレム®
オレキシン受容体拮抗薬		スボレキサント	ベルソムラ®
催眠鎮静薬，抗不安薬		トリクロホスナトリウム	トリクロリール®
		抱水クロラール	エスクレ®
抗てんかん薬		ジアゼパム	セルシン®，ダイアップ®，ホリゾン®
		フェノバルビタール	フェノバール®
		クロナゼパム	リボトリール®
		クロバザム	マイスタン®
抗ヒスタミン薬		シプロヘプタジン	ペリアクチン®

赤字は小児によく使われる薬剤

系睡眠薬，ベンゾジアゼピン系睡眠薬，メラトニン受容体作動薬，オレキシン受容体拮抗薬などがある 表2 ．

　非ベンゾジアゼピン系睡眠薬には催眠作用があり，ベンゾジアゼピン系睡眠薬には催眠作用と筋弛緩作用，抗不安作用がある．作用時間の長さによって超短時間型，短時間型，中間型，長時間型の4種類に分けられる．一般的には，寝つきが悪く入眠が困難な「睡眠相後退タイプ」には超短時間型や短時間型の薬剤を使用する．断眠で夜中に中途覚醒がある「不規則タイプ」には中間型を使用し，睡眠覚醒リズムがずれて早朝覚醒などを引き起こす「フリーランタイプ」には長時間型が効果的である．

　メラトニン受容体作動薬とオレキシン受容体拮抗薬は，自然な眠気を強くする薬剤である．メラトニン受容体作動薬は，睡眠覚醒リズムをリセットさせ，睡眠の質を改善させる．臨床的には少量でも比較的安定して使用できる印象がある．オレキシン受容体拮抗薬は，脳神経の興奮を抑えるγアミノ酪酸（GABA）の働きを助けて眠気を強める．徐々に小児でも使用する例が増えつつあり，今後の研究が期待される．

　また，抗てんかん薬も筋緊張弛緩効果に加えて，鎮静・催眠効果がある．睡眠改善薬として，くしゃみや鼻水を抑える抗ヒスタミン薬の副作用を利用して一時的な不眠改善を図るケースもある．

　睡眠障害に対する薬剤は，副作用として持ち越し効果（翌朝以降も薬効が残存して覚醒レベルを下げる），記憶障害，習慣性や耐性が生じうるため，モニタリングをしっかり行う．また，薬剤によっては，気道分泌が増加したり，呼吸抑制を起こすことがあるため，呼吸障害や嚥下障害がある子どもには慎重に使用する．

 訪問スタッフにみてほしいポイント

　心と体は，良好な運動活動と休息活動の円環から，機能の維持向上を図る．眠れないのには訳がある．障害のもたらすさまざまな苦しさやつらさを理解しつつ，「運動に楽しさを」，「休息に快さを」をキーワードに，子どもの睡眠の「心地よさ」をプロデュースする視点をもとう．

（戸谷　剛）

文献

1) Mignot E：Why we sleep：the temporal organization of recovery. PLoS Biol. 2008；6（4）；e106.
2) Inutsuka A, et al：The physiological role of orexin/hypocretin neurons in the regulation of sleep/wakefulness and neuroendocrine functions. Front Endocrinol (Lausanne). 2013；4：18.
3) Dutt R, et al：Sleep and Children with Cerebral Palsy：A Review of Current Evidence and Environmental Non-Pharmacological Interventions. Children (Basel). 2015；2（1）：78-88.
4) 田中総一郎：睡眠を整えるためのケア．倉田慶子，他編．ケアの基本がわかる重症心身障害児の看護 出生前の家族支援から緩和ケアまで．へるす出版，2016，170-6.

心地よい睡眠を促す

睡眠ケアとリハ

> **サマリー**
> - ☐ 生活や成長・発達に睡眠が大きく影響することを理解しながら支援することが大切である．
> - ☐ モニタリング表を活用して睡眠を妨げる要因を抽出し，可視化することで，子どもの生活に密着したケア内容が導き出せる．
> - ☐ ケアやリハを実施する際は，子どもの活動と睡眠（休息）のバランスを十分に考慮する必要がある．

1 子どもの睡眠覚醒リズムを整える重要性と生活との関連

　子どもにとっての睡眠の効果は①成長ホルモン分泌に伴う身体機能促進，②睡眠覚醒リズム確立に伴う社会生活適応の促進，③脳の発達を助け，脳の機能回復を助ける，④情緒や知能の発達促進などさまざまある．睡眠は子どもの身体・精神／情緒・社会的側面からとても重要な役目を担っている．睡眠リズムや時間は小児各期によって異なり，各期に合わせた睡眠リズムを整えることが健康づくりの基礎となる．また良質な睡眠を確保するためには寝具や環境，活動量の影響も大きい．睡眠覚醒リズムを確立することは生活リズムを確立することに直結しており，在宅では重要である．

　しかし小さく生まれた子どもや重い障がいのある子どもは，夜中まで注入や吸引のケアがあったり，排便不良や消化吸収不良，それに付随する膨満感，呼吸障害や筋緊張，発作などさまざま要因で睡眠が妨げられる．つまり睡眠覚醒リズムが整わないのは，単に睡眠だけの問題ではなく，身体面を含めた生活全体の影響によって起こっている問題なのである．よって支援者が子どもの生活から睡眠を妨げる要因をアセスメントし，改善するケアを実施することは大事なミッションである．

2 モニタリング表

事例
　S君（90ページ参照）は呼吸状態も改善し，注入量もアップ，体重も増加している．しかし母親から「最近，呼吸はだいぶ良くなってきましたが朝方の眠りが浅く，緊張も強くて発作が多い．夜眠れていない分，日中にと思い，横にしているが日中も眠れていないみたい」「最近おなかが張っていることが多い」と話あり 図1．

3 モニタリングとアセスメントのポイント

　S君の現在の問題点は，①夜間睡眠が不十分で，

186

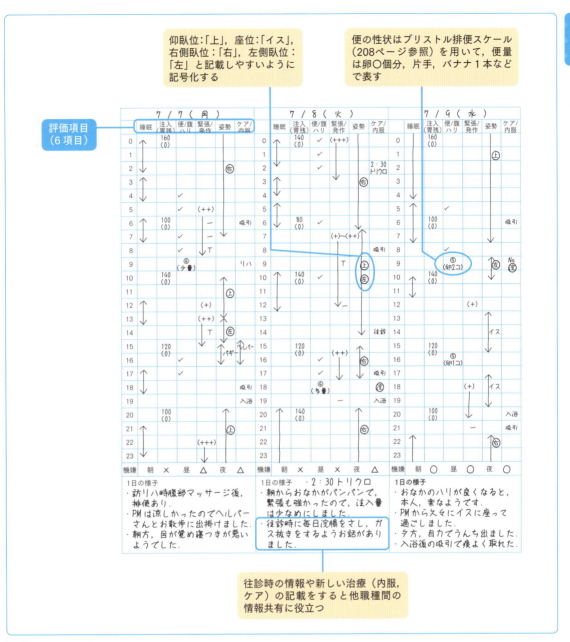

図1 モニタリング表

日中の活動量が低下している，②夜間に緊張や発作が増えている，③膨満感ありである．

そこで生活の中で睡眠に影響を与える因子として「睡眠・注入（胃残量）・便／腹ハリ（膨満感）・緊張／発作・姿勢・ケア／内服」の6項目を挙げた．

一見，睡眠とは関係ないように思う注入や排泄だが，小さく生まれた子どもや重い障がいのある子どもの場合，「おなかの調子がイマイチ」ということが健康や生活に大きく影響する．消化吸収（注入量），排泄（腸機能），姿勢と緊張，1日の活動量などさまざまな側面から仮説を考え，まず

1 心地よい睡眠を促す 187

はS君の睡眠を中心にして生活の中でどんな変化が起こっているのかを明らかにすることを目的として，モニタリング表を作成した．このモニタリング表のポイントは，子どもの生活を多角的に捉えることである．モニタリング表の情報から，7月7・8日は0時頃から中途覚醒がみられ，7月8日は中途覚醒に加え，おなかの張り（膨満感）と緊張や発作が同時に起こっていることが分かる．どの姿勢でも緊張や発作が起きていることから，姿勢はあまり関係ないことが推測される．注入に関しても胃残なく消化はできていることが分かる．7月8日18時の浣腸後に多量の排便があり，その日の夜はよく寝てくれている．7月9日9時の訪問看護師による浣腸後も排便があり，緊張や発作が少なく過ごせていることから，膨満感や排便不良が原因だと推測できる．7月9日の生活をみると，排泄機能が良好になれば椅子に座り活動量も円滑に増加できることが分かる．そのため優先すべき支援は，排泄機能を整え，日中の活動量を確保し，睡眠覚醒リズムのある生活を獲得することである．

> ☑ **ココは押さえておこう！**
>
> 「寝る子は育つ」というように，子どもにとって睡眠は大事な仕事である．しかし小さく生まれた子どもや重い障がいのある子どもにとってこの当たり前の仕事が難しい．発達上では4～5歳になると大人と同じ睡眠覚醒リズムが形成される．そのため幼児期に正しい睡眠リズムを獲得することが後の育ちに大きな影響を与える．小さく生まれた子どもや重い障がいのある子どもにとって，リハはまさに生活の「活動」の一部分である．効果的なリハを行うためには，十分な睡眠（休息）が保たれていることを確認すべきである．また，子どもの安全安楽で快適な睡眠（休息）ケアのためにポジショニングや寝具の素材選びなどリハ専門職が関わる部分はたくさんある．

（光村実香）

2 食べる楽しみを支える

栄養管理とケア（基礎編）

> **サマリー**
> - 楽しめる食事環境と快適で適切な食事内容が，発育発達および健康維持に必要である．
> - 必要エネルギー量や水分量の充足のみならず，栄養素のバランスが重要である．
> - 栄養摂取方法と内容は，障害特性および成長発達に応じた経時的な見直しが必要である．

❶ 重い障がいのある子どもの栄養の考え方

❶ 基本的考え方

　栄養は，生命維持に必須であるばかりでなく，心身共に健康に過ごし，生活を楽しく，人生を豊かに過ごすために，なくてはならない要素である．

　適切な栄養摂取の準備として，穏やかで幸せな空間として食事環境を整え，共に食事場面を楽しむ仲間との関係をつくり，個々の障害特性に応じて座位保持装置などの使用などにより食事に適切な姿勢を整える．また，食と呼吸の入り口である「お口」の機能を維持することが，消化酵素の働きを維持し，消化・吸収を助け，楽しく快適に栄養を摂取することにつながる．栄養摂取方法が経口摂取でも経管栄養でも，口腔機能の維持は，誤嚥予防をはじめ消化吸収機能の維持向上に欠かせないため，全ての子どもに適切な口腔ケアが習慣化される必要がある．

　重い障がいのある子どもの栄養管理の特徴として，合併症や全身状態の増悪など，多岐にわたる病態が関係し合っている．側弯の進行など器質的問題，筋緊張異常や呼吸障害・睡眠障害・消化管障害などの機能的問題，緊張やけいれんなどの治療薬による影響，意思疎通不全によるストレスなどの心理的問題を考慮する．また，痩せの進行は体力・筋力・気力・免疫力を低下させ，感染症を重度化させる．腹腔内脂肪の減少により上腸間膜動脈症候群（十二指腸水平脚が，前方からは上腸間膜動脈，後方からは大動脈や脊柱により圧迫され，狭窄・閉塞を来す疾患）などの腸閉塞やイレウス（腸管内腔が機械的・物理的に閉塞する状態を「腸閉塞」，腸管麻痺により腸管蠕動が低下する状態を「イレウス」と定義し，食物や胃液，腸液やガスなどの肛門側への移動が障害される）が起こる．栄養素の過不足による影響にも注意が必要である．本項では，重い障がいのある子どもの栄養の考え方を示し，主に経口摂取困難な場合の栄養摂取方法について示す．

❷ 栄養状態の評価

　重い障がいのある子どもの栄養状態は，定期的な評価と状態変化後の評価が必要である．身体計測に加えて，皮膚や爪の観察，筋肉量や皮下脂肪

の変化，感染症罹患頻度などを評価する．体重減少，褥瘡発生，皮膚性状や爪や頭髪の変化などに気付いたときは医療機関に連絡する．定期採血は半年～1年に1回程度の頻度で行うことが望ましい．

❸ 必要水分量

1日の必要水分量は，おおむね体重当たりでの目安を基準 表1 とし，子どもの状態に応じて増減する．呼吸・循環動態によっては基準量と異なる場合もある．排尿や汗の量，気道分泌物の粘稠度，唾液の吸引量なども考慮する必要がある．体温調整が不安定な子どもの場合，暑い夏の外出時は，いつもより水分を10～20%程度増量するなどの工夫が必要である．

❹ 必要エネルギー量

1日当たりの必要エネルギー量は，基礎代謝の違いや活動量によって異なる．

a．標準的な算出方法

- 推定エネルギー必要量E（kcal/日）＝基礎代謝量BMR（kcal/日）×0.8×身体活動レベルR
- 成長期の乳児・小児の場合，上記にエネルギー蓄積量（kcal/日）を加える．
- 基礎代謝量（kcal/日）＝基礎代謝基準値（kcal/kg/日） 表2[1]×現在の体重（kg）
- 重症心身障害児の場合，基礎代謝量×0.8とする．
- 身体活動レベル＝重症心身障害児は活動係数1.2で代用する．
  例：12歳の男児，体重20kgの場合
  31.0×20×0.8×1.2＝595.2kcal

b．評価のポイント

- 乳幼児期は，成長曲線を用いて，体重や身長の経時的増加をみて判断する．
- 学齢期以降は，目標BMI（body mass index）（体重kg÷（身長m)[2]）で判断する．標準BMIは年齢により変化する（例：6歳は15程度，18歳は21程度）．

表1 必要水分量

体　重	水分量（日）
0～10kg	100mL×体重（kg）
11～20kg	1,000mL+50mL×（体重（kg）−10）
20kg以上	1,500mL+20mL×（体重（kg）−20）

表2 基礎代謝基準値（kcal/kg/日）

年齢（歳）	男	女
1～2	61.0	59.7
3～5	54.8	52.2
6～7	44.3	41.9
8～9	40.8	38.3
10～11	37.4	34.8
12～14	31.0	29.6
15～17	27.0	25.3
18～29	24.0	22.1
30～49	22.3	21.7

（文献1をもとに作成）

- 緊張の程度や活動量を加味して目標BMIを設定する．
  筋緊張が変動するアテトーゼ型：BMI 14程度
  筋緊張の変動が少ない痙直型：BMI 18程度

❷ 栄養摂取法

❶ 栄養摂取の方法

経管栄養法には，経鼻胃管栄養，経鼻腸管栄養，胃瘻，腸瘻，経胃瘻腸管栄養などがある．消化管機能に問題がある場合や，消化管が長期にわたり使用できない場合は，中心静脈栄養を選択することもある 図1[2]．

❷ 重い障がいのある子どもの経管栄養管理の課題と対応

- 体調不良や食欲の有無を自分で訴えることができない．

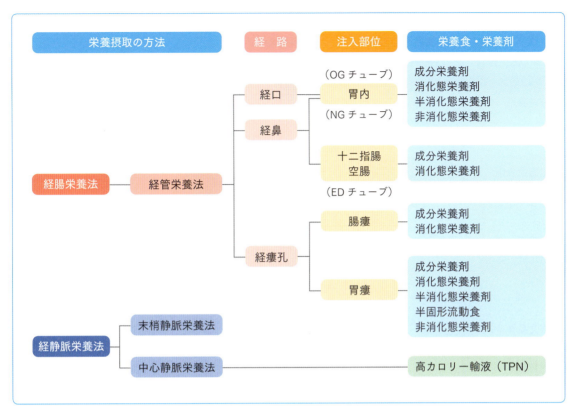

図1 栄養摂取の方法
(文献2をもとに作成)

→状態をよく観察し,姿勢を整え,食事場面の環境調整を行う.
・筋緊張の変動や,不随意運動がある.
→動きを予期し,経管栄養チューブの抜去などのトラブルが起こらないよう配慮する.
・胃食道逆流や誤嚥を繰り返すことがある.
→障害特性に合わせて,適切な栄養摂取法や食形態を選択する.症状が進行すると,胃瘻造設など栄養摂取法を変更しても呼吸障害が改善しない場合がある.

❸ 経腸栄養剤の選択

❶ 経腸栄養剤の種類と特徴

経腸栄養剤は,単位容量当たりのエネルギーが高く,成分の計算が可能である.また,衛生管理がしやすく,栄養チューブが詰まりにくいなどの利点がある.

栄養剤の種類は,自然食品タイプ(天然濃厚流動食),人工食品タイプ(半消化態・消化態栄養剤),医薬品タイプ(消化態・成分栄養剤),栄養補助食品がある.タンパク質の分解程度によって,半消化態栄養剤・消化態栄養剤・成分栄養剤に分かれており,子どもの消化吸収能力に適したものを選択する.「医薬品」は処方され,「食品」は必要な栄養素などを考慮して選択し購入する **表3** .

新生児であれば,母乳や人工乳が一般的である.子どもの特性に応じて,アレルギー用ミルクや未熟児用ミルクなどを使うこともある.離乳期に入ると,ミルクと経腸栄養剤を併用し,通常離乳終了と考えられる1歳半前後になると,赤ちゃん用のミルクを卒業して,次第に食事(経腸栄養剤など)に切り替える.

表3 栄養剤の種類

	食品タイプ （濃厚流動食）	医薬品タイプ （経腸栄養剤）	特　徴
成分栄養剤		エレンタール® エレンタール®P	高度の消化吸収障害に適応 脂質が不足する 浸透圧が高く下痢しやすい 経路：胃・腸
消化態栄養剤	ペプチーノ® ペプタメン®スタンダード ペプタメン®AF ハイネックスイーゲル®	ツインライン®NF	高度の消化吸収障害に適応 ペプチーノは脂質ゼロ 経路：胃・腸
半消化態栄養剤	CZ-Hi アイソカル®1.0ジュニア アイソカルサポート® E-3 F2α® MA-8プラス　　など	ラコール®NF液 ラコール®NF半固形剤 エンシュア・リキッド® エンシュア®・H エネーボ® イノラス®	軽度の消化吸収障害に適応 窒素源に卵白，乳タンパク，カゼイン，大豆タンパクを用いている 残渣がある 経路：胃
自然食品タイプ	オクノス流動食品A/C YHフローレ		消化吸収が正常であること 経口摂取からの移行
調製粉乳	粉ミルク ボンラクトi		消化吸収が正常であること 経路：経口・胃
半固形食・流動食	アクトスルー		胃瘻造設後で消化吸収障害が高度でない場合に適応
疾患別栄養剤	ヘパスⅡ		肝疾患に適応

❷ 必要栄養素と栄養障害

　生命維持のためにも成長発達のためにも，バランスのよい栄養が必要である．タンパク質や脂質は，身体の筋肉，器官の組織，ホルモンや酵素の成分となる．糖質は，脳の働きや筋肉活動のエネルギー源である．ミネラルやビタミンは，体内代謝の潤滑の役割を果たす．

　医薬品の経腸栄養剤の単剤（1種類のみ）使用では，不足する栄養素があるため注意する．栄養剤（人工濃厚流動食）の種類によっては，脂質・食物繊維・微量ミネラル（鉄・銅・亜鉛・セレン・クロム・モリブデン・マンガン・ヨウ素など）の不足による症状がみられることがあるため，補助食品等で補う必要がある．特に成分栄養の長期投与による脂質や食物繊維の不足には注意を要する．脂質の摂取不足，特に必須脂肪酸の不足では血管や細胞膜が脆弱化し，免疫能低下や成長不良，皮膚異常が現れる．また食物繊維の不足により，排便障害，腸内細菌叢のアンバランス，腸管免疫への影響などがみられ全身状態に影響する．図2に，セレン不足による爪床色の白色化

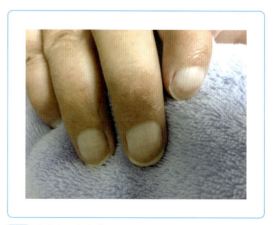

図2　爪床色の白色化

を示す．

❸ 消化機能障害

栄養が関与する消化機能障害には，栄養吸収障害による下痢症・便秘症，食物アレルギー，ダンピング症候群などがある．ダンピング症候群には，高浸透圧の食物が一度に小腸に流れ込むために，頻脈・冷や汗・めまいなどの低血圧症状と，腹痛・嘔気などの消化器症状が起こる早期の症状と，低血糖による頻脈・ふるえ・冷や汗・蒼白・意識障害・けいれんなどの後期の症状がある．浸透圧や注入速度の調整，注入方法の変更などの対応が必要である．

観察のポイントと対応

・栄養剤開始時や変更時は，希釈を段階的に試しながらゆっくり注入する．
・発疹や呼吸障害などの症状が出現した場合，直ちに中止する．
・下痢が続く場合，成分にアレルギーがないか，浸透圧は高めではないか，食物繊維が入りすぎていないか，注入速度が速すぎないかなどを検討する．
・多量の胃残，嘔吐を繰り返す場合，胃食道逆流症（GERD）や十二指腸通過障害など器質的な問題も考慮する．
・胃瘻孔周囲への漏れなどの皮膚症状，急速な消化管通過による下痢，血糖の変動などが改善しない場合，半固形化栄養剤を考慮する．

❹ 食物アレルギー

乳幼児期は，消化機能の未熟性からアレルギー症状を示すことがある．そのため，成長を待つ間はアレルギー対応ミルクを必要とする場合がある．重い障がいのある子どもの場合，感染症や自律神経調節障害，薬剤性などにより下痢や便秘を来しやすいため，一時的もしくは永続的にアレルギー対応栄養剤も考慮する．

訪問スタッフにみてほしいポイント

褥瘡をはじめとした皮膚所見や，感染症を繰り返すなどの観察点により，栄養素のアンバランスに気付いた場合，それまでの家族のケアを否定することにつながらない配慮が大切である．必要栄養素の正しい知識を示し，現在の子どもの症状の改善を，家族が願うタイミングで，栄養剤の変更を進めていくことが重要である．特に下痢や嘔吐などの症状が出現しやすい子どもは，変更には十分時間をかけて，うまくいかない場合は，期間を空けて，本人も家族も心身共に良好な時期を選ぶことがポイントである．成長・発達・病態変化を見極めながらも，大好きな家族と，楽しく幸せな食事時間となるよう見守ることが必要である．

（奈須康子）

文献

1）厚生労働省：日本人の食事摂取基準（2015年版）．2014．
2）鈴木康之，他監，八代博子，編著：写真でわかる重症心身障害児（者）のケア アドバンス〈写真でわかるアドバンスシリーズ〉．インターメディカ，2017，172．

2 食べる楽しみを支える

栄養管理とケア（実践編）：経管栄養の子どもの食事支援

> **サマリー**
> ☐ 人の食生活や栄養を考えるとき，ライフステージごとに「からだ・こころ・食と栄養」を統合した視点をもつことが重要である．
> ☐ 小児在宅リハ，看護，居宅介護などの支援者は，本人が一番力を出しやすい環境を熟知する存在になるため，多職種連携による食文化をつくる核になってほしい．
> ☐ 経管栄養の子どもたちには，本人の自尊心を傷つけないように配慮し，食事を通して，子どもの心と身体が健全であるように支援する．

❶ 栄養と成長発達

❶ 食べる意欲を育む

　健康的で健やかに成長するためには食欲，意欲は欠かせない．意欲とは過去の経験値をもとに「快刺激」として記憶し，その快刺激を求めて出てくる欲求である．食に対する快刺激をたくさん感じ取ってほしい．人の栄養には身体の栄養と心の栄養の2つがあり，食べることは身体の栄養をとること，感覚を感じることは心の栄養をとることである 図1 ．食事がおいしいと感じる味覚や温覚，嗅覚，口唇や内臓粘膜などで感じる触覚，かむと感じる固有受容覚，平衡感覚を保ちながら，おいしそうなものを注視して身体のバランスを感じる前庭覚．さまざまな快刺激を求めながら，感覚が統合され，食べることの運動企画がなされ，情緒が育ち，コミュニケーション能力が向上し，人と関わることが楽しくなり，生きる意欲が備わってくるのである．
　多くの子どもは好きなものや食べたいものは誤

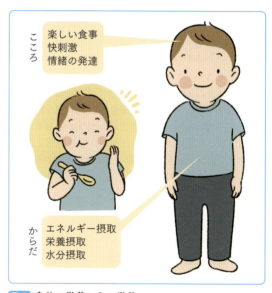

図1 身体の栄養と心の栄養

嚥しない．例えば，水分のみを摂取するときにはトロミをつけても，食事中にはトロミをつけずに，唇に水分を数滴つけて嚥下を促してみる．食べる意欲を育むためには，子どもの能力を引き出

すような関わり方も考慮していく．

❷ 母子相互作用を育む

　母親と子どもは，全ての感覚を感じ取り，お互いに積極的に作用し合う．これを母子相互作用という．母親が母乳を与えるときは，乳児は吸啜を自分でやめたり，続けたりしてコントロールしている．直接哺乳では子どもが中心的な役割を果たし，母子間のやりとりが生まれる．それに対して，哺乳瓶を使ってミルクを与えるときは，大人が吸啜や嚥下をコントロールする傾向にある．重い障がいのある子どもは，経管栄養の場合が多く，母子相互作用の機会がさらに少なくなる．環境や生活リズムを整え，バランスの良い食生活とともに母子相互作用を促すことが求められる．

2 「食べる文化」と「育てる医療」

　例えば生後7カ月で気管切開，人工呼吸器を装着し，経管栄養を行っている子どもに出会ったときのことを考えてみる．そのときに「食べられるわけはない」「ミルクの次は，ラコール®かエネーボ®？」と思うのか，「離乳食は何にしようかしら？」と考え，「経鼻チューブからでも注入できるものは何だろうか？」と思いを巡らせるのとでは随分関わり方が変わってくる．しかし，注入や吸引などの医療ケアに加えて，子どもに合わせた離乳食を作ることはとても手間がかかり，母親は夜間の睡眠もままならなくなる．そこに多職種連携が必要とされ，専門性を発揮するチャンスがある．訪問リハ職や看護師は，本人が一番力を出しやすい環境を熟知する存在であり，多職種連携による「食べる文化」をつくる連携の核になってほしい．

　また，医療は生命維持のためだけではなく，子どもを育てるという視点をもつことが重要である．「食べる」方法は多様であり，口から食べる，胃瘻から食べる，経鼻チューブから食べる，中心静脈栄養で食べた状態に近づけて栄養管理をする，と捉えることもできる．たとえ経管栄養であっても，「食べる」ことにより，表情が和らぎ，満腹になり，必要な栄養素がとれ，血糖値が上がり，健康な生活が送れるようになる．医療者には「食べる文化」と「育てる医療」を両立させていくことが求められている．食事の支援では，発想力を広げて最善の提案を行い，家族が実践しやすいようにマネジメントをし，社会で子育てすると考えるとよい．

3 経管栄養の子どもの栄養ケア，食事支援の実際

❶ 食事支援で大切にしたいこと

　重い障がいのある子どもは，呼吸障害や筋緊張の変動など，常に心身に過剰なストレスが掛かっている．さらには胃食道逆流症を引き起こして，嘔吐や誤嚥性肺炎のリスクも高くなる．浅く速い呼吸を続けていると，空気嚥下による腹部膨満などの症状も出現する．いずれも「食べる」楽しみを感じる余裕がない．そのような場合，少量ずつこまめに注入するか，時間を長くしてゆっくりと注入するといった対応をすることが多い．しかし，子どもにしてみれば，注入があるために好きな活動が制限されたり，寝ている間に知らず知らずのうちに満腹になっていたりして，次第に育ちのつじつまが合わなくなる．経管栄養は，子どもの気持ちとは関係なく行われることが多いため，子どもの気持ちをくみ取り，楽しみながら成長していくチャンスをつくることが重要である．食事の支援のためには，生活リズムを整えるとともに，日々適切なケアを行って健康な身体をつくっていく 表1 ．

❷ 食事支援の始め方

　乳児期であれば，生後7カ月ころから離乳食を考えるとよい．この時期はタンパク質や脂肪の消化機能が育ち，よだれも多くなる．主治医に現疾患や合併症の影響による注意点を確認してからス

表1 食事支援を行うために必要なケア

姿勢ケア	ポジショニング リラクセーション マッサージ	摂食，消化しやすい姿勢を検討する 過緊張を軽減して胃食道逆流を予防する 身体の変形拘縮を予防する
呼吸ケア	気道クリアランス 呼吸介助 陽圧換気療法	分泌物を排出し，唾液を処理する 深くゆっくりとした呼吸パターンを促す 気道疾患を治療し，呼吸仕事量を軽減する
排泄ケア	腹部マッサージ 浣腸	腹部膨満を軽減し，腹腔スペースをつくる 苦痛を軽減し，快刺激を与える
生活リズムを整える		睡眠と覚醒のリズムを整える 活動と休息のバランスをとる 適切な食事（注入）の回数を設定する
コミュニケーション		声掛けを行い，相互にやりとりをする 抱っこでスキンシップを図る 五感を使って食材を楽しむ

表2 食事支援の始め方

主治医への確認事項	・基礎疾患，合併症 ・検査データ ・原疾患の治療方針 ・エネルギー・水分制限 ・重篤なアレルギー
身体発育の評価	・身長，体重（成長曲線の推移） ・皮膚や爪の状態（スキントラブル） ・呼吸，循環の状態（エネルギー消費量）
消化・排泄機能の評価	・嘔吐の有無と機嫌 ・胃残（消化時間とタイミング） ・腹部の張り ・尿量，便の性状

タートする．母乳やミルクを注入しつつ，さまざまな食材をスープにして注入することができると，食物繊維などを含む栄養素の摂取が可能となる．そうすれば，経管栄養が「医療」ではなく，「食事」になり，「育児」になり，子育てを楽しめる．ラコール®やエネーボ®などの経管栄養剤を柱とした栄養ケアを行っている場合でも，食物繊維や微量元素を補うために離乳食の注入を考慮する表2．

食材を注入する順番表3は，一般的な離乳食の進め方と同じでよい．調理方法や家事能力に合わせてアレンジする．新しい食材を試すときは段階的に行う表4．

学齢期の子どもに食事支援を行う場合，それまで経管栄養剤のみを長期間にわたって注入していることが多いため，特に注意が必要である．注入時の表情やバイタルサインの変動，便の性状などをモニタリングし，慎重に進める．

食事支援では，子どものアセスメントとフィードバックが重要になる．PDCAサイクルを活用し，子どもの状態や環境に合わせて支援の内容を見直していく図2．

表3 食材を注入する順番

1	麦茶などの水分
2	重湯
3	スープ ・だし汁（昆布，かつお節），みそ，しょうゆ ・タマネギ，ニンジン，カボチャ，ジャガイモ，サツマイモなど
4	オリゴ糖 ヨーグルト，甘酒（米こうじ）などの発酵食品
5	スープ ・鶏肉，白身魚，赤身魚，豚肉，牛肉

表4 食材を試すときの注意点

口角に少し付けてから，約15分後に発赤が出ないことを確認する その後，シリンジで1〜2 mL注入し，発疹や便性の変化を観察する
1日1回，なるべく日中の時間に試す
食材は1種類ずつ増やすようにする
最低3日間は違う食材は試さずゆっくり進める
体調が悪いとき，抗生物質を内服しているときなどは試さない
注入前に，匂いをかがせたり，唇や舌に少量付けて，食事を認識させる
水分摂取量と排泄のバランスに留意する

主治医と相談の上で行う

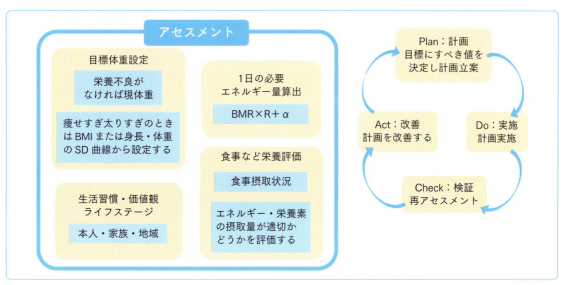

図2 PDCAサイクルを活用した食事支援

❸ 腸内環境を整えて健康に導く

　腸管の主な働きは消化吸収であるが，免疫器官としても重要な役割を担っている．IgA抗体（免疫グロブリンA）の数や量は，身体全体の60%が腸に存在している．また，IgA抗体をつくるB細胞は腸だけではなく口や鼻などに移行して，粘液で防御しながら病原体の侵入を防いでいる．身体を守り，アレルギーを起こさない身体をつくるために，腸内環境を整え，善玉菌が増えるような食材を試みる 表5 ．水溶性食物繊維を多く含む食材は，便を軟らかくし，不溶性食物繊維を多く含む食材は，腸の蠕動運動を促す．甘酒や納豆などの発酵食品は身体を温め，ココアや黒豆などは血流をよくするなど，それぞれ特徴がある．経管栄養剤には含まれない微量元素の摂取，食材の特徴を生かした支援を行い，身体を健康に導いていく．

表5 腸内環境を整える食材

だし汁，みそ汁	昆布，かつお節など
乳酸菌	ヤクルト®，ヨーグルト，甘酒など
水溶性食物繊維を多く含む食材	ワカメ，ヒジキなど
不溶性食物繊維を多く含む食材	ホウレンソウ，大豆など
水溶性・不溶性食物繊維とも多く含む食材	ゴボウ，ニンジン，ジャガイモ，納豆など

訪問スタッフにみてほしいポイント

子どもの成長発達に伴い，食事内容を随時見直していく必要がある．体重の増減，摂食嚥下能力，排泄の状況，皮膚の状態などは定期的にチェックしよう．また，医療ケアが変わると子どもの状態も変化する．例えば，気管切開をしたり，唾液の持続吸引を始めた子どもは，失う水分量が多いため，脱水になりやすくなる．人工呼吸器を着けるようになると，呼吸仕事量が減るため体重が増えることが多い．摂取エネルギー，水分量などを日頃から気にする習慣を付けよう．

（梶原厚子）

文献

1）梶原厚子：小児在宅における栄養 年齢や環境に合わせた食育. 在宅新療0-100. 2017；2（1）：54-60.
2）戸谷 剛：小児の水分・栄養管理をマスターする①成長発達と水分・栄養管理. 前田浩利，編. 小児の訪問診療も始めるための29のポイント. 南山堂, 2016, 97-105.
3）梶原厚子：栄養に関する医療ケア. 平成29年度小児在宅医療に関する人材養成講習会テキスト. 2017, 183-99.

2 食べる楽しみを支える

摂食・嚥下ケアとリハ

> **サマリー**
> - 在宅での摂食嚥下リハは重要な支援であり，食べる楽しみができるだけでなく，唾液の飲み込みを促し呼吸状態を安定させる．
> - はじめにリスクを確認し，食物を使った評価や訓練の際には聴診やモニタリングなどのリスク管理を併用しよう．
> - それぞれの家庭に合った支援を行うために，摂食嚥下支援に関する5W1Hを考えてみよう．

1 子どもの摂食機能の発達

発達には順序性があり，ある動作が上手になると次の段階にステップアップしやすくなる．食べる機能の発達も同様であるため，正常発達の特徴を理解し，摂食機能に関わる動作を観察し評価できるようになろう 表1．

2 むせる子どもとむせない子どもたちのリスク管理

① 誤嚥について

食物や唾液が気管に入ってしまうことを誤嚥 図1 という．通常は異物が気管に入りかかるとむせてしまう．しかし，むせを繰り返すうちに気管の感覚が鈍くなり，むせのない誤嚥（不顕性誤嚥，silent aspiration）となり，誤嚥性肺炎の原因になり得る．つまり，むせのない誤嚥は，間違った食べさせ方によってつくられてしまうこともあり，肺炎や気管支炎の原因になることもある．

表1 子どもの摂食機能の発達

発達段階	特 徴
経口摂取の準備	・首がすわり座位が安定することで，口を動かしやすくなる ・おもちゃをなめたり指しゃぶりをしさまざまな刺激に慣れる ・哺乳反射*が消失する
乳児嚥下の卒業	・口唇や顎を閉じたまま嚥下するようになる ・舌は前後に動いて食物を送り込み，嚥下時は舌先を上顎の前方に押しつける
捕食の獲得	・口唇でスプーンから食物を取り込む動作（捕食）を獲得する ・口唇や口中で食物の食感や温度や量を感じ取る
押しつぶしの獲得	・舌を上下に動かして押しつぶす ・口唇は左右対称に引かれるように見える
すりつぶしの獲得	・奥の歯茎や奥歯で咀嚼するようになる ・舌は側方に動き，食物を歯茎や奥歯にのせ続ける ・口唇は左右非対称にかんでいる側へ引かれて見える

*哺乳反射：口唇の周辺を触れるとそちらに顔を向けて口を開けたり，口の中に入ってきたものを吸う反射など

また思春期になると，喉頭の位置が下がるため喉頭挙上が不十分になりやすく，咽頭腔も広がり咽頭残留が増加する．さらに側弯や頸部のねじ

れ・後屈などが進行し，誤嚥しやすい姿勢になってしまう．このため前もって保護者へリスクを説明しておく必要があるだろう．

一方，呼吸器をつけている子どもでも嚥下機能は保たれている場合もあるため，嚥下機能を正しく評価することが大切である．

❷ 在宅での摂食嚥下リハのリスク管理

どのような状態になれば経口摂取を始められるのだろうか？　確認しておきたいポイントを表2にまとめた．リスク管理をせずに経口摂取を始めてしまうと，誤嚥性肺炎につながったり摂食拒否が強まるため，必ず押さえておきたい．

体調，呼吸状態，覚醒時間，胃食道逆流，繰り返す発熱や誤嚥性肺炎の既往，アレルギー，口腔衛生，食欲，感覚過敏，哺乳反射，定頸，嚥下検査についてはじめに確認し，リスクを把握しよう．

❸ 在宅での摂食嚥下機能の評価

摂食嚥下機能の評価の流れについて表3に示

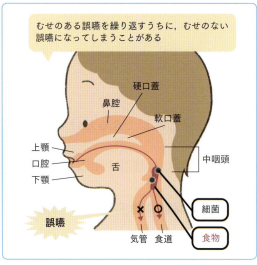

図1 誤嚥

表2 在宅での摂食嚥下リハのリスク確認

	確認事項	対　応
1	体調（主疾患，発熱，脱水，便秘，嘔吐，感染症，てんかんなど）は落ち着いているか？	不安定であれば経口摂取は行わない
2	呼吸状態は安定している？　SpO$_2$は？	
3	覚醒時間は十分か？	不十分であれば経口摂取は行わない
4	胃食道逆流はないか？	指摘があれば座位またはリクライニング位にてリハを行う 食後30分は臥位にさせない
5	発熱を繰り返していないか？	誤嚥や逆流による誤嚥性肺炎や気管支炎の可能性を疑う．既往がある場合は再発しやすい
6	アレルギーは？	検査結果を確認する．未実施の場合は，新しい食材を試す際に少量ずつ始め，アレルギー反応を観察していく
7	お口の中はきれい？	汚いようであれば細菌が繁殖している．細菌を誤嚥すると誤嚥性肺炎につながりやすいため，口腔ケアをして衛生状態を保つ
8	食べることへの意欲は？	さまざまな理由により摂食拒否のこともある．無理強いはせず，子どものペースで進める
9	重度の感覚過敏はないか？	しっかり触られることに徐々に慣れさせる．拒否が続くようであれば，あそびの中で自分から触らせていく
10	哺乳反射は？	反射があれば哺乳の段階にあり，消失していれば離乳食を開始する準備ができた段階にある
11	定頸しているか？	未定頸の場合は誤嚥しやすい状態にある．身体リハを進めつつ，座位保持装置や椅子を使用したりポジショニングを工夫し，頸部の安定を図る
12	入院時の病院や専門機関で，嚥下検査を実施していないか？	実施している場合，嚥下の特徴や誤嚥しにくい食形態や体位など，情報を確認する

す．家族から問診にて，これまでの哺乳の期間や離乳食・経管栄養の開始時期などや，現在の栄養摂取の回数・時間・内容，姿勢・介助方法などを伺う．その他観察にて，運動発達・筋緊張などの身体機能や，口腔周囲の過敏・安静時の口腔器官・分泌物貯留などの口腔機能について評価する．

表2 のリスク確認にて状態が落ち着いていればスクリーニングを行う．少量の飲料やあめなどを用いて味覚を刺激し，唾液を嚥下する様子を評価する．唾液嚥下に問題がなければ食物を用いた評価へ移行する．評価では，食物を見るかどうか（食物認知），食物の取り込み（捕食），口腔内での処理，嚥下の様子，口腔内残留などについて食物ごとに観察する．いずれもリスク管理として，頸部聴診・胸部聴診やパルスオキシメータでのモニタリングを併用するとよい 図2 ．

日常的に在宅で食べるようになったら，その食事場面を観察しよう．安全に食べるために適した姿勢 図3 であるか，食物形態や食器食具は適切か，介助のペースや一口量，食事にかかる時間はどの程度か，といった点も評価する．

これらの評価の中で判断が難しい場合や，専門家による助言を受けたい場合は，嚥下の精査を実施している専門機関を受診することが望ましい．

❹ 食物を使わない間接訓練

食物を使わない間接訓練には次のようなものがある 表4 ．

❶ 姿勢づくり

運動機能と嚥下機能は相互に関連しながら発達する．特に前頸部の舌骨上筋群や舌骨下筋群は喉頭や舌骨を挙上させる嚥下動作に深く関わり，これらの筋群が発達しなければ唾液や食物を誤嚥なく嚥下することはできない．このため，身体リハを進めたり座位保持装置や姿勢が安定する椅子などで座位を保つことで，頭部を支える頸部の筋力をつけ，嚥下機能の発達に結びつけていく．可能であれば理学療法士などから助言を受けて実施することが望ましい．

❷ 触覚過敏への対応

過敏とは，感覚が過剰に入力され触られることを不快と感じてしまう症状であり，口唇や口腔内に残りやすい．過敏があると口腔内へのアプローチは全くできなくなるため，過敏をとることを最

表3 摂食嚥下機能の評価の流れと内容

場所	流れ	項目	評価内容	
在宅	基本情報の評価	これまでの哺乳や離乳 現在の栄養摂取状況 身体機能 口腔機能	哺乳や離乳，経管栄養の時期など 回数や時間，内容，一回量，姿勢，介助方法，食欲など 運動発達，筋緊張など 過敏，反射，歯，安静時の口や舌や顎の様子，分泌物貯留など	
在宅	スクリーニング	味覚刺激などによる唾液嚥下の評価 （頸部・胸部聴診，パルスオキシメータ） ↓ フードテスト，水飲みテスト （頸部・胸部聴診，パルスオキシメータ） ↓ 食事場面の観察	食物認知	食物を見るか，摂食意欲など
			取り込み	口唇の使い方など
			口腔内処理	舌の動き，顎の動き，咀嚼，口唇閉鎖，丸飲みなど
			嚥下	喉頭挙上，口唇閉鎖，むせ，嚥下回数など
			口腔内残留	残留量，残留場所など
			（上記を食物ごとに評価する）	
専門機関	精査	嚥下造影検査（VF） 嚥下内視鏡検査（VE）		

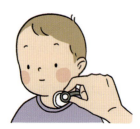
頸部聴診
聴診器を喉頭の側面下方付近に当て，嚥下前後の音を聴き取り，咽頭残留や誤嚥を評価する

胸部聴診
摂食時は，気管支や肺上部の呼吸音の変化に注意する
摂食後は，前胸部・側胸部・背部を聴取する

パルスオキシメータでのモニタリング
プローブを指や足の爪の生え際に装着させ，摂食時のSpO₂と心拍数を測定する
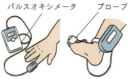
パルスオキシメータ　プローブ

測定できれば小型タイプのものでもよい

図2 摂食時のリスク管理

抱っこ
腕で後頭部を支えて安定させる

ティルトやリクライニング
食物の送り込みを重力で助ける

気管が上・食道が下になるため，食物が気管に入りにくくなる

座位保持装置や椅子
身体をなるべく安定させ，頸部は伸展しないようにする
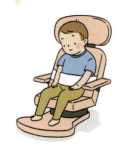

図3 食べるときの姿勢の例

優先する．脱感作にて過敏が軽減することもあるが，我慢をさせて触り続けることが逆効果になることもある．自分から触ろうとする場合は不快と感じにくいため，子ども自身の指をなめさせるよう誘導したり 図4 ，スプーンなどを持たせて口に運ぶよう働きかける（アクティブタッチ）．

❸ 歯固め玩具かみ

さまざまな形態の玩具をかんだりなめたり吸っ

表4 食物を使わない間接訓練

姿勢づくり		・座位保持装置や椅子などで座位を保つ ・頸部運動や寝返りなどの身体リハ
過敏	脱感作	・手のひらや指全体で過敏部位をしっかり触る ・軽く触られると不快を感じやすい
	アクティブタッチ	・自分の指をなめさせる ・スプーンなどを持たせて口に入れる
歯固め玩具かみ		・さまざまな歯固め玩具をかませる
口腔器官のストレッチ		・口唇周囲の筋を，つまむ，膨らませる，縮める，伸ばす ・顎の下から舌を押し上げる

たりすることは，口腔内の過敏を予防したり，口腔器官の協調運動を育み，摂食の準備を整える．

❹ 口腔器官のストレッチ

口腔器官の自発運動や可動性が乏しい子どもでは，口腔器官をストレッチして可動域を拡大させる 図5．これはバンゲード法Ⅰとして広く知られている．

❺ 食物を使った直接訓練

表2 のリスク確認にて状態が落ち着いていれば，食物を使った訓練を導入する 表5．

❶ 嚥下の練習

直接訓練の開始に当たっては，体幹の安定や定頸の獲得が望ましく，未定頸の場合は誤嚥を招くことが多い．嚥下時の喉頭挙上を助けるため，前頸部が軽度に屈曲し，リラックスしていることも重要である．食物を舌で送り込む力が弱い場合や誤嚥を防ぎたい場合は，ティルトやリクライニングにし，重力の助けを借りる 図3．

顎や口唇を閉じられなかったり，舌を突出してしまう子どもでは，支援者がオーラルコントロールをし，嚥下するまで顎や口唇の閉鎖を手助けしていく 図6．子どもの身体や頸部が不安定な場合は，顎や口唇をコントロールしやすい後方からの介助をするとよい．椅子や座位保持装置に座っている場合は，子どもの摂食動作を観察しやすい前方からの介助ができる．

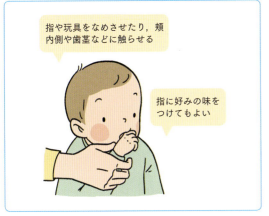

図4 触覚過敏への対応

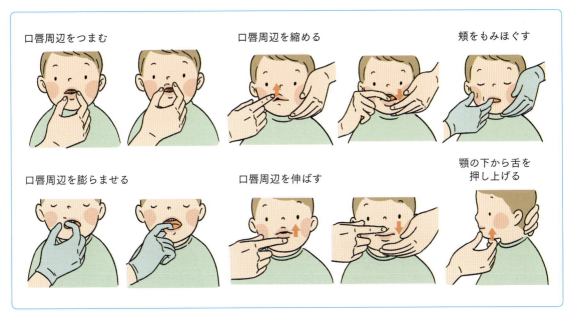

図5 バンゲード法Ⅰ

表5 食物を使った直接訓練

段 階	使用する食物の例	訓練内容
嚥下	・薄味の水分 ・なめらかなペースト状の食物	・スプーンなどで少量をなめる程度から始める ・嚥下反射が確認されたら，徐々に一口量を増やす ・聴診やパルスオキシメータを併用する
捕食	・ペースト状の食物 ・ヨーグルト	・食物を見せながらスプーンを真っすぐに入れる ・上唇が下りるまで待ち，ゆっくり引き抜く
押しつぶし	・ムース状やマッシュ状の食物 ・舌と上顎でつぶせる固さの食物	・食物を舌先に置く ・舌の上下運動で押しつぶしをさせる
咀嚼	・細長く切ったちぎれにくい食物（パイナップルの芯，ドライフルーツ，するめ） ・口どけの良い菓子（離乳食用の菓子，スナック菓子）	・奥歯や歯茎に食物をのせてかませる ・顎を上下に動かしてかみつぶしをさせる ・顎をずらしてすりつぶしをさせる
かじり取り	・細長く切った軟らかい食物（茹でブロッコリー，バナナ） ・細長く口どけの良い菓子（離乳食用の菓子，スナック菓子）	・前歯で少量ずつかじり取らせる

❷ 捕食の練習

　捕食とは，口唇を閉じてスプーン上の食べ物を捉えて口の中に取り込む動作である．顎を閉じたり上唇を下ろすことが難しければ，オーラルコントロールなどで介助する．舌触りの良いスプーンを選ぶとよい 図7 ．

❸ 押しつぶしの練習

　押しつぶしとは，軟らかい食物を舌と上顎で押しつぶす動きである．送り込みが不良である場合は滑らかなムース状，送り込みはできるが唾液の貯留がある場合はマッシュ状の形態が良いことがある．顎の動きが弱かったり大き過ぎる子どもでは，軽く顎を介助し適度な顎の動きを練習する．顎を支える筋群の発達や顎の安定が重要となるため，理学療法士などとの連携が望ましい．

❹ 咀嚼・かじり取りの練習

　咀嚼とは，食物を舌で歯茎や奥歯へ運び，舌の側方の動きで歯茎や奥歯にのせ続けながらかむ動作である．顎を上下に動かしてかみつぶしたり，顎をずらしてすりつぶす動作を引き出すよう，奥歯に食物をのせて顎を介助する．顎の動きが大きいと食物がばらけやすいため，小さな動きでかめることを目指す．また，軟らかい食物や細長い口どけの良い菓子などで，前歯でのかじり取りを経

前方からの介助

親指を下唇の下，人さし指を下顎下縁，中指を下顎の下に横向きに添える

動きを妨げないよう，指に力は入れず，軽く添える

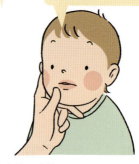

後方からの介助

親指を頬骨付近，人さし指を上唇，中指を下唇，薬指を下顎下縁に添える

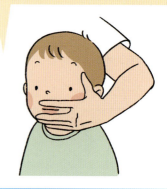

図6 オーラルコントロール

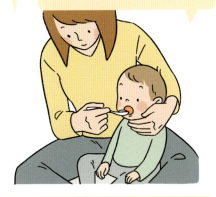

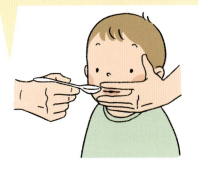

図7 捕食の練習

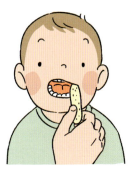

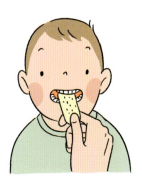

図8 咀嚼・かじり取りの練習

験させる．食物の物性を感知したり，適切な一口量を学習することにつながる 図8．

❻ 在宅での支援と連携

❶ 家族支援

摂食嚥下リハのためには，食材の買い物や調理などの準備が必要になる．しかし，家族によってはそれらの準備が楽しみになることもあれば，負担になってしまうこともある．家族の負担を想像するために，食事に関する5W1Hを考えてみるとよい 表6．

食事について，だれが準備する？（Who），何を食べる？（What），いつ食べる？（When），どこで食べる？（Where），どんな目的で食べる？（Why），どのように食べる？（How）．これらを踏まえ，家族に負担のかかりにくい提案ができるとよいだろう．

表6 在宅での摂食嚥下支援の5W1H

Who　誰が準備？	・家族の食事と一緒に作るのか？ ・子どもの食事だけ分けて作るのか？ ・家族用の食事にひと手間加えて用意できないか？ ・買い物はどのようにしているか？ ・それらの負担はどの程度か？ ・あると準備が便利になる物品はないか？
What　何を？	・どのような食形態を食べているか？ ・体調不良時には食形態を下げるまたは経管栄養にしているか？ ・通園や学校での食形態は？
When　いつ？	・家族と一緒に食べるのか？ ・家族は子どもの食事のためだけに時間を割いているか？ ・1日の食事（経管栄養）回数や時間は？ ・食事時間が長すぎたり，家族の休息時間と重なっていないか？
Where　どこで？	・椅子やテーブルは適切か？ ・食事は子どもから見えやすい位置にあるか？ ・音，明るさ，衛生状態などは適切か？
Why　どんな目的？	・必要栄養を全て経口から摂取するのか？ ・経管栄養と併用しリハや楽しみとしての食事か？ ・自分で食べられる工夫はないか？
How　どのように？	・食事の食べ方，一口量，ペース，注意集中，姿勢，むせ，食器や食具などはどのようであるか？ ・特別な介助方法は？ ・食事はどのくらいの時間をかけて，どの程度の量を食べるか？

❷ 多職種連携

摂食嚥下リハは多くの支援者の理解と協力が必要になり，多職種への報告・連絡・相談が欠かせない．

医師からは，法律上，食物を使う直接訓練を行う際に訪問看護指示書へ「摂食嚥下訓練」の記載をもらう必要がある．リハを進める中で直接訓練を始められるようになった場合は，「過敏が軽減した」「唾液が嚥下できるようになった」「痰が減少した」「食事に興味をもち出した」などの理由を述べ，追加指示をもらった後に開始する．また，他訪問看護や相談支援などへは，摂食訓練を開始したことや食形態・介助方法などを報告し，肺炎などのリスク管理や緊急時対応について相談しておくと安心である．通園や学校へは，安全な食形態や介助方法，口腔ケア方法などについて連絡しておくとよい．

✓ ココは押さえておこう！

摂食嚥下の支援では，「Who：誰が準備？」「When：いつ食べる？」について見逃されやすい．家族の世話や子どものケアをしながら食材の購入や調理をどうしているのか？食事は介助のため別時間ではないか？食事時間がかかりすぎ負担になっているのでは？など家族から聞いてほしい．支援時には見えない負担を想像できることが，良い支援につながるように思う．

（室田由美子）

2 食べる楽しみを支える

消化・排泄ケアとリハ

> **サマリー**
> - □「食べること」（消化）と「出すこと」（排泄）を一連の流れとして考え，アセスメントすることが重要である．
> - □ 消化・排泄の改善は，子どものもつ本来の胃腸の機能を高め，服薬や浣腸に頼らない支援が必要である．
> - □ 栄養や食形態だけではなく，姿勢や環境からのリハ専門職の支援も重要となる．

　小さく生まれた子どもや重い障がいのある子どもにとって，消化・排泄の問題は生活の一部であるといっても過言ではない．消化・排泄は呼吸状態や発作の頻度，睡眠リズムなど，子どもの健康・生活上のあらゆる問題に影響している．そこで「食べること（注入）」（消化）と「出すこと」（排泄）をひとつの機能と考え，支援することをお勧めしたい．消化・排泄は看護の領域であり，リハ専門職は摂食（動作）や食形態，道具の提案などに特化した支援が多いと思う．しかし，リハ専門職も摂食（動作）・消化・排泄を一連の機能と考え，リハの専門性を発揮した支援を立案してほしい．

❶ 子どもの消化・排泄の観察ポイント

❶ in-outバランスと栄養素を把握する

- inの要素：1日の食事（注入）の水分量，点滴など
- outの要素：尿，便，分泌物や吐物，不感蒸泄，代謝水 表1 [1)〜6)]
- 栄養素：詳細は192ページを参照

❷ 尿・便は一般的指標や数値を用いて評価する

- 尿の評価：1回量，1日の排尿回数，1日の合計量，色，匂いなど 表1 [1)〜6)]
- ・1回の尿量はオムツを計量し，オムツの重さを引いて計算する．
- 便の評価：1回量，1日の排便回数，匂い，便の性状，排便時のいきみ具合など
- ・便の性状の評価にはブリストル排便スケールを用いるとよい 表2 [7)]．
- ・小さく生まれた子どもや重い障がいのある子どもの多くは便秘である．便秘のため落ち着かなかったり，脈拍数が増加したり，発作が増えたりする．
- ・服用している薬剤の影響で尿・便の色が変化することがあるので，観察の際は注意する．
- ・腹部の視診・聴診・触診を実施しフィジカルアセスメントの習慣を付けることで，膨満感や腸蠕動音の変化を発見しやすい．

表1 年齢別in-outバランス表

推定エネルギー必要量(kcal/日)＝現体重(kg)×基礎代謝基準値×身体活動レベル＋エネルギー蓄積量
　　　　　　　　　　　　　→基礎代謝量(kcal/日)

※呼吸器使用や発熱などがある場合は，ストレス係数も考慮する必要がある

	年齢	胃容量(mL) 収縮時	胃容量(mL) 拡張時	身体活動レベル	エネルギー蓄積量(kcal/日) 男子	エネルギー蓄積量(kcal/日) 女子	基礎代謝基準値(kcal/kg/日) 男子	基礎代謝基準値(kcal/kg/日) 女子	必要水分量(mL/kg/日)	不感蒸泄量(mL/kg/日)	尿量(mL/kg/日)	排尿回数(回/日)	排便回数(回/日)
乳児	3カ月	140	170		120	120			120〜150	50	70〜90	15〜20(2時間おき)	2〜10
	6カ月	215	260		15	15							
幼児	1歳	370	460	ふつう(レベルⅡ) 1〜2歳：1.35 3〜5歳：1.45 6〜7歳：1.55 重い障がいのある子どもの場合 寝たきり：1.05 いざり移動：1.13 ベッド座位：1.08	20	15	61.0	59.7	100〜120	40	40〜50	8〜12(3時間おき)	1〜2
	2歳	490	585										
	3歳	575	680		10	10	54.8	52.2				5〜9(3〜6時間おき)	
	4歳	640	760										
	5歳	700	830										
学童	6歳	750	890		15	20	44.3	41.9	60〜80	30	30〜40	5〜7	
	7歳	800	940										

(文献1-6をもとに作成)

表2 ブリストル排便スケール（改変）

	分類	形状
便秘	①	固まらずコロコロした便（コロコロ便）
	②	コロコロがつながった一塊の硬い便（硬便）
普通	③	表面がひび割れたソーセージ様のひとつながりの硬い便（やや硬い便）
	④	表面が滑らかで軟らかくソーセージ様，または蛇のようなとぐろを巻く便（普通便）
	⑤	水分が多く，固まりきらない半固形の便（軟らか便）
下痢	⑥	ドロドロとした形を保てない便（泥状便）
	⑦	水様で形を保てない便（水様便）

(文献7をもとに作成)

❸ 内臓の位置を考慮し，消化しやすい姿勢を考える

食道と胃の位置関係から子どもの場合，仰臥位は嘔吐しやすく，腹臥位や座位は嘔吐しづらいとされている．重い障がいのある子どもの場合，胸郭扁平や側弯，筋緊張亢進の影響があるので，一般論ではなく個別に検討する必要がある．そのため食べる（注入する）ときの体位と胃内容の位置を考慮し，消化しやすいポジショニング（姿勢）を考える 図1 ．

- 仰臥位：上体を軽度挙上する．
- 腹臥位：長時間の保持は難しい．腹部の圧迫を最小限にし，こまめに観察する．
- 側臥位：消化がしっかりできれば右側臥位の方がよい．胃残が多いときは左側臥位の方がよい．側弯の場合は胃の位置が変位しているため個別に検討する．
- 座位：腹圧がかかりすぎないように軽度リクライニングする．また唾液の垂れ込みに注意する．
- 寝たきりの場合，注入時に身体を起こすことで結石を予防できる．また排尿を促進し，重症化を予防する．
- 身体を起こすことで便塊の移動を促進し，排泄時にいきみやすくする．

❹ 薬剤の情報を収集する

- 消化・排泄に関連する服薬内容・量，浣腸の有無・回数を把握する．その際に睡眠，活動量などを含めた生活全体として情報を収集するとよい．
- 抗菌薬を投与していると便は軟らかくまたは下痢になりやすいため脱水に気を付ける．

❺ 年齢や発達に合わせた胃容量や腸の働きを考える 表1 [1]〜[6]

小さく生まれた子どもや重い障がいのある子どもの場合，胃腸の働きが脆弱で未発達なことも多い．そのため腸内環境を整える目的として少しずつ注入剤以外のもの（野菜スープやみそ汁の上澄みなど）の摂取を検討する．この際医師とよく相談し，量やアレルギーに留意する（詳細は195ページ参照）．

❻ 決まった時間（できれば朝）にトイレに座る習慣を付ける

決まった時間に定期的にトイレに座ることで，

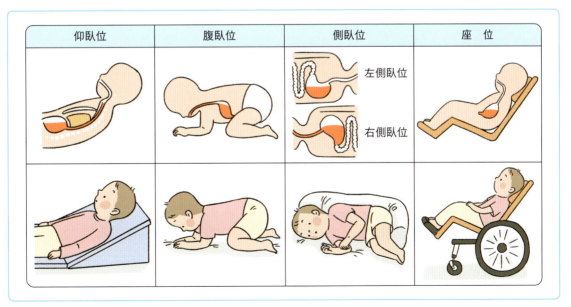

図1 身体の構造と姿勢の検討

排便が習慣化しやすく，寝ている姿勢より楽に排便できる．座位姿勢がとれる場合は，リハ専門職は踏ん張りやすく安定した姿勢が保持できる方法や工夫を援助に加えてほしい．

❷ モニタリング表

事例

痙直型脳性麻痺，女児，3歳8カ月．体重10.8kg，身長81cm．注入は経鼻胃管栄養法にて，栄養剤（エネーボ®200mL＋水50mL）250mL×3回＋白湯100〜150mL×2回/日．自力排尿あり，尿量650〜900mL/日．排便は便秘傾向のため毎日浣腸を実施．母親の話では，最近夜中から朝方に眠りが浅く，発作の回数が増え，注入中に時々嘔気を催し，苦しそうにしているとの情報あり 図2 ．

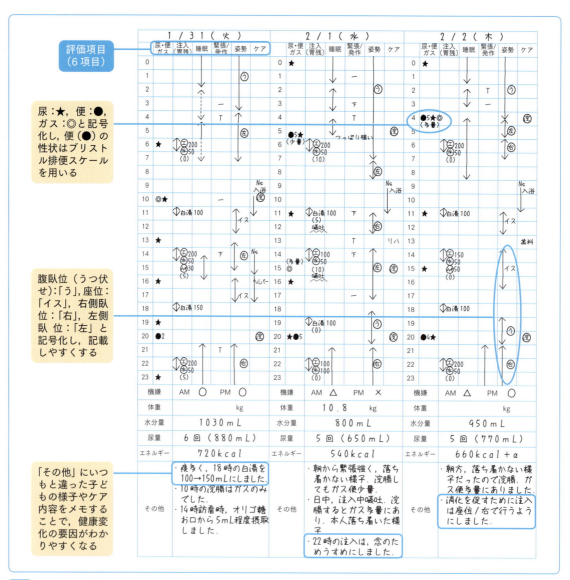

図2 モニタリング表

❸ モニタリングとアセスメントのポイント

この事例の問題点は，①夜間睡眠が不十分であること，②朝方の発作増加，③注入中に苦しそうな様子，である．そこで消化・排泄機能に問題があり，発作や睡眠障害が起きていると仮説を立てた．母親の話をもとに，生活の中で消化・排泄に影響を与える因子として「尿／便／ガス・注入（胃残量）・睡眠・緊張／発作・姿勢・ケア」の6項目を挙げた．このモニタリング表のポイントは，消化・排泄に関連する要因（尿／便／ガス・注入（胃残量））を中心に，生活全般と問題点の関係性を包括的に捉えることができる部分である．問題点とその他の要因との関係性が分かることで，計画的かつ具体的な支援を立案できる．ここでモニタリング表の情報をみてみる．夜中から朝方にかけて発作が増えているのが分かる．2月1日の母親のコメント欄の情報から，浣腸すると排ガスや排便が促され本人も落ち着き，その後，発作／緊張が緩和していることが分かる．また2月2日の浣腸で多量の排便があり，その後まとまった睡眠が得られている．これらのことから，消化・排泄が主問題であると推測できる．一方で1月31日の母親のコメント欄の情報に「痰多く」とあるので，感染症による体調不良も考えておく必要がある．しかし生活を整える支援として優先すべきは消化・排泄を促すことである．現在，腸内環境改善のためオリゴ糖経口摂取やみそ汁の上澄みを注入している．また消化を助ける支援として，座位での注入を始めている．その他に水分量の見直し，脱水の早期発見，腹部マッサージ，リハとしては安楽に座れるための椅子の提案やシーティング，日中の活動量を上げるためのあそびの提案などが支援できる．さらに医師に現状の問題点を報告し，栄養内容や消化吸収についての治療方針を確認する必要がある．服薬や浣腸に頼らず自力排便できる環境を整える支援が重要である．

> **✓ ココは押さえておこう！**
>
> 腸の働きを助けるケアは，健康を維持増進する一番身近で効果的な支援といえる．筆者の経験では消化・排泄が上手な子どもほど，障害の重さに関係なく感染しにくく元気である．消化・排泄機能を改善する支援は，食べもの（注入物）の工夫のほかに，姿勢や環境調整への介入も重要である．身体を起こし座ることで，内臓があるべき位置に収まり腸の動きはより活発になる．家族の食事時に同じ空間にいることで，匂いや雰囲気が刺激となり消化吸収を促すこともできる．そして，家族だんらんの時を過ごすことができる．そのために，注入時間を家族の食事の時間に合わせる工夫も大事である．

（光村実香）

文献

1) 厚生労働省：「日本人の食事摂取基準（2015年版）策定検討会」報告書．2014年3月．
2) 小泉恵子，他：障害をもつ子どもの栄養管理．梶原厚子，編著：子どもが元気になる在宅ケア．南山堂，2017，123-5．
3) 奈良間美保，他：症状を示す子どもの看護．奈良間美保，他：系統看護学講座専門分野Ⅱ 小児看護学概論 小児臨床看護総論 小児看護学①．医学書院，2016，388．
4) 幸松美智子：排泄行動．中野綾美，編：ナーシング・グラフィカ 小児看護学① 小児の発達と看護．メディカ出版，2017，105．
5) 萩原綾子：排泄の援助技術．中野綾美，編：ナーシング・グラフィカ 小児看護学② 小児看護技術．メディカ出版，2017，102．
6) 日沼千尋：生命を維持し恒常性を保つ機能の発達．松尾宣武，他編：新体系看護学全書 小児看護学① 小児看護学概論・小児保健．メヂカルフレンド社，2017，157．
7) Lewis SJ, et al：Stool form scale as a useful guide to intestinal transit time. Scand J Gastroenterol. 1997；32：920-4.

3 動きやすい身体をつくる

身体管理とケア

> **サマリー**
> - 小児の成長による変化に気付き，原疾患の進行を見通して備えることで，より良い成長を促す．
> - 重症児の多岐にわたり複雑に絡み合う病態には，原因を整理してひとつずつ対処し，その効果を評価して次の治療戦略を立てることを繰り返すことで改善を図る．
> - 日常生活での姿勢管理やリハは「治療」としての重要な柱である．

❶ 成長とそれに伴う病態変化

どの子どもも成長する．重症心身障害児も同様である．小児の成長による変化は劇的で，物理的に身体の構造が大きくなって機能が変わり，さらには情緒面も変化することで，障害が変化していく．これが成人との大きな違いであり重要な点であるが，見逃されやすい．図1のように，成長に伴って，側弯，股関節脱臼は学童期から思春期にかけて進行し，それと同時期に酸素投与や気管切開，経口摂取から経管栄養への移行といった生活上の問題も増加する．

例えば乳児期には，咽頭・喉頭の構造上，誤嚥が少ない（通常，赤ちゃんは息をしながらミルクを飲める）．しかし，成長とともに構造自体が大きくなり，摂取しなければならない栄養量が増えて，大きな食塊を口腔・咽頭・喉頭が協調して嚥下運動を行うための構造や機能が必要となる．そのため，重症児は成長に伴って嚥下障害が顕在化し，それに伴う誤嚥による肺炎，栄養不良といった悪循環となる場合や，自然気道・自発呼吸で生活していた児が気管切開による気道確保となる場合がある．日々の観察を通して身体の構造や機能の変化に気付き，原疾患の進行による問題発生を見通して備えることが，良い成長を促し，豊かな生活を送る上で重要となる．

❷ 複雑な病態へのアプローチ

重症児で非常に問題となる呼吸障害の要因は，呼吸中枢の障害，痰の喀出困難，てんかん発作，胸郭の変形，側弯による胸郭運動の障害，無気肺や肺炎の発生といったようにさまざまである．また，呼吸障害自体によって栄養摂取不良となり，さらに呼吸状態が悪化する悪循環を招く場合もある．単に呼吸障害といっても，問題となる原因は内科的なもの，整形外科的なもの，栄養管理，さらには緊張に影響を与える本人のメンタルの問題といったように多岐にわたって複合している．複合している問題だからこそ，原因を整理して理解し，ひとつずつ対処する．現在施行していることがどの原因に対してのアプローチなのかを明確にし，その効果を評価する．その上で次の治療戦略を考える．それを地道に繰り返すことで，複雑に

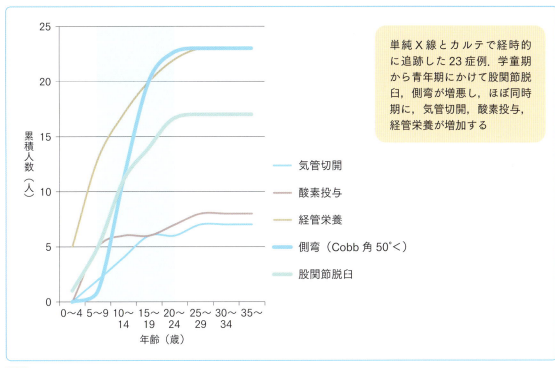

図1 年齢による病態の変化と医療ニーズ（股関節脱臼，側弯と医療ニーズ）

絡み合う病態の改善を図る．

③ 「治療」としての姿勢管理やリハビリテーション

前述のように，ひとつの病態が重く複雑な要因が絡み合った病態のために，さまざまな方向から集学的に治療することが必要となる．リラクセーション，排痰や栄養摂取などを考慮した姿勢管理など，日常生活での「治療」の基盤がないと，内服薬や呼吸器の使用だけでは状態の改善はなされない．「治療」というと薬剤や手術を考えがちだが，このように日常生活での姿勢管理やリハは「治療」としての重要な柱である．

④ 重症心身障害児の身体の特徴

原疾患によるプロポーションの異常（水頭症の頭囲拡大，骨系統疾患の四肢短縮など），中枢神経に起因する異常反射，緊張異常，知覚・認知機能の障害，重度の知的障害などにより，運動障害，姿勢保持困難が生じる．こうした状態が長い間積み重なっていくことで身体の変形や拘縮が進む．これに加えて，小児特有の「成長する」という要素が大きく作用する．異常な姿勢や筋緊張の中で骨が大きくなっていくことで，変形や脱臼が促進されてしまうのである．体格や姿勢の変形により，見た目だけでなく，呼吸，循環，栄養摂取の障害が起こり，さらなる全身状態悪化を招く 図2．

❶ 筋緊張の異常

重症児の筋緊張は，亢進する場合も，低下する場合もあり，さらには，アテトーゼやジストニーのように筋緊張の亢進と低下が混在し，時間単位で変動する場合もある．筋緊張の「亢進」「低下」「変動」のいずれの場合でも，体格の変形や関節拘縮が引き起こされ，側弯や股関節脱臼が生じる

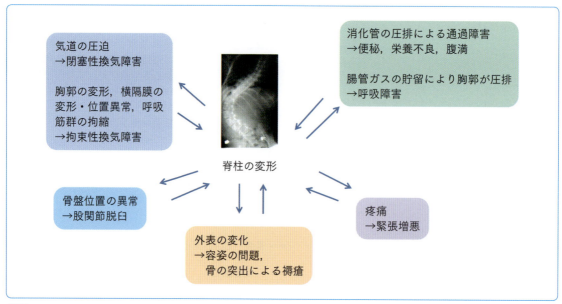

図2 変形が全身に影響を及ぼす例

こともある．

　異常緊張への対処として，最も大切な基盤となるのは日々の生活での「治療」であるポジショニングやリハである．特に問題となりやすい「亢進」や「変動」の状態に対しては，内服薬物療法，筋肉を弛緩させる薬剤を筋肉内注射する治療（ボツリヌス毒素療法），持続的に脊髄内に薬剤を注入するカテーテルとポンプを埋め込む手術を行う治療（バクロフェン持続髄注療法），痙性に関わる筋肉や神経を処理する外科手術療法があり，この順に治療の侵襲は大きくなる 図3．

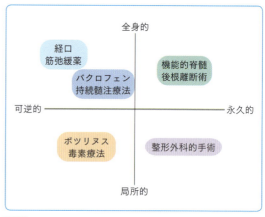

図3 異常緊張に対する治療戦略

❷ 異常緊張に対する治療

a．ポジショニング

　それぞれの変形，拘縮に合わせて，リラックスできる体位，姿勢を考えていく．排痰，栄養摂取，褥瘡対策といった観点で，姿勢バリエーションを工夫して増やしていく．特に，腹臥位はリラクセーションだけでなく，排痰に非常に有効である．また，姿勢保持装置の作製，体型に合った車いすの作製を行う（244ページ参照）．

b．徒手的リハビリテーション

　関節可動域運動，筋マッサージは変形・拘縮予防自体に有用であるが，そればかりでなく，排痰促進，疼痛軽減，リラクセーションといった効果によりさらに緊張や苦痛が軽減される．

c．生活リズムや心理的対応

　過緊張や苦痛の誘因となる生活上のストレスに気を配ることも重要な「治療」である．肺炎などの合併症の予防，痰貯留の不快感の除去，睡眠や

生活リズムの乱れを整える，環境変化による不快といったものに気を配り，環境の調整や，必要であれば睡眠や生活リズムを整えるための薬物療法を行う．

d．内服薬物療法

フェノバルビタールは，もともと抗てんかん薬であるが，緊張軽減や鎮静の効果が高く，よく用いられる．

ジアゼパム，クロナゼパムなどのベンゾジアゼピン系の薬剤は，抗てんかん薬，抗不安薬，鎮静薬としても用いられているもので，緊張軽減の効果も高い．また，精神的な緊張にも効果が期待できる．

チザニジン，バクロフェン，ダントロレンなどの抗痙縮薬は，筋肉に直接作用するものや筋肉につながる神経に作用する薬剤である．

内服薬物療法では，薬剤がちょうどいい効果を発揮する血中濃度で維持されることが重要である．したがって，内服時間（個々の薬剤の作用時間，緊張の強い時間や睡眠リズムへの配慮），量（体重増加や成長に合わせる）を適正に調整する必要がある．訪問スタッフはこれらの点に注意して観察し，担当医に報告する．

e．ボツリヌス毒素療法

ボツリヌス毒素療法は，ボツリヌス毒素を緊張が強い筋に筋肉内注射し，局所に弛緩効果を得る治療法である 図4 ．効果は3～4カ月で，年2～3回の施術を行う．局所の治療であるが，緊張の強い部分が緩和されることで，全体的な緊張軽減も期待できる．この治療はリハを併用することが必須で，治療によって緩めた筋緊張で関節可動域を改善させ，良い姿勢をとらせることで効果があるものである．治療戦略を立てる上で，どの筋肉に注射して緊張をとることが有効か，次回の施術予定日の目安（効果の切れ目）を念頭に置いて，訪問スタッフは施術前と施術後の全身の変化を観察し，担当医と連携をとる必要がある．

f．バクロフェン持続髄注療法

バクロフェン持続髄注療法は，内服薬としても用いられているバクロフェンを皮下に埋め込んだポンプ（直径7cmの円盤型）から脊髄内に挿入したカテーテルを通して持続的に注入する治療法で，下肢の緊張軽減や反り返りに非常に効果がある 図5 ．カテーテルを挿入する位置によっては上肢の痙縮にも効果がある．3カ月に1度，皮膚からポンプに注射針で薬剤を補充し，症状に応じ

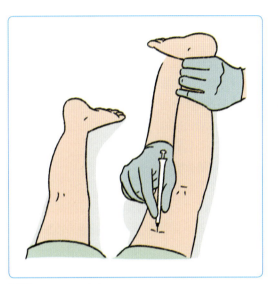

図4 ボツリヌス毒素療法

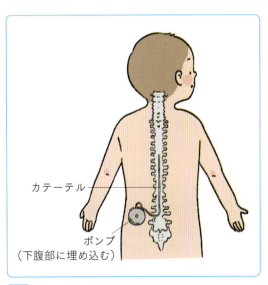

図5 バクロフェン持続髄注療法

て注入量を調整していく．

合併症には，感染，カテーテルが髄腔から抜ける，髄液が漏れるなどがある．また，便秘，嘔気，眠気，排尿障害，筋弛緩による呼吸状態の悪化などの症状が起こる場合がある．訪問スタッフは上述の症状の有無を確認し，カテーテルトラブルや合併症の早期発見に努める．また，緊張の様子を担当医師と情報共有して薬剤投与量の調整を行っていく．

g. 外科手術療法

● 筋解離術

筋線維を解離して緩めるもので，目的の関節周囲で身体全体に影響を与えにくい筋に対しバランスよく部分的に施術する選択的筋解離術から，緊張が高度な場合には，腱切離や筋の全切離を行うものまである 図6．

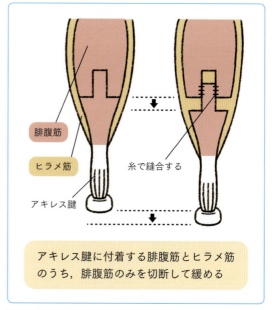

図6 尖足に対しての筋解離術の例

アキレス腱に付着する腓腹筋とヒラメ筋のうち，腓腹筋のみを切断して緩める

● 機能的脊髄後根離断術

手技的に下肢症状にしか適応がなく，わずかでも自力で動くことが可能な3～8歳程度の子どもに適応される．文字通り，脊髄神経の後根を，排泄や消化に関わるような必要なものは残し，痙性に関わるものを選択的に離断することで改善を図るものである．

バクロフェン持続髄注療法，外科手術療法についても，内服薬物療法と同様に施術により軽減した緊張の状態でリハを行うことが，目的の効果を得る上で必須となる．

❸ 側弯，股関節脱臼

側弯や股関節脱臼は，緊張の亢進・低下どちらの場合でも起こり，発症するメカニズムも個々によると考えられているが，側弯や股関節脱臼は寝たきりの姿勢が多い重症児ほど発生率が高く，骨盤の位置異常が脊柱や股関節の変形に大きく影響していることは一致した意見である．

したがって，進行予防，治療として重要なのは，日々の姿勢管理で骨盤の位置を保つことである．加えて，過緊張に対しての内服薬物療法やボツリヌス毒素療法を行うことで良い姿勢を維持し，リラックスを得るようにする．

こうした治療によっても側弯が進行してしまう場合は，呼吸や消化などへの影響が出る前に，脊柱固定術による手術療法を検討する 図7．側弯と股関節の脱臼が両方ある場合，骨盤位置に影響が大きい側弯の手術を先に行うことが多い．

重症児の側弯に対しての脊柱固定術の適応は，齋藤らの「15歳でCobb角40°以上」の基準がよく知られており，呼吸や消化などへの悪影響や全身状態を考慮して施術が検討される．さらに現在は「10歳・Cobb角70°」での適応基準も一般になりつつある．

股関節脱臼については，疼痛出現，姿勢管理上の問題の改善目的に手術療法が考慮される．
（脊柱固定術の単純X線写真および手術について，神奈川県立こども医療センター整形外科 中村直行先生から情報提供いただいた．）

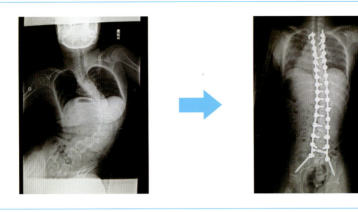

図7 脊柱固定術
(写真提供：神奈川県立こども医療センター整形外科 中村直行先生)

訪問スタッフにみてほしいポイント

体格の変化で装具や姿勢管理方法が合わないことによる皮膚トラブル，身体が大きくなって気管切開のカニューレが合わなくなることによる呼吸状態の悪化，成長に合わせた栄養や投薬量が不適切であることでの体調悪化といったように，成長に伴う変化によって問題が引き起こされる例があり，成長自体が思わぬ深刻な病態の原因となっていることがある．成長とそれに伴う変化に訪問スタッフが気付くことは，早めの予防・対処につながる．それだけでなく，家族に日々の成長を伝えることで，子どもが成長する喜びを改めて家族が感じる機会にもなる．日々成長している子どもの変化を感じ取るセンスを，子どもの生活の場である家庭で接する訪問スタッフにこそぜひ磨いてほしい．

(長谷川朝彦)

文献

1) 小﨑慶介，他：特集 小児の麻痺性脊柱変形をどう扱うか．クリニカルリハビリテーション．2016；25 (7)：644-78.
2) 君塚 葵，編：特集 脊柱の変形―側弯をもっと知ろう．はげみ．2014；10・11月号．
3) 岡田喜篤，監，井合瑞江，他編：新版 重症心身障害療育マニュアル．医歯薬出版，2015.
4) 小川勝彦，監，児玉和夫：重症心身障害児・者医療ハンドブック．第2版．三学出版，2014.
5) 日本小児神経学会ウェブサイト：小児神経Q&A，Q11 重度脳性麻痺のこどもの筋緊張対処について教えて下さい（2019年4月24日閲覧）
   https://www.childneuro.jp/modules/general/index.php?content_id=18
6) 国立成育医療研究センターウェブサイト：バクロフェン持続髄注療法（2019年4月24日閲覧）
   https://www.ncchd.go.jp/hospital/sickness/children/009.html
7) 根本明宣，監：バクロフェン髄注療法（ITB療法）を受けられる方へ．バクロフェン髄注療法パンフレット．第一三共，Medtronic.
8) 根津敦夫，他編：小児脳性麻痺のボツリヌス毒素治療．診断と治療社，2008.
9) Graham HK, et al：Recommendations for the use of botulinum toxin type A in the management of cerebral palsy. Gait Posture. 2000；11 (1)：67-79.
10) Saito, et al：Natural history of scoliosis in spastic cerebral palsy. Lancet. 1998；351 (9117)：1687-92.

3 動きやすい身体をつくる

身体ケアとリハ（基礎編）

> **サマリー　子どもとの関わり方**
> - □子どもに声を掛けるときは，一方通行ではなく，双方向でやりとりしながらコミュニケーションを深めていく．
> - □子どもに触れるときは，体温，皮膚の張り，随意的な動きなどを感じ取る．触れた手を通して子どもの活気や健康状態を類推する．
> - □子どもの身体を動かすときには，わずかな反応を感じ取り，子ども自身の動きを引き出していくことが必要である．

1 はじめに

　子どもと関わることに慣れていないと，四肢の関節拘縮や脊柱の側弯などに着目して，すぐに身体を動かしたり姿勢を直さなければと考えてしまう．しかし，心地よい関わりがないと，子どもは泣いてしまったり身体をつっぱったりして拒否反応を示す．まずは，声の掛け方，身体の触れ方，動かし方を意識しながら関わり，子どもが安心して身体を委ねられるような環境をつくっていく．

2 声の掛け方

　重い障がいのある子どもは，言葉を介したコミュニケーションが困難な場合が多い．声を掛けても，触れても，動かしても，はっきりとは応えてくれない．しかし，聞こえているかもしれない，感じているかもしれない，表現する手段が少ないのかもしれないと考えてみる．言葉にならなくても，目や口のわずかな動き，手足の力の入り具合など，その子どもなりのサインを探してみる．子どもとの関わりは，一方通行ではなく，双方向でやりとりしながら深めていくものである．例えば，「こんにちは」と子どもに声を掛けてみる．このとき，顔の近くで大きな声で話すと子どもは驚いてしまう．静かに見つめ，お互いの視線があったときにゆっくりと声を掛ければ，子どもが応えてくれることが多い．子どもがサインを出しやすいよう，支援者には工夫や配慮が必要である．

3 触れ方

　子どもの身体に急に触れると，反り返ったり，泣いたり，呼吸を止めてしまうことがある．赤ちゃんは皮膚が未熟な状態で生まれ，成長とともにバリア機能が備わっていく．また，抱っこやマッサージなどの親子のスキンシップを通して，赤ちゃんは心地よい刺激を感じ，皮膚感覚が育っていく．小さく生まれた子どもや重い障がいのある子どもは，入院中に気管挿管や点滴などの痛みを伴う医療処置を受け，ずっと強い刺激にさらされてきた．さらに，親子の触れ合いも少なかったた

め，触覚刺激に過剰に反応してしまうのである．

　子どもに触れるときには，おっかなびっくりではなく，しっかりと触れると安心感が得られやすい．指先だけに力が入らないようにし，手掌全体で包み込むように触れる．子どもに合った力加減を知るためには，まずは大人同士で心地よい触れ方を意識して練習するとよい．子どもに触れてみると，体温，皮膚の張り，随意的な動きなどを感じる．触れた手を通して，子どもの活気や健康状態も類推することができる．

4 動かし方

　自分で身体を自由に動かすことが少ない子どもは，筋肉や関節が次第に硬くなり，ますます動きが制限されていく．関節拘縮や身体変形の進行予防とともに，わずかな反応を感じ取り，子ども自身の動きを引き出すように動かすことが必要である．筋緊張が高い場合にはリラクセーションを図り，筋緊張が低い場合には身体の重さや動きを補助する．関節可動域運動では，子どもの身体を大きく動かす前に，皮膚や筋肉をマッサージして循環状態や柔軟性を改善すると効果的である[1]．関節拘縮や緊張が強い場合，むやみに筋肉を伸張すると皮膚に大きな負担がかかる 図1 ．子どもは身体が小さく，四肢は細く脆い．安全に動かすには，なるべく広い面を把持し，身体の重さを支えながら行うとよい．体位交換や抱っこ，おむつ替えや着替えなどをイメージし，ケアを行うときに役立つような子どもの動かし方を家族や支援者に伝える 図2 ．リハ専門職だけが身体を動かすのではなく，家族や支援者と協力して，日々のケアで少しずつ実施していくことが重要である．

5 緊張を緩和するコツとアイデア

　子どもが緊張して反り返っているときには何らかの原因があることが多い．まずは，原因を一つひとつ丁寧に検索し，子どもの訴えに合った対応を考えることが必要である 表1 ．次に，緊張を緩和するためにいくつかの方法を試みてみる 図3 ．それでも，どうしても緊張が緩まない子どもの場合，家族を交えて，主治医と内服薬の調整や痙縮治療について相談する．このときも，「いつ，どのような場面で，どれくらい緊張してしまうのか」，「緊張が緩むのはどんなときなのか」といった日々のモニタリングはとても重要な情報になる．

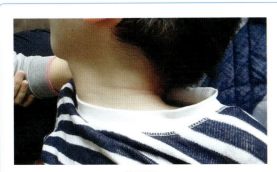
後頸部

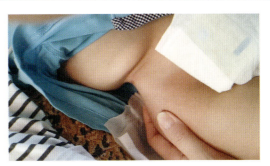
側弯凹部

筋肉の短縮が強い場合，むやみに伸張せず，
リラクセーションや皮膚のマッサージを入念に行う

図1 注意が必要な状態と「動かし方」

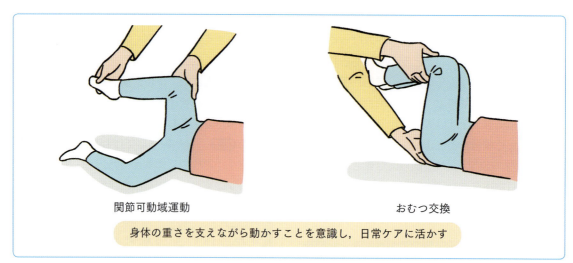

関節可動域運動　　　　　　　　　　　　おむつ交換

身体の重さを支えながら動かすことを意識し，日常ケアに活かす

図2 日常ケアにつながる「動かし方」

表1 緊張が強くなる原因と対応例

原因	対応
痰がたまって苦しい	吸引，気道確保，体位排痰
おなかが張って苦しい	マッサージ，ガス抜き，排便ケア
熱がある	クーリング，解熱剤
暑い	掛物調整，室温調整，クーリング
寒い	掛物調整，室温調整，マッサージ
身体が圧迫されて痛い	除圧，体位変換，クッションやマットの調整
つまらない	声を掛ける，抱っこする，遊ぶ
うれしい	落ち着かせる

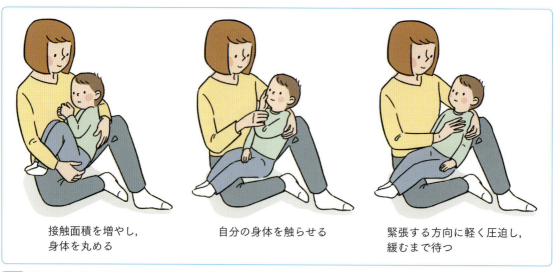

接触面積を増やし，　　　　自分の身体を触らせる　　　緊張する方向に軽く圧迫し，
身体を丸める　　　　　　　　　　　　　　　　　　　　緩むまで待つ

図3 緊張を緩和する方法

> **✓ ココは押さえておこう！**
>
> 　身体（からだ）をケアすることは，健康な身体を育むだけではなく，子どもの主体的な生活を支援することにつながっている．在宅リハでは，身体に触れ，姿勢や動作を支援することで，子どもに自分の身体への気付きを与えているという視点をもつことも必要である．例えば，「起き上がるときに，子どもが自分の手で少し支えるようになった」「抱っこして姿勢が安定すると，2つの玩具を見比べるようになった」など，わずかな変化を積み重ねることが子どもの成長発達を促進する．

（長島史明）

文献

1) 長島史明：手足や身体を柔らかく保つ．田村正徳，監：在宅医療が必要な子どものための図解ケアテキストQ&A．メディカ出版，2017, 190-9.
2) 梶原厚子：ベビーケア．梶原厚子，編著：子どもが元気になる在宅ケア．南山堂，2017, 36-52.

3 動きやすい身体をつくる

身体ケアとリハ（実践編）

> **サマリー** 姿勢とポジショニング
> - 重い障がいのある子どもにとって，快適な姿勢づくりやポジショニングは重要なアプローチのひとつであり，目的や活動によって複数のバリエーションを検討する．
> - 成長や発達を促すために，姿勢を安定させるだけではなく，運動や抗重力位につなげる視点をもつ．
> - 子どもの運動能力がいわゆる「寝たきり」だとしても，生活の中では「寝たきり」にしないコーディネートが求められる．

1 はじめに

　重い障がいのある子どもにとって，快適な姿勢づくりやポジショニングは重要なアプローチのひとつである．在宅では，子どもはベッドや布団の上に仰臥位でいることが多い．仰臥位は，家族や支援者にとっては目が届きやすくケアがしやすい．しかし同じ姿勢でいると変形や拘縮を助長し，子どもが認識する世界も広がっていかない[1]．また，「リラックスするときには仰臥位」，「手で玩具を触って遊ぶときには側臥位」，「ご飯を食べるときには椅子座位」など，生活の中では目的や活動によって適した姿勢が異なる．さらに，ベストポジションであっても，自由に動けない子どもにとって常時同じ姿勢でいることは，身体と床との接地面や重力がかかる方向がいつも同じになり，変形を助長する原因となる．良肢位を長時間とることよりも，複数の姿勢やポジショニングを考え，実践していく必要がある．
　子どもはさまざまな運動や姿勢を経験しながら発達していく[2]．成長や発達を促すためには，姿勢を安定させるだけではなく，寝返りや起き上がりなどの運動，座位，膝立ち位，立位などの抗重力位につなげる視点をもつことが大切である．子どもの運動能力がいわゆる「寝たきり」だとしても，日々の生活の中でいろいろな姿勢をとり，さまざまな活動を経験することで，「寝たきり」にしないコーディネートが求められている．

2 仰臥位

❶ 姿勢の一般的な特徴
　他の姿勢と比べて，身体と床との接触面が比較的広く，安定しやすい．家族や支援者は子どもの表情や動きを観察しやすい．

❷ 注意点
　同じ姿勢を長時間とっていると，背中や臀部が赤くなり，痛みやしびれにつながる．背中が沈み込んで胸郭が変形してしまうこともある（後弯変形）．また，仰臥位は四肢がまとまりにくく，抗重力的な運動が行いづらい．舌根沈下，唾液貯

留，胸郭の運動制限などが生じるため，呼吸には不利な姿勢である．

❸ ポジショニング例
ポジショニングの例を 図1 に示す．

3 仰臥位（側弯＋下肢の変形拘縮がある場合）

❶ 姿勢の一般的な特徴
緊張や変形拘縮の影響により，身体が曲がったりねじれながら仰臥位を保持している状態である．下肢は屈曲して左右どちらかに倒れていることが多い（風に吹かれた股関節）．身体と床との接触面が非常に少なく，不安定な姿勢である．

❷ 注意点
側弯および下肢の変形拘縮があると左右対称的な姿勢をとることは難しい．下肢を正中に戻そうとすると骨盤が引き上がり，側弯がさらに悪化してしまうことがある[3]．側弯や胸郭の変形により，呼吸運動に偏りが生じるため，不規則なパターンになることが多い．

❸ ポジショニング例
ポジショニングの例を 図2 に示す．

4 側臥位

❶ 姿勢の一般的な特徴
身体全体を屈曲することができ，比較的リラックスしやすい．身体と床との接触面は広くはないが，身体を屈曲すると支持基底面が大きくなり姿勢が安定しやすい．また，四肢が身体に触れやすく，動かしやすい．唾液が飲み込めなくても口の外に出すことができるため，気道確保がしやすい．

❷ 注意点
同じ姿勢を長時間とっていると，下側の肩や骨盤周囲に荷重がかかり，痛みやしびれにつながる．また，上側の上肢の重さがかかるため，胸郭が圧迫されて呼吸運動が小さくなってしまう．背中が丸くなりやすいため胸郭が変形してしまうこともある（後弯変形）．下側の胸郭は膨らみにくくなるため，仰臥位よりもかえって呼吸が苦しくなる場合がある．

❸ ポジショニング例
ポジショニングの例を 図3 に示す．

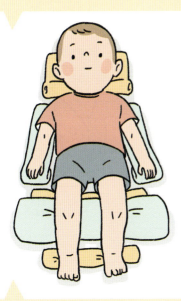

- 頭や四肢の重さを支え，できるだけ左右対称にする
- 頭部は枕の高さを調整し，頸部との隙間も支える
- 顔は真上よりも，左右どちらかを向いている方が呼吸は楽であるが，いつも同じ方向にならないように注意する
- 上肢は肩甲骨〜腕全体を支える．手背と手掌の向きはいつも同じ方向にならないように注意する

- 下肢は屈曲させ，骨盤を後傾位にする．仙骨・尾骨部と床との接触面を確認し，いつも同じ位置にならないように注意する
- 足部は尖足にならないように注意し，足底に合わせてクッションやタオルを置く

図1 仰臥位のポジショニング

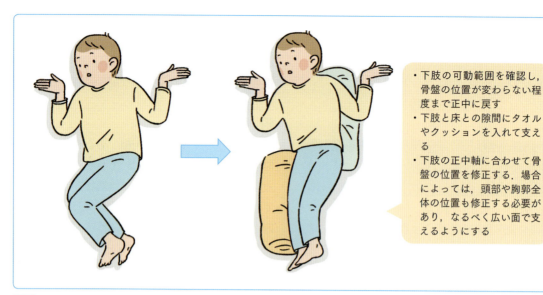

- 下肢の可動範囲を確認し，骨盤の位置が変わらない程度まで正中に戻す
- 下肢と床との隙間にタオルやクッションを入れて支える
- 下肢の正中軸に合わせて骨盤の位置を修正する．場合によっては，頭部や胸郭全体の位置も修正する必要があり，なるべく広い面で支えるようにする

図2 仰臥位のポジショニング（側弯＋下肢の変形拘縮がある場合）

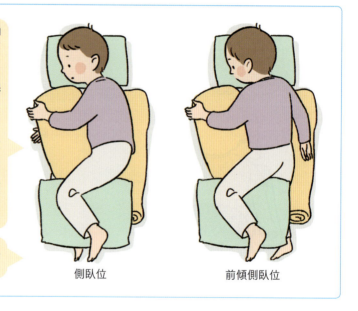

- 姿勢を安定させるために身体を軽度屈曲位とし，前側と後側にクッションやタオルを配置する
- 頭部の高さや位置を調整して重さを支える．顔は少し床方向に向け，気道を確保する
- 上側の上肢は，あまり後方に引きすぎると肩関節脱臼の危険性があるため注意する
- 下側の上肢は，枕と体幹支えとの間に空間をつくり，なるべく荷重をかけないようにする
- 背中側を支えるクッションの高さを調節することで，姿勢を少しずつ変えることができる

- 身体をやや前方に倒していくことで腹臥位に近い姿勢ができる（前傾側臥位）

側臥位　　　　　前傾側臥位

図3 側臥位のポジショニング

5 腹臥位

❶ 姿勢の一般的な特徴

身体全体を屈曲することができ，比較的リラックスしやすい．また，身体の前面で支えることで，後頭部や背中は床との接触や圧力から解放される．鼻汁や唾液をしっかり流出することができ，気道が確保されやすい．また，背中側の胸郭運動が大きくなるため換気が改善する．

❷ 注意点

日常的にとることが少ない姿勢のため，慣れな

いうちは子どもが嫌がってしまうことが多い．顔の向きだけではなく気道確保に留意し，上下肢がだらんとしないようにしっかり支える．気管切開や胃瘻などがある場合には安全に十分に配慮する．

❸ ポジショニング例
ポジショニングの例を 図4 に示す．

❻ 緊張が高い子ども
❶ 姿勢の一般的な特徴
緊張が高い子どもは，反り返りが強く，床に身体を自分で押し付けてしまう．また，苦しくてもうれしくても感情表現として身体をつっぱることが多い．

❷ 注意点
反り返りの姿勢そのものが大きな負担になり，痛みやしびれが生じる．頸部が過伸展して下顎が引かれるため，気道が狭くなり呼吸がさらに苦しくなる．胸郭が引き上がり，上肢で胸郭を圧迫してしまうため，呼吸運動が制限される．

❸ ポジショニング例
ポジショニングの例を 図5 に示す．

- 身体の前面で支えることを嫌がってしまう場合，腹臥位の前に，前傾側臥位や前もたれの座位を行うとよい．身体にかかる荷重を調整しながら，ゆっくり慣れさせていく
- 四肢を屈曲し，四つ這い位に近い姿勢にすると比較的受け入れがよい
- 子どもの表情が見えづらいため，頭部の位置を調整してよく観察する
- バランスボールを使用して腹臥位を行うと，接触面が広く，角度によって荷重を調整できる

- 気管切開をしている場合，カニューレが抜けないように事前にバンドの固定を確認する．また，姿勢保持時にカニューレを圧迫しないように周囲に隙間を設けて除圧する
- 胃瘻がある場合，胃瘻接続部を圧迫しないように周囲に隙間を設けて除圧する．ドーナツ型クッションを使用すると除圧が簡便に実施できる

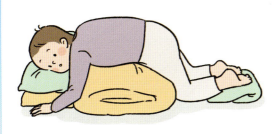

布団を使った腹臥位

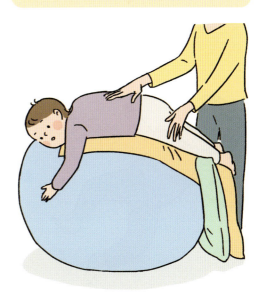

バランスボールを使った腹臥位

図4 腹臥位のポジショニング

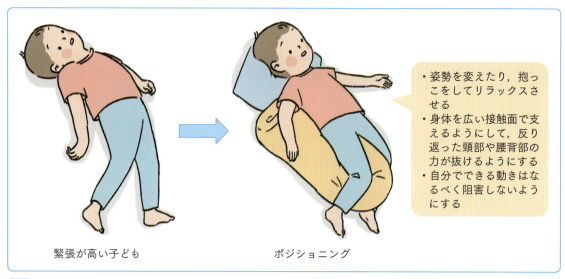

図5 緊張が高い子どものポジショニング

7 緊張が低い子ども

❶ 姿勢の一般的な特徴

緊張が低い子どもは，姿勢を保持することが十分にできず，結果的に床に身体が押し付けられてしまう．また，運動が自由にできないため，苦しい，うれしいなどの感情表現が乏しい．

❷ 注意点

自分で身体を動かせないため，接触面や圧力がいつも同じ場所に偏り，痛みやしびれが生じる．舌根沈下や下顎後退がみられやすく気道が狭小化して呼吸が苦しくなる．胸郭も大きく動かせないため呼吸運動が弱い．

❸ ポジショニング例

ポジショニングの例を図6に示す．

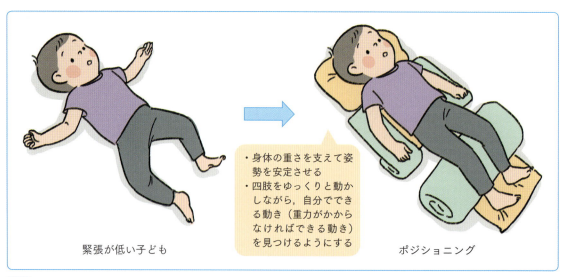

図6 緊張が低い子どものポジショニング

8 ポジショニングのコツとアイデア

- 子どもをよく観察して，姿勢や動きを支援者自身が真似してみる．どこで支えているのか，どこに力が入っているのか，子どもの特徴が分かるようになる．
- ポジショニングはタオルやクッションを使って姿勢を固定することではない．ものを詰めすぎると，子ども自身の動きをかえって阻害してしまう恐れがある．荷重したい部位はしっかり支え，動きを出す部位（関節）は支え過ぎないようにする．
- 姿勢を安定させたい場合，子どもの身体にタオルやクッションを直接当てるのではなく，タオルを身体の下に敷き，その下から支えるとよい 図7．これにより接触面が広くなり，しっかり支えることができる．
- 姿勢を変えるときに，子どもの身体に触れる場合，手指を入れてもぞもぞすると不快感が強くなる．まず，握った手を当てて，それから指を伸ばすと身体に密着しやすい 図8．
- 姿勢を変えるときには，身体を支えていたタオルやクッションをゆっくりと外す．急に外してしまうと支持面がなくなり姿勢が不安定になる．子どもの緊張が強くなったり，不快な思いをさせてしまう．

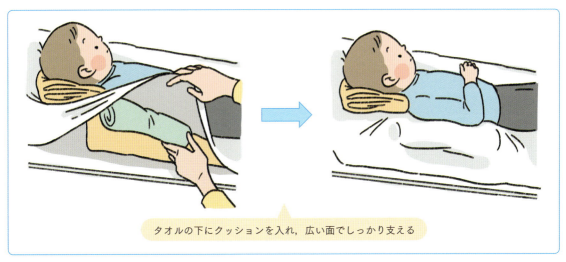

タオルの下にクッションを入れ，広い面でしっかり支える

図7 姿勢を安定させるコツとアイデア

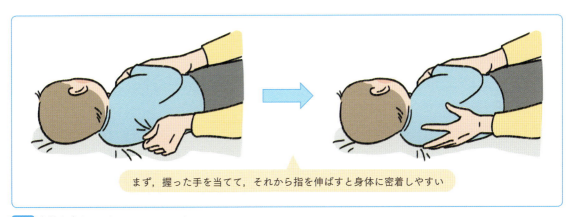

まず，握った手を当てて，それから指を伸ばすと身体に密着しやすい

図8 姿勢を変えるときのコツとアイデア

ココは押さえておこう！

　ポジショニングはどれくらいやったらよいのだろうか．一般的に2時間ごとの体位交換が推奨されているが，在宅では難しい．個々の子どもの生活スタイルに合わせた効果的なポジショニングの実践のためには，まず24時間，週間スケジュールを記録し，子どもの生活を把握する．そうすると，必然的にポジショニングの時間や内容が決まってくる．例えば，「夜中は体位交換が難しいので仰臥位とするが，除圧クッションを取り入れる」，「注入中は身体を大きく動かせないので，消化のよい体位をとる（軽度側臥位もしくは椅子座位）」，「支援者が複数関わるときには，排痰ケアとして腹臥位をとる」などである．在宅に訪問する支援者は，子どもの生活を目の当たりにし，家族の介護力も把握できるため，実践しやすいポジショニングを提案できるのである．

（長島史明）

文献

1）長島史明，他：心身障害児に対する訪問理学療法の実際．理学療法．2016；33：619-26．
2）長島史明：姿勢援助と座位のとりかた．田村正徳，監：在宅医療が必要な子どものための図解ケアテキストQ&A．メディカ出版，2017，200-9．
3）伊東花菜，他：「風に吹かれた股関節」に対する治療手技：2類型の発生機序からの考察．理学療法学．1999；26：31．
4）下元佳子：モーションエイド─姿勢・動作の援助理論と実践法．中山書店，2015．

> **サマリー** 座位と抱っこ
> - 重い障がいのある子どもにとって，座位は身体発育，呼吸・循環・消化機能を促進するとともに，世界を広げるきっかけのひとつになる．
> - 抱っこは，子どもとのスキンシップや信頼関係構築の第一歩と捉え，訪問時には子どもをぎゅっと抱きしめてあげるとよい．
> - 子どもを座位へ起こす場合は，全てが他動的にならないように注意し，重心移動や体重支持を経験させ，子どもができる運動も増やすようにする．

❶ 重い障がいのある子どもと座位

赤ちゃんはおよそ7カ月になると，寝返りやお座りができるようになる．それまで，仰臥位でいることが多かった赤ちゃんは，寝返りを獲得することで目の前に広がる世界が逆転し，お座りを獲得することで，世界を三次元的に捉える．また，自分の両手両足をしっかりと認識し，大人やおもちゃとの関係も理解し始める．

重い障がいのある子どもは，日常的に仰臥位でいることが多い．「天井ばかり見てかわいそう」といわれるが，子どもにとっては，天井は「目で見た全て」，床は「頭や背中で触って感じた全て」なのである．自由に動くことが難しい子どもにとって，世界はまるでプラネタリウムのように見えているのかもしれない．そのような重い障がいのある子どもにとって，「座位」は身体発育，呼吸・循環・消化機能を促進するとともに，世界を広げるきっかけのひとつになる 図1 ．

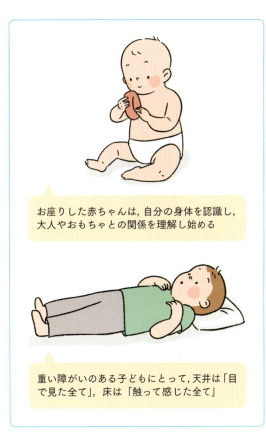

お座りした赤ちゃんは，自分の身体を認識し，大人やおもちゃとの関係を理解し始める

重い障がいのある子どもにとって，天井は「目で見た全て」，床は「触って感じた全て」

図1 座位で広がる子どもの世界

❷ 座位（抱っこ）のポイント

身体を起こす前に，仰臥位で子どもの特徴を把握しておく．脊柱側弯や下肢の拘縮がある場合，筋緊張の変動がある場合などは，うまく座れない可能性がある．次に，実際に抱っこを行い，子どもの身体の安定性や動きを評価する．抱っこで子どもの身体をイメージできれば，座位保持装置や車いすなどのシーティングが容易になる．重い障がいのある子どもは，体格が大きくなるほど，医療ケアが増えるほど，抱っこされる機会が減っていく．抱っこはスキンシップや信頼関係構築の第一歩と捉え，訪問時には子どもをぎゅっと抱きしめてあげてほしい．筋緊張が高い子どもの場合・筋緊張が低い子どもの場合は，それぞれ抱っこの

ポイントが異なることを認識しておく図2 図3.

❸ 移動・移乗のポイント

ベッドから椅子や車いすに移動・移乗することは，子どもにとって活動の始まりである．床から身体を起こすときには，まず子どもに声を掛け，一つひとつの動作を意識させる．全てが他動的にならないように注意し，体重支持や重心移動を経験させ，子どもができる運動も増やすようにする

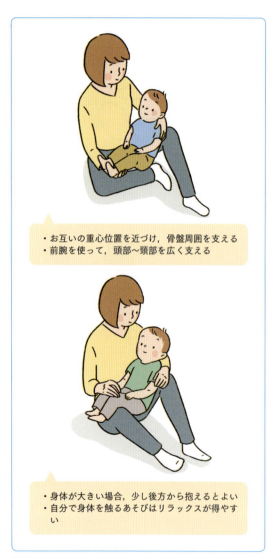

- お互いの重心位置を近づけ，骨盤周囲を支える
- 前腕を使って，頭部〜頸部を広く支える

- 身体が大きい場合，少し後方から抱えるとよい
- 自分で身体を触るあそびはリラックスが得やすい

図2 子どもを抱っこするコツ

筋緊張が高い子どもの場合

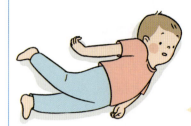

「つっぱりタイプ」もともとの高い筋緊張に加え，感情表現としてもつっぱってしまう

- 無理に身体を丸めるのではなく，身体なりに支える
- つっぱっている側から支えると比較的安定する
- 側弯や変形が強い場合は個別に検討する

筋緊張が低い子どもの場合

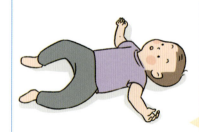

「ゆるゆるタイプ」もともとの低い筋緊張に加え，身体運動が少ないため，感情表現が乏しくみられる

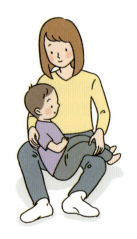

- 開いた手足をまとめ，崩れた身体を受け止める
- 胸郭の重さを支えると比較的安定する
- 側弯や変形が強い場合は個別に検討する

図3 抱っこのポイント

図4．子どもを椅子へ座らせるときにも，動くタイミングや方向を意識させるように声を掛け，頭を起こして座位に近い姿勢で移動する図5．子どもの骨は脆く，脱臼や骨折のリスクがあるため，手足をしっかりと支え，ぶらぶらさせないようにする．また，気管切開をしている子どもや人工呼吸器を使用している子どもは，気管カニューレや回路の位置に注意する．あらかじめ移動・移乗の動線をイメージしておくことが大切である図6．

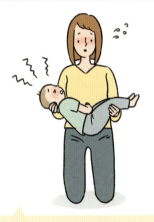

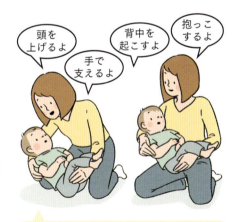

図4 子どもを床から抱っこするコツ

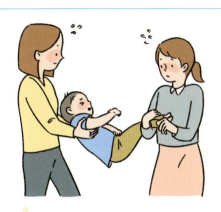

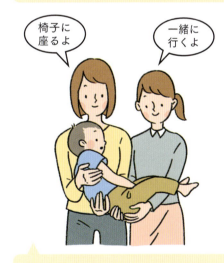

図5 子どもを抱っこして椅子へ座らせるコツ（二人介助）

3 動きやすい身体をつくる

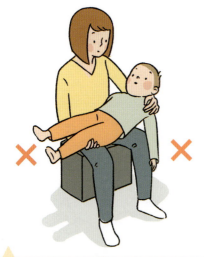
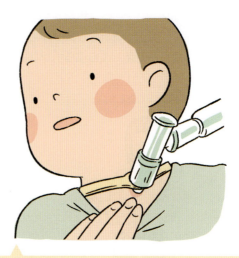

身体が大きい子ども / 気管切開や人工呼吸器を使用している子ども

- 子どもの骨は脆く,脱臼や骨折のリスクがある
- てこの原理で,自重がかかっただけでも簡単に折れることがある

- 負荷のかかる方向を予測し,気管カニューレの事故抜管に気を付ける
- ガーゼを使用している場合は,必ずめくってチェックする

図6 移動・移乗のリスクマネジメント

✓ ココは押さえておこう！

抱っこや移動・移乗は,筋緊張の低い子どもの方が難しい.自ら身体を保持することが困難で,重力方向に落ち込み,"くの字"のようになってしまうことが多い.手足はハラマキやバンドで身体の中心でまとめるようにし,なるべくコンパクトになってもらう.子ども自身も身体が安定することで,安心し,安全な動作が可能になる.

（長島史明）

文献

1) 長島史明:リハビリテーション 姿勢援助と座位のとりかた.田村正徳,監.在宅医療が必要な子どものための図解ケアテキストQ&A.メディカ出版.2017,200-9.
2) 丸森睦美:重症心身障害児(者)のリハビリテーション 筋緊張のタイプ別介助法.鈴木康之,他監.写真でわかる重症心身障害児(者)のケア アドバンス.インターメディカ.2015,27-45.

3 動きやすい身体をつくる

子どもの健康と生活を支える道具：日常生活を支援する

> **サマリー**
> - □ 日常生活用具給付の基本的な枠組みや申請方法，取り扱い物品の内容や耐用年数，適応年齢などの条件や制度を理解する．
> - □ 子ども・家族・支援者それぞれの立場での道具の使い勝手や機能を吟味する．
> - □ 子どもの成長や生活様式の変化に合わせ，経済的負担も念頭に置きながら，道具を検討する．

1 日常生活用具の定義と導入の留意点

厚生労働省によると[1]，日常生活用具給付は「市町村が行う地域生活支援事業の内，必須事業の一つとして規定され，障害者等の日常生活がより円滑に行われるための用具を給付又は貸与すること等により，福祉の増進に資することを目的とした事業である」と定義される．対象は日常生活用具を必要とする障害者，障害児，難病患者等である．種目は①介護・訓練支援用具，②自立生活支援用具，③在宅療養等支援用具，④情報・意思疎通支援用具，⑤排泄管理支援用具，⑥居宅生活動作補助用具（住宅改修費）に分類されている．実施主体は市区町村であるため，耐用年数や適応年齢など細かい部分は各市区町村で異なる．よって，子どもの居住地の条件や制度を調べておく必要がある．申請方法については「制度の活用とモニタリングのポイント」（250ページ）を参照してほしい．

日常生活用具の導入は，子どもの成長やライフステージ・ライフイベントを念頭に置き，支援当初より計画的に行うことが重要である．いつどんな道具を申請したか家族が把握できるように記録を残すことも大切である．また耐用年数が決まっており，基本的に一度購入すると長いものでは8年ほど次の申請ができない．そのためサイズは，子どもの身長・体格の変化を考慮する．また機能は，家族・支援者の身体的負担も考慮して選択する．

2 ベッド

ベッドは機能によって2つに分けられる．2モーターベッドは背あげと高さ調整，3モーターベッドは，背あげ，高さ調整に膝あげ機能の付いたものをいう 図1．ベッドの高さは低床型からさまざまである．それぞれの特性や介護負担を考えて選択する．

● 工夫と留意点
・障害福祉事業を扱う福祉用具事業者に価格，ベッドの条件など希望を伝え，探してもらうことができる．ベッド搬入からメンテナンスまで請け負ってくれる場合が多く，利便性がよい．

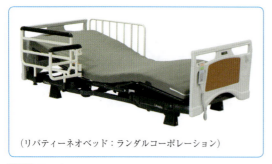

(リバティーネオベッド：ランダルコーポレーション)

図1 電動式3モーターベッドの一例

- 多くの市区町村は学齢期からの申請を許可しているが，条件によっては未就学児でも申請可能な場合があるので問い合わせ，相談するとよい．
- 未就学児や予後が短いとされている子どもの場合はレンタルを活用する．ただし経済的負担が大きいことがあるので注意が必要である．
- 子どもの場合，モーターの軸が体格と合わないことが多い．ズレ防止やポジショニングにはクッションを活用する．
- 経済面を考慮する場合は，3モーターより2モーター，新品より中古品の方が安価である．
- リモコンの誤操作，転落の危険性を子どもの生活やケア状況から推測し，注意点を具体的に家族・他職種に伝える配慮が必要である．
- ベッドの配置は，ケア方法や室内の動線，呼吸器やその他の物品の位置などを考慮し，家族（必要に応じて他の支援者）と十分に相談し，購入前・搬入前に決める．
- 故障や操作方法などの問題が出てきた場合はすぐに業者へ連絡できるように連絡先が分かるようにしておく．
- 購入の際は，ベッドだけではなくマットレスや手すりなどの付属品，損害補償の条件についても確認する．

3 マットレス・姿勢保持クッション

重い障がいのある子どもは寝返りや自発的な体動が困難なことが多く，褥瘡のリスクが高い．また緊張のパターンや介護のしやすさから特定の姿勢に偏りやすく，変形のリスクが高い．そのためマットレスや姿勢保持クッション 図2 を用いて，褥瘡や変形を予防する必要がある．いつでも誰もが同じ姿勢を整えられるように，使用方法や留意点が分かる工夫が必要である．

● 工夫・留意点
- 呼吸状態，皮膚の色，全身の緊張の抜け方を確認する．
- ポジショニングの方法を情報共有する際は，写真や絵を用いて一目瞭然で簡便に設定できるようにする．
- 使用時間・観察ポイント・姿勢変換の方法は具

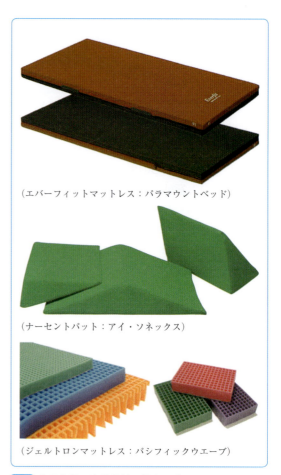

(エバーフィットマットレス：パラマウントベッド)

(ナーセントパット：アイ・ソネックス)

(ジェルトロンマットレス：パシフィックウエーブ)

図2 体圧分散や姿勢保持に役立つ道具

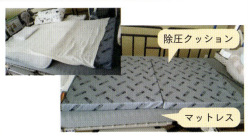

図3 マットレスと除圧クッションの併用の例

マットレスの上に除圧クッションを敷いて使用することで，身体の大きさ・姿勢・変形などにより圧がかかりやすい部分，骨突出した部分を効果的に除圧できる

体的に家族に伝える．
・清潔に保つため，布地によって洗濯が可能かどうかを確認する．
・変形や骨突出，体重の増加に伴いマットレスだけでは除圧が不十分な場合，除圧クッションと併用する 図3 ．

❹ 入浴補助具：バスチェア

入浴支援は本人・支援者にとって負担の大きいケアで，転倒のリスクも高い．安全安心な支援ができる環境調整が重要である．

バスチェア 図4 は浴室または浴槽内に設置して使用する．浴槽内で使用する際は，浮力があるため身体が浮いてこないように胸ベルトや腰ベルトなどの付属品を用いる．必要に応じて枕（オプションのもの，市販のもの）を用いる．またバスチェアは，メッシュ素材のものが多いため，通気性が良い．こもり熱や体温が高めの子どもの場合，入浴以外の生活場面でも椅子として活用できる．

●工夫・留意点
・浴室の大きさや浴槽の高さから，支援者がケアするスペースはあるか，身体のどこまで湯に浸かるかを購入前に確認する．デモ品を実際に浴室に置いたり，空の浴槽に入れてみて確認すると具体的なケアや注意点を想起しやすい．
・枕や体幹パッドを市販のもので代用する場合は，水はけの良い素材を選ぶ．
・購入前に，使用後にバスチェアをどこに収納するか，メンテナンスはどうするか確認する．
・呼吸器を使用している子どもの場合は，呼吸器を置く位置や回路の長さを考慮し，バスチェアの向きや背もたれの角度を設定する．

❺ カーシート

カーシート 図5 は自動車での移動時に座席に設置し使用する．

●工夫・留意点
・どの市区町村も耐用年数が長い場合が多い．そのため子どもの成長に合わせ，修正しながら使うことを念頭に置きサイズを選ぶ．
・子どもを自動車に移乗する介助は高低差に伴い

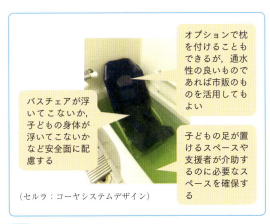

（セルラ：コーヤシステムデザイン）

図4 バスチェアの使い方の一例

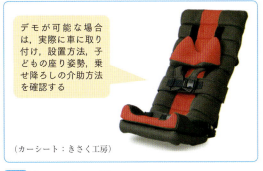

（カーシート：きさく工房）

図5 カーシートの一例

3 動きやすい身体をつくる 235

介助量が増加する．そのためヘッドレストや座面の形状によっては，さらに負担増になることを考慮する．
・子どもの成長に伴い車種の変更や介助車両の購入を検討している場合もあるので，家族のライフサイクルの情報も合わせて検討する．

6 吸引器・吸入器・パルスオキシメータ

疾患や身体障害者手帳の有無・種類，小児慢性特定疾病の有無・種類によって手続きの方法や必要な書類が異なる 図6 図7．

● 工夫
・留意点
・購入前に必ず申請が必要である．
・市区町村によっては，身体障害者手帳や小児慢性特定疾病以外の方法でも受けられる助成があるので調べるとよい（例えば，千葉へるす財団）．

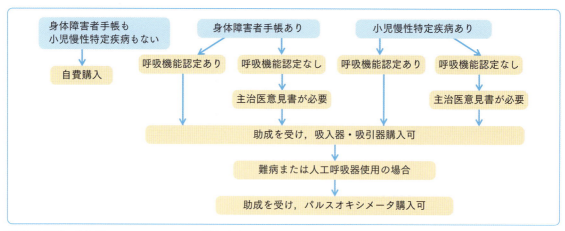

図6 吸引器・吸入器・パルスオキシメータ購入方法

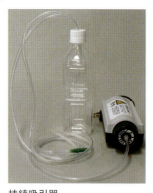
持続吸引器
（設置型（コンセント式）
低圧持続吸引器：シースター）

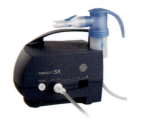
吸入器
（PARI ボーイ：村中医療器）

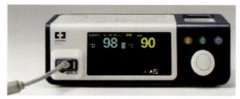
ベッドサイド用サチュレーションモニタ
（N-BSJ：コヴィディエン・ジャパン）

図7 吸引器・吸入器・パルスオキシメータの一例

✓ ココは押さえておこう！

　入浴は障害の重さにかかわらず、どんな子どもでもホッとできる貴重な時間である．また入浴はリラックスするだけではなく、身体を温め、循環を改善したり、加湿効果と運動効果により排痰を促したりに役立つ．身体的・精神的健康づくりの要ともいえる．福祉用具の導入だけではなく、子どもの成長やニーズに合わせたケア方法を常に見直していくことが重要である．具体的には、子どもの年齢、成長（体格）、発達（姿勢保持能力）、変形拘縮、医療デバイスなどを考慮し、入浴場所、入浴時間、入浴方法などを検討していく．また入浴は、子どもが家族と触れ合う時間であることも忘れてはならない．リハ専門職は道具の選定にとどまらず、積極的にケア場面に参加してほしい．

（光村実香）

文献

1) 厚生労働省ウェブサイト：日常生活用具給付等事業の概要（2019年4月24日閲覧）
　https://www.mhlw.go.jp/stf/seisakunitsuite/bunya/hukushi_kaigo/shougaishahukushi/yogu/seikatsu.html

3 動きやすい身体をつくる

子どもの健康と生活を支える道具：運動や活動を支援する

> **サマリー**
> - 装具の名称・特徴を理解し，子どもに最適な装具を選択することで，運動や活動の支援に役立てることができる．
> - 装具を正しく装着することで効果を最大限に発揮し，子どものもつ能力を引き出すことができる．
> - 装具の適合・チェックポイントを理解することで，作り替えのタイミングや長持ちさせるコツを教えることができる．

❶ 在宅における装具とは

　在宅における装具の役割は多岐にわたる．装具の基本的な役割とされている「変形の予防・矯正」「病的組織の保護」「失われた機能の代償」[1]はもちろんのことであるが，現場ではその定義にとどまらず，さまざまな工夫を行い，目的に見合った装具を提案・作製していくことが重要となる．

　日々患者と接する機会のある在宅の医療スタッフは，装具を一番目にする存在である．しかしながら，義肢装具士は医療・福祉施設には出向いているが，在宅患者の元へ訪問して作製や修理に当たることは少ない．さまざまな理由が考えられるが，現状では，在宅における義肢装具士の関わりは満足のいくものではない．そのため，近年は装具ノートを活用し，義肢装具士にその装具の概要を記載してもらっている．装具ノートに，装具の作製時期・装具の仕様・装具の目的・装具の作製場所などを記載しておくことで，情報共有が可能となり，義肢装具士とのコミュニケーションも容易となる．

　在宅における装具のポイントは，①使用する（している）装具の仕様・目的，②適合，③装着方法をまず理解する必要がある．本項では，装具を足底装具，短下肢装具，長下肢装具に分類し，代表例を交えて説明する．また，一部体幹装具の紹介も加えている．

　前述したように，装具は目的によってさまざまな作り方が可能である．装具の種類，形状や材質など個々の目的に合った装具を作製することが大切である．そのためには，基本的な内容の理解は不可欠である．本項では，在宅で出会う装具の基本的な知識に加え，現場で役立つ知識についても紹介していく．なお，装具に関する細かな制度や基準，数値などに関しては，各々の専門書を参照いただきたい．

❷ 下肢装具の分類

❶ 足底装具（FO：foot-orthosis）

- 通称：足底板 図1左
- 種類：インソール，プラスチック足底板（骨折

治療など）

インソールは，立位での足部の安定，アーチの確保，胼胝（べんち）の予防を主目的とする．既製品のインソールを加工する方法や，足型を取ってオーダーメイドで作る方法もある．市販のスポンジシートなどを駆使して臨床の現場で簡易な方法でも作製可能．作製の際には足部のアーチを理解して作製する必要がある．

❷ 短下肢装具（AFO：ankle-foot-orthosis）

- 通称：SLB（short leg brace 図1中）
- 種類：金属支柱型短下肢装具，プラスチック型短下肢装具

SLBには先に示したように金属支柱型とプラスチック型の2種類がある．金属支柱型は「変形の矯正，足関節の安定」を，プラスチック型は「軽さ，歩きやすさ」などを主目的とする．痙性麻痺が強く足関節を矯正位にして装着したい場合，足関節の安定性が低い場合などが金属支柱型の適応となる．継手（関節の役割を果たす部品）を使用することで，足関節の動きもコントロール可能である．

痙性麻痺がそれほど強くない場合や，足が垂れてしまう場合（下垂足）などがプラスチック型の適応となる．プラスチック型には足関節の部分が動くものと動かないものがある．

個々の機能や要望に応じて，金属とプラスチックを組み合わせたり，プラスチックの厚さやカットする量を調節して強度を調整したりと，部品や作り方によってさまざまな仕様にすることが可能である．

❸ 長下肢装具（KAFO：knee-ankle-foot-orthosis）

- 通称：LLB（long leg brace 図1右）
- 種類：金属支柱型長下肢装具，プラスチック型長下肢装具

長下肢装具は，金属支柱型を多く目にするのではないだろうか．金属支柱型は「立位の確保」「歩行介助」を主目的とする．SLBの金属支柱型の適応に加え，多くは膝関節の支持が必要な場合が適応となる．また，足関節や膝関節を自由にさせたい場合は，固定式の継手ではなく，遊動式を使用することもある．部品の選択によってさまざまな機能を生み出すことは，SLBと同様である．

3 短下肢装具の各部の名称，主な役割

金属支柱型短下肢装具の構成と各部品の役割を示す 図2．

足底板
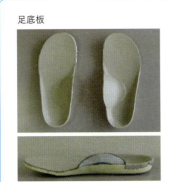

SLB
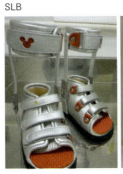
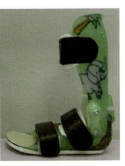

LLB
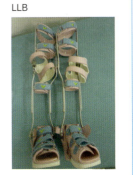

図1 下肢装具の分類

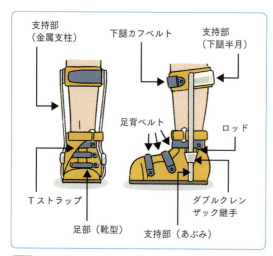

図2 SLB（金属支柱型）の構造・名称（靴型右足用）

❶ 金属支柱型短下肢装具の構成

下腿カフベルト，支持部（金属支柱，下腿半月，あぶみ），足部（足部覆い，靴型）から構成される．付属部品として内反矯正にはTストラップ，外反矯正にはYストラップが使用される．

❷ 各部品の名称と主な役割

a. 下腿カフベルト

その名の通り，装具固定のためのベルトの役割を果たす．ベルトは革製が多く色や材質もさまざまなものが使用される．ベルトの外側には下腿半月という金属があり，内側と外側の金属支柱を固定することで，全体の支持性・剛性を高めている．

b. 支持部

金属で構成される．金属支柱にはダブルクレンザック継手を代表とする機構が付加されており，ロッド固定による足関節の固定や，バネによる底背屈の補助が可能となる．足部との固定はあぶみによって行われており，ストラップによる矯正にも対応できる強固なものとなっている．

c. 足部

金属支柱型の場合，多くは革製の足部が使用される．足部覆い型（屋内用），靴型（屋外用）が主な仕様であり，使用する環境によって作り分け

る．それぞれ，患者の足の状態に合わせて，靴の高さ（ハイカットやローカット）やベルトの数，ストラップを付加して固定性の調節，矯正を行っている．

❹ 装具の装着方法

プラスチック型短下肢装具の装着方法について，図3 にて順を追って説明する．

❺ 適合チェックポイントと作り替えのポイント（プラスチック型短下肢装具の場合）

装具の適合をチェックする場合，いくつか気を付けなければいけないポイントがある．
①使用する姿勢・肢位でチェックする．
②装具着用の際の衣服の有無・生地の厚さを考慮する（靴下も含む）．
③誰が装着するのかを決めておく（本人，家族）．
④正しい位置に装着できているかを確認する（踵の収まり，足趾の状態，ベルトのきつさなど）．
以上の点を確認してからチェックアウトを行う．

❶ 装具の幅・長さなど 図4

・下腿のトリミングは，下腿のベルト付近では前後径の1/3，足関節付近では1/2を基準とする．
・装具の幅は，肌との間に指が軽く入る程度．スポッと入る（緩い），少し押し込む（きつい）ような隙間だと作り替えの目安となる．
・装具上縁の高さは，腓骨頭の下端から2〜3cm下を基準とする．

❷ 座位と立位での違い 図5

使用する装着の姿勢・肢位によって，適合に違いが生じる．図5 の左側は座位，右側は立位の状態で，足趾の位置に違いが生じているのが分かる．小児の場合，つま先から装具の先まで

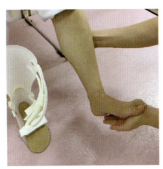
①足関節の背屈を十分に行う

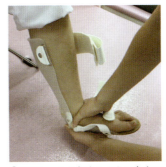
②踵がしっかり収まるように奥まで入れる

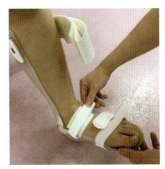
③足関節のベルトを締める

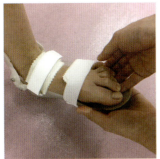
④足趾に鉤爪指が存在する場合は，伸展位を保ちながら足趾を降ろす

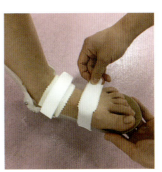
⑤足部のベルトを締める

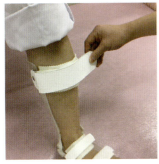
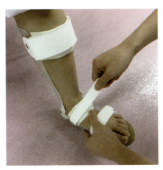
⑥最後に下腿のベルトを締め，その他のベルトを再度締め直して終了する

図3 SLB（プラスチック型）の装着方法

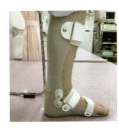
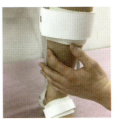
図4 トリミングと幅

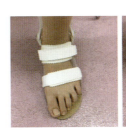
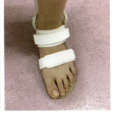
図5 座位（左）と立位の適合

3 動きやすい身体をつくる　241

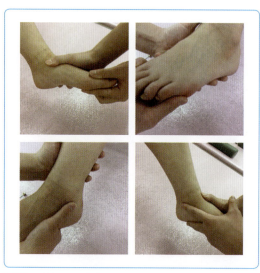

図6 骨突起部の発赤の確認

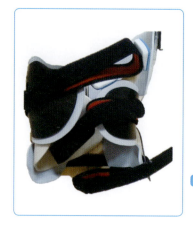

図7 側弯矯正装具 プレーリーくん®

1.0cm（長くても1.5cm）を基準に作成する．足底の長さは作り替えの目安となり，5mm以下になってきたら作り替えを検討する．

③ 骨突起部の発赤の確認 図6

骨突起部に過度な圧迫がないか装具を外して確認する．主に母趾球・小趾球・外果・内果を確認する．その他として，舟状骨の下部や踵をチェックする場合もある．

6 体幹装具（プレーリーくん®）

体幹装具には金属型・プラスチック型・布型などさまざまなものが存在する．小児の在宅で使用されている体幹装具は，側弯症に対するものがほとんどかもしれない．側弯症の装具というと，古くはミルウォーキーブレースから始まり，ボストンブレースなど，さまざまなタイプのものが知られているが，今回は脳性麻痺児の側弯症に対する矯正装具（プレーリーくん®）[2]を紹介する 図7．プレーリーくん®は脳性麻痺児の装具療法のさまざまな問題を解決するために開発された装具である．今までの矯正装具は他動的な矯正と固定という静的構造であったが，プレーリーくん®は自律的な矯正を目指す動的な構造をもつことが特徴である．

❶ 装着方法 図8
①ベルトは骨盤部分から順番に側弯を修正しながら締めていく．
②ベルトの締め具合は，臥位で指1本がスムーズに入る程度で締める．
③一番下のベルトは上前腸骨棘にかからないようにする．

❷ 装着時の注意点
①原則として夜間は装着する必要はない．
②最初は装着時間30分ぐらいから始める．痛がっていないか，苦しそうでないか，装具の圧迫箇所に過度な発赤がないかなど，状態をよく確認しながら異常がなければ徐々に長くしていく（1日のうち8〜10時間が目標）．
③食事のときにはベルトを緩める．
④時間がたつとプレーリーくん®がずれることがある．頭側の方にずれたり，支柱が後ろに回旋したりすることがあるため，最初の着ける位置を確認して，装着し直す必要がある．
⑤女児の場合，胸部を圧迫しすぎないように注意する．
⑥何らかの不具合や異常があった場合は，担当者に相談するか外来受診を勧める．

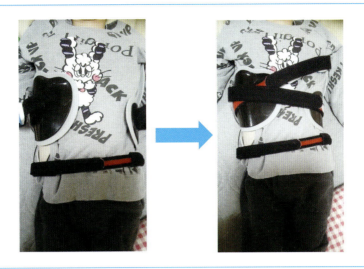

図8 プレーリーくん®の装着方法

> ✅ **ココは押さえておこう！**
>
> ● 装具のベルトがよく付かない，剥がれる
> ・原因①：糸くずやごみが付いていないか？
>   使用して1カ月しかたっていないのにベルトが付かなくなってしまった……そんなときは，まずはベルトの糸くず・汚れを取ろう！
> ・原因②：ベルトが長すぎないか？
>   ベルトは左右方向への引っ張りに関しては強度があるが，上下方向へは容易に剥がれる．「短いよりは長い方が……」といって長く作りすぎることは禁物．ベルトの端がめくれて剥がれやすくなる．
>
> ● ベルトのもちを良くするために
>   装着していないときは，ベルトはしっかり付けておこう！ ごみの付着を予防し，ベルトを長もちさせることができる．

（齊藤孝道）

文献

1) 日本整形外科学会，他監，加倉井周一，他編：義肢装具のチェックポイント．第6版．医学書院，2003，229-64．
2) 大阪発達総合療育センター・南大阪小児リハビリテーション病院ウェブサイト：「医療用装具 側弯矯正装具プレーリーくん®」プレーリーくんの正しい使い方（2019年4月24日閲覧）
   http://prairie-kun.osaka-drc.jp/usage.html
3) 勝谷将史：生活期における装具の意義．訪問リハビリテーション．2017；7（4）：243-50．
4) 川場康智：義肢装具士からみた在宅での課題と装具環境改善に向けた多職種協働の重要性．訪問リハビリテーション．2017；7（4）：251-68．
5) 久米亮一：回復期リハビリテーションから，生活期まで，適切な片麻痺患者の短下肢装具および環境への取り組み．日本義肢装具学会誌．2017；33（3）：151-8．

3 動きやすい身体をつくる

子どもの健康と生活を支える道具：姿勢保持を支援する

> **サマリー**
> - 重い障がいのある子どもは日常生活で多くの困難を抱えており，姿勢保持具は子どもの生活基盤を整える役割を担っている．使用する際には子どもの姿勢や生活環境，使用目的を考慮する．
> - 子どもは成長に応じて体格が変わっていくため，姿勢保持具はこまめに調整することが重要である．医療機関や療育施設とこまめに連絡をとり，修正や再作製がスムーズになるように働きかける．
> - 腹臥位保持具は身体がリラックスし，呼吸状態が安定する効果があるが，使用時には安全性に十分配慮する．

1 はじめに

重い障がいのある子どもは，姿勢保持や随意的な運動が自力では難しいため，「ご飯を食べたいのに身体を起こせない」「出掛けたいのに身体が倒れて苦しくなってしまう」「落ち着く姿勢が見つからず疲れてしまう」など，日常生活で多くの困難を抱えている．

姿勢保持具は，そのような子どもの生活基盤を整える役割を担い，臥位，四つ這い，座位，膝立ち位，立位，歩行など各々の姿勢に合わせて使用していく 図1．既製品，セミオーダー，オーダーメイドで作製することができるが，経済的負担も考慮する必要がある．作製に当たっては，どのような制度や公費補助が適用になるかを調べておく．また，子どもの24時間の生活を確認し，さまざまな姿勢が適度にとれるように配慮する．姿勢保持具は生活環境や目的とする姿勢・運動をどのようにサポートしていくかで選択肢が変わる．

まずは子どもと家族のニーズや生活環境を把握し，適切な支援が行えるように心がけることが大切である．ここでは，座位保持装置や車いすを中心に述べる．

2 座位保持装置と車いす

座位保持装置は，四肢体幹機能障害のある場合に，座位に類似した姿勢（臥位や膝立ち位なども含まれる）の保持を目的とした補装具である．車いすは，主に屋内外での移動を目的とした補装具であり，姿勢保持が困難な場合は座位保持装置の機能を組み合わせた座位保持装置搭載型車いすを検討する．

座位の支持方法は「モジュラー型」と「モールド型」に大きく分かれる 図2．モジュラー型の中でも，「張り調整式」は子どもの身体に合わせて立体的に姿勢を調整することが可能であり，比較的多く使われている．また，座面の位置を変え

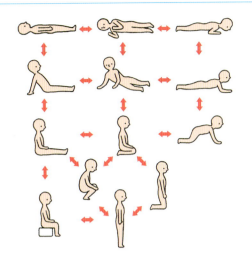

臥　位	仰臥位	仰臥位保持具*
	側臥位	側臥位保持具*
	腹臥位	腹臥位保持具*
四つ這い位		四つ這い保持具*
膝立ち位		膝立ち保持具*
座　位		座位保持装置，車いす，カーシート
立　位		立位台，歩行器

＊補装具費支給制度では座位保持装置として申請可能

図1 多様な姿勢と姿勢保持具

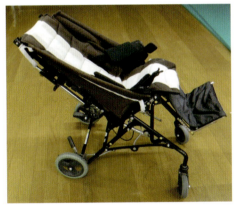

モジュラー型（張り調整式）

背部のベルトの張り具合によって身体の支持を調整する

- 軽量で折りたたみに適している
- 通気性が良い
- 背面の調整は有用だが，側方支持は不十分になる場合が多い

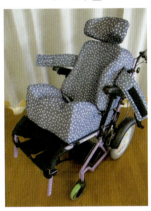

モールド型

ウレタン素材などを使用し，身体の形状に合わせて作製する

- 前後左右の支持性に特化している
- 姿勢のずれが少ない
- 調整には素材の切削が必要になる
- 熱がこもりやすいため，通気ファンなどの工夫が必要になる

図2 車いすの種類と特徴

ずに背面の角度を変えることで，股関節の屈伸角度を調整する「リクライニング機構」，股関節の屈伸角度を変えずに，身体全体を倒したり起こしたりできる「ティルト機構」，生活の目的に合わせて，テーブルや家族の目線の高さに容易に昇降ができる「昇降機構」がある．さらに，倒れやすい体幹をしっかり支えるための各種パッド，肩，胸，骨盤などに用いて身体を支える各種ベルトも

3 動きやすい身体をつくる　245

有用である．テーブルやクッションなども上肢や体幹を支持する目的で使用することができ，いずれも子どもの身体状況や用途に合わせて選択する．

3 座位のチェックポイント

まずは仰臥位で子どもの座位姿勢をイメージする図3．車いすや座位保持装置の調整・作製を行う際に，関節がどれくらい動くのか，楽な位置や角度はどこなのかを先に確認しておく必要がある．皮膚の状態や手足を動かしたときの反応，背中や腰と床との間の隙間もチェックする．次に，抱っこや端座位をとらせて，重力の影響を考慮しながら，身体の支持方法を検討する図4．

移乗方法についても実際に車いすや座位保持装置に乗って確認する必要がある図5．作製前であれば試乗機を利用して確認し，作製後は不具合がないかを随時チェックする．リクライニング機構は身体を起こす際に臀部が前方へずれてしまう可能性があるため，角度を変えたときは座面と背面の位置関係を再度確認する．また，呼吸器を使用していたり胃瘻がある子どもの場合は，回路や

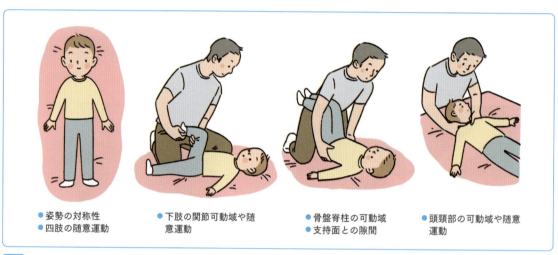

図3 座位姿勢のチェック方法（仰臥位）

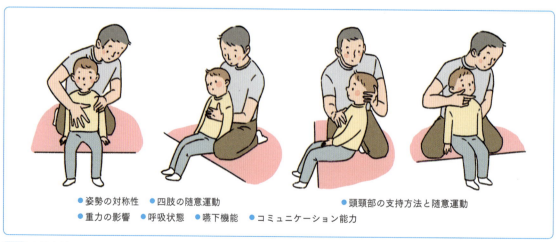

図4 座位姿勢のチェック方法（座位）

246

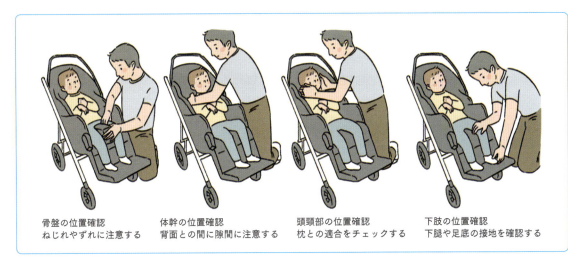

骨盤の位置確認　　　　体幹の位置確認　　　　頭頸部の位置確認　　　下肢の位置確認
ねじれやずれに注意する　背面との間に隙間に注意する　枕との適合をチェックする　下腿や足底の接地を確認する

図5 座位姿勢のチェック方法（姿勢の直し方）

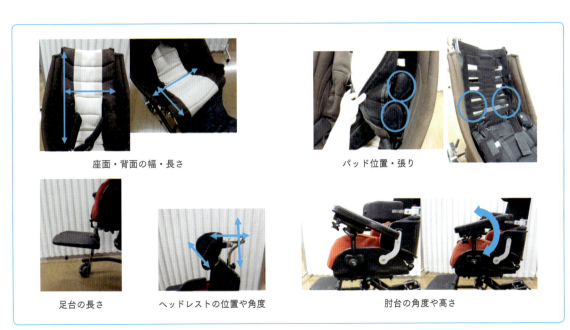

座面・背面の幅・長さ　　　　　　　　　　パッド位置・張り

足台の長さ　　　ヘッドレストの位置や角度　　　肘台の角度や高さ

図6 さまざまな調整機構

接続部とパッド・ベルトとの干渉に注意する.

　うまく座れていないと感じたら，細かな部分に固執せずに，一歩引いたところから全体を眺めてみると原因を見つけやすい．子どもの問題（いつもより力が入りやすい・入りづらい，変形が進んでいるなど）なのか，姿勢保持具の問題（サイズそのものが合わない，乗せる位置が悪い，パッドやクッションが合っていないなど）なのかを評価する．子どもは成長に応じて体格が変わっていく．合わないものに座り続けることは身体の変形を悪化させる要因にもなるため，こまめに調整することが重要である．車いすや座位保持装置は成長対応が可能なように設計されているものが多く，さまざまな調整機構がある 図6．ポイントは，「どのような目的で，どのような場面で使うのか」を考えて見直していくことである．しか

3 動きやすい身体をつくる　247

し，在宅で調整できる範囲には限界があるため，姿勢保持具を作製した医療機関や療育施設とこまめに連絡をとり，できるだけ早く修正や再作製ができるように働きかけることも重要である．

❹ こんなときどうする？：さまざまなケースと対応例

❶ 側弯の強い子ども

側弯は骨そのものの変形でない限り，脊柱の回旋を伴う．座る目的を明確にし，頭部を正中に向ける必要がある場合，骨盤の位置を正中よりも側方にずらして設定する．また，骨盤の位置をできるだけ正中に保ちたい場合，クッションや張り調整機構を用いて腰部と骨盤に段差をつけて支えるとよい．

❷ 臀部がずれやすい子ども

股関節の屈曲制限がある子どもや下肢の緊張で臀部が前方にずれやすい子どもの場合，高めの股受け（ポメル）や，股下から立ち上げたパンツ型のベルトなどを使用して支える．

❸ 身体を起こすと頭頸部が前方へ倒れてしまう子ども

胸部の後弯が強く，座位をとると頭頸部が前方へ倒れてしまう子どもの場合，腰部よりも胸部が後方になるように，張り調整機構やクッションの形状を調整する．また，上肢の位置や重さにより，身体を起こした際に肩周囲が前方に引っぱられている可能性もあるため，クッションやテーブルなどで上肢を支える．それでも難しい場合は頭頸部を直接支持する補助部品を使うことを検討する 図7．

❹ 体幹装具を着けて座位をとる子ども

体幹装具を着けて座位をとる子どもの場合，体幹部は装具が支持してくれるため，車いすや座位保持装置の背シートの形状は平面としてできるだ

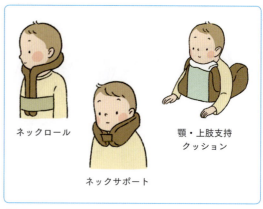

図7 頭頸部を支える補助部品

けシンプルにする．側方は体幹装具の支柱やパッドの位置に合わせて支えるようにする．

❺ 腹臥位保持具

重い障がいのある子どもは，唾液の飲み込みや痰の喀出が難しい，舌根沈下になりやすく呼吸が苦しい，胸郭が引き上がり呼気が十分にできないなどの症状がよくみられる．そのような場合は，日常的に腹臥位姿勢をとることで身体がリラックスし，呼吸状態が安定することが多い．腹臥位保持具や四つ這い保持具（プロンキーパー）などはとても有用である 図8．腹臥位保持具を使用する際には以下の項目をチェックする．

- 胃食道逆流のある子どもは，胃と食道の位置関係に注意し，頭が下がりすぎないようにする．
- 上肢の位置は関節拘縮の度合いに配慮する．肩関節が屈曲90°よりも上がらない場合は，肩の前面を支えるクッションなどを置き，上半身や頭頸部への負担を少なくする．
- 股関節の伸展制限がある子どもは，四つ這い位に近い形状にすることで無理のない姿勢をとることができる．
- 柔らかい素材で顎や頭を支える場合，口や鼻や気管切開孔を塞がないように注意する．
- 頭を自力で動かせない子どもは，こまめに表情

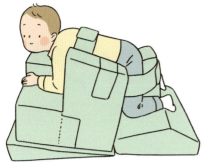
オーダーメイド腹臥位保持具

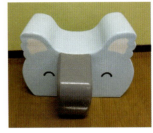
腹臥位クッション アニマルU-2（シラエ）
（樹脂コーティングで防水加工がされている）

図8 腹臥位保持具

や顔色をチェックする．子どもから離れるときには，必ずパルスオキシメータを装着し，何かあったときにすぐにアラームで気付けるようにする．

● 呼吸器を装着している子どもは，回路をしっかりと固定し，カニューレの抜去に注意する．また頸部周囲にスペースをあけて，気管を圧迫しないように注意する．

✓ ココは押さえておこう！

身体の変形や四肢の関節拘縮は座位姿勢へ与える影響が大きい．子どもの特性を把握しながら予測的に関わっていくことが大切である．例えば，股関節の屈曲制限がある場合，背面と座面の角度が広がり，臀部が前方へ滑りやすくなる．股関節の内外旋制限がある場合，足底が足台にのらず，はみ出したり両足が重なったりする．骨盤が極端に後傾や前傾してしまう場合，腹部の圧迫や反り返りにより姿勢が不安定になる．側弯がある場合，左右のバランスが崩れ，正面を向くことが難しい．子どもの特性と姿勢保持具の機能を理解し，一つひとつ解決していこう．

（菅沼雄一）

文献

1) 北住映二，他編：新版 医療的ケア研修テキスト―重症児者の教育・福祉・社会的生活の援助のために．クリエイツかもがわ，2012，34-88．
2) 染谷淳司，他：ポスチュアリング（姿勢の選定について）．日本義肢装具学会誌．1991；7：3-11．

column

制度の活用とモニタリングのポイント

❶ 制度の概要と活用

「補装具」とは、身体機能を補完・代替し、かつ、身体への適合を図るように製作されたものである。作製に当たっては、医師等による専門的な知識に基づく意見・診断を必要とする[1]。原則として、1種目1個の支給であるが、就労もしくは就学のため、日常と異なる目的で必要とする場合は、さらに支給が認められることがある。車いすや座位保持装置も「補装具」に含まれ、作製するためには身体障害（肢体不自由）の認定が必要であり、障害者総合支援法を利用する（更生用装具）。小児慢性特定疾病に該当する子どもは、身体障害の認定がなくても車いすなどは作製できる。18歳以上の身体障害者の場合は、身体障害者更生相談所の判定が必要となる。下肢装具や体幹装具を初めて作製する場合には、疾病の治療用装具とみなされ、医療保険や労災の適用となる。更生用装具の作製費用は、利用者は原則1割負担となっており、所得に応じた負担上限月額が定められている。費用の支払いは、完成後に業者が市区町村と直接やりとりを行う（代理受領方式）。治療用装具の作製費用は、利用者はいったん全額を負担し、業者に支払う。利用者は保険事業者と市区町村に費用を申請、認定後に補装具費を受け取る（償還払方式）。

「日常生活用具」とは、障害者等が安全かつ容易に使用できるもので、実用性が認められるものである。市区町村が行う地域生活支援事業として規定されており、利用者負担は市区町村の判断による[2]。

「補装具」「日常生活用具」とも、年齢などの適応条件、基準限度額、耐用年数が定められているため、計画的な作製・使用が求められる。作製時には、利用者、医師やリハ専門職、補装具業者の連携が必須であり、病院・施設と在宅の情報共有も欠かせない 図1.

❷ モニタリングのポイント

福祉用具の作製時期や利用方法は、小児在宅リハの目標を決めるポイントのひとつである。現在の課題だけではなく、将来の見通しをもつことで、福祉用具を通した子どもの支援を考えることができる。子どもの成長発達、治療・リハ計画、

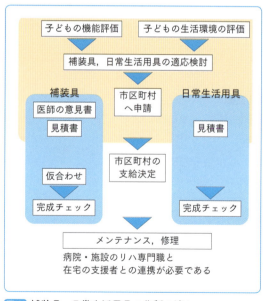

図1 補装具、日常生活用具の作製の流れ

福祉用具の利用，福祉サービスの利用，家族の年齢や生活様式などを考慮するとよい．特に，就学前（5〜6歳），成長期（11〜12歳），高校卒業前（16〜17歳）は，子どもの身体状況や生活環境が大きく変わる時期であるため，チェックポイントとなる．子どもの福祉用具を通した見通しは，病院・施設のリハ専門職と共有し，子どもの目標をディスカッションする有用なツールになり得る 図2 ．在宅の支援者は，福祉用具のメンテナンスだけではなく，子どもの成長発達と生活環境に合わせた作製や利用を積極的に提案していく役割がある．

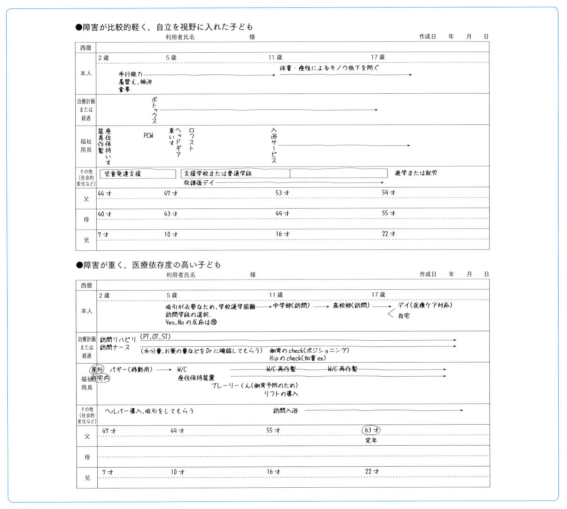

図2 福祉用具を通した子どもの支援

（長島史明）

文献

1) 厚生労働省 平成25年度障害者総合福祉推進事業 補装具費支給制度の適切な理解と運用に向けた研修のあり方等に関する調査 補装具費支給事務ガイドブック．テクノエイド協会，2014, 6-8.
2) 厚生労働省ウェブサイト：日常生活用具給付等事業の概要（2019年4月24日閲覧）
https://www.mhlw.go.jp/stf/seisakunitsuite/bunya/hukushi_kaigo/shougaishahukushi/yogu/seikatsu.html

第4章

子どものリハビリテーション＆やさしいケア
C「社会生活を共に創造する」

1 出会いを広げる

コミュニケーション支援：人との出会い

> **サマリー**
> - 子どもの理解力を評価し，発達段階に即した支援を行う．
> - 話し言葉以外のコミュニケーション手段については，スモールステップでの根気強い支援が求められる．
> - 在宅でのコミュニケーション環境を把握し，適切に提案できることが重要である．

1 コミュニケーションの発達段階を把握する

コミュニケーション能力の見極めは運動能力と比べると難しいことが多い．ベイツ（Bates, 1975）によると，コミュニケーションの発達は表1[1]のような4段階に分けられる．重度心身障害児では，聞き手効果の段階や言葉以外の手段による伝達段階にあることが多い．

2 理解力を育てる

❶ 理解力を評価する

はじめに，子どもの能力を十分発揮するための安定した姿勢や，子どもの見えやすさについて確認する．そして，こちらの指示や言葉掛けについて，話し言葉だけで理解できるか？ ジェスチャーを併用すれば分かるか？ 物品や場面を見ると分かるのか？ 段階的に評価する．また，スクリ

表1 ベイツのコミュニケーションの発達段階

段　階	特　徴	関わりのポイント
聞き手効果の段階	聞き手が子どもの行動を読みとることでやりとりが成立する	・感覚あそび ・音あそび，光あそび，簡単なやりとりあそび ・子どもの声や動作を真似して返す
言葉以外の手段による伝達段階	視線や表情や発声やジェスチャーによって意思伝達する	・ものを介したやりとりあそび ・選択式の要求を聞き，子どもに選ばせる ・子どもが興味関心をもったものに語り掛ける
言葉での伝達段階	単語レベルの言葉で伝える	・間違っていたらさり気なく正しい言葉を聞かせる ・子どもの言葉を一語長くして聞かせる
会話段階	文での表現ができる	・多くの経験を積ませ，概念形成を深める ・過去や未来のことを話題にし，想像力を膨らませる

（文献1をもとに作成）

ーニング的な発達検査（遠城寺式乳幼児発達検査法，乳幼児発達スケール，改訂日本版デンバー式発達スクリーニング検査など）を併用し，発達年齢を客観的に把握するとよい．

❷ 期待反応を育てる

期待する反応を育てることは信頼関係の形成を意味し，子どもが積極的に行動したり他者へ要求表現していくことの土台となる．子どもが好きなあそびや心地よさを感じる活動を繰り返し行い期待反応をたくさん表出させていく．働きかけが速すぎると刺激を受け止められないため，ゆっくりと働きかけていく．

❸ 効果的な語り掛け

言葉やコミュニケーションの発達を促す語り掛けの方法に，インリアルアプローチがある 表2．これは会話やあそびの中での相互作用を通じて，子どもの言葉やコミュニケーションを育むコミュニケーションテクニックである．日常的にインリアルを用いて語り掛けてみよう 図1．

❹ 訪問時の視覚支援

話し言葉だけでは理解が難しかったり注目が得られにくい子どもでは，視覚情報を併用し見通しを与えてから支援を始めるとよい．これから行う内容や順序について，物品や写真や絵などを提示しながら伝えると，見通しをもてるようになる 図2．複雑な活動では終わりが分かるよう，手本を提示できるとよい．必要に応じ訪問前に視覚支援物品を用意し，支援内容の見通しを与えられるようにしておく．

❸ コミュニケーション手段を育てる

話し言葉での伝達が難しい子どもでは，他の手段でコミュニケーションを図ることができないか探していく．最終的には文字を使ったコミュニケーションの獲得ができれば理想的である．

話し言葉以外の伝達手段は，拡大代替コミュニケーション（augmentative and alternative communication：AAC）といい，ノンテク・ローテク・ハイテクがある．ハイテクのAACについては267ページを参照されたい．

これらの伝達手段はスモールステップでの根気強い練習が必要になる．療育機関や学校などに通い出して人との関わりが増えると，必要性に迫られ使い出すことも多いため，タイミングを見極め

表2 インリアルの技法

技法	方法	具体例
ミラリング	子どもの行動をそのまま真似る	子どもが手を動かせば同じように動かす
モニタリング	子どもの音声や言葉をそのまま真似る	子どもの「あー」を真似て返す
パラレルトーク	子どもの行動や気持ちを言語化する	子どもが笑顔になったら「楽しいね」などと言語化する
セルフトーク	大人の行動や気持ちを言語化する	「ママはお掃除しますよ」などと何でも言語化する
リフレクティング	子どもの言い誤りを正しく言い直して聞かせる	指摘はせずに「○○だね」などと正しい言葉を返す
エキスパンション	子どもの言葉を意味的文法的に広げて返す	子どもの「ブーブー」を「ブーブー速い」などと一語長くして返す
モデリング	子どもに新しい言葉のモデルを示す	子どもの「バスだ」に対して「動物園行きだ」などと新たな情報を伝える

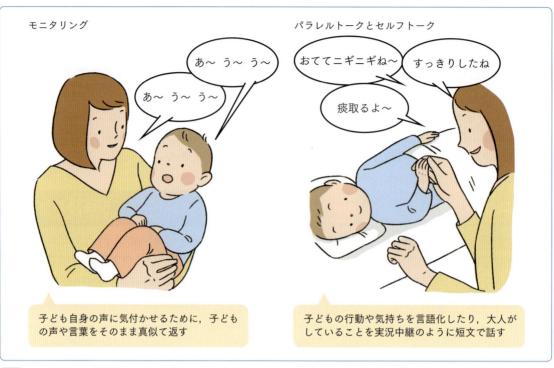

図1 インリアルの例

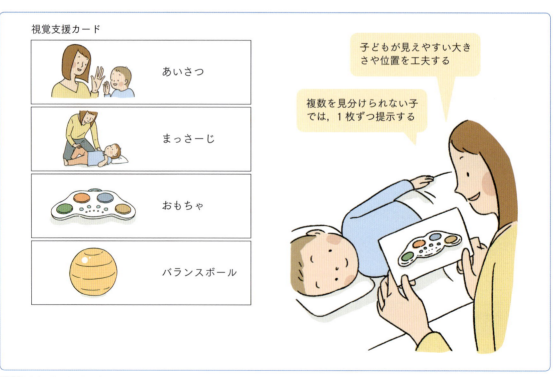

図2 支援時の視覚支援の例

て導入したい．

❶ ノンテク

　Yes/Noでの伝達はコミュニケーションの基本となり，前述の期待反応の発達が前提となる．重度心身障害児では反応が弱かったり遅れることがありサインが曖昧になりやすいが，子どもなりの手段で伝えられるようにしておきたい．例えば，Yesはうなずく・舌を出す・笑顔になる・手足を動かすなどの快反応かもしれない．Noは無反応が多く伝達が曖昧になりやすいため，不快反応に対して支援者が「違うね」と意味付けしながら，Yes/Noのサインを区別できるよう練習していく．あそびの中でYes/Noで答えられる質問場面を設定し，繰り返し練習していく 図3 ．

　手を伸ばす・視線によるアイポインティングなどの手段にて物品を選択する伝達もある．おもちゃや写真や絵を見せながら質問し，動作や視線を引き出していく．

❷ ローテク

　Yes/No伝達や選択による伝達を発展させて，コミュニケーションノートやカード 図4 が有用なこともある．子どもから要求の出やすい，おもちゃ・飲食物・身体のこと・見たい番組・場所などに関する写真や絵を，子どもの生活や興味関心に合わせて用意する．子どもの見え方に配慮し，どのくらいの大きさが分かりやすいか？　どの位置で提示すると見えやすいか？　提示方法を工夫する．

　文字が理解できるようになれば，50音表や文字を使用したAAC機器などを活用して多くの意思を伝えられるようになる．文字学習の導入としては，マッチングや並び替えを一緒にしたり，文字カードや本を読み聞かせたり，音の出る文字のおもちゃで遊んだり，文字学習用のDVDを視聴するなど，文字に親しませることから始めてみよう．

❹ 在宅でのコミュニケーションの環境整備

　家族の中には，子どもをケアする関わりに偏り，子どもとのやりとりを楽しむゆとりがなくなってしまったり，関わり方や遊ばせ方が分からないこともある．コミュニケーションのヒントを与えることも支援者の役割であろう．

　在宅でのコミュニケーションやあそびや学習に関わる環境を把握しておこう．家族と子どもの生活をイメージして，必要と思われるものを確認す

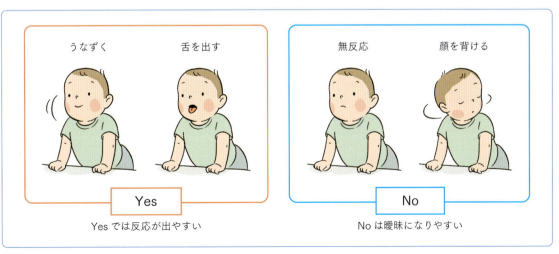

図3 Yes/No伝達

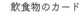
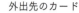
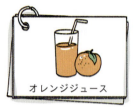
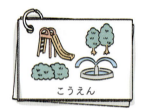
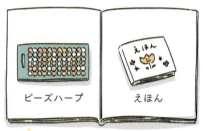

飲食物のカード　　外出先のカード　　おもちゃのノート

オレンジジュース　こうえん　ビーズハープ　えほん

見分けることが難しい子では，1枚ずつ提示する

選択できる子では，一度に提示する選択肢数を調整する

図4 コミュニケーションノートやカード

る．
　また，それらの置き場所も重要である．子どもから見えやすい位置にテレビや時計はあるだろうか？　おもちゃや絵本，コミュニケーションツール，リモコン，写真やアルバム，カレンダーやスケジュール表，学習に関わるものなども，必要に応じて子どもから見えやすい場所に配置されていることが望ましい．在宅のコミュニケーション環境を確認し，適切な提案をしていくことが重要である．

　子どもから要求が出やすいものは，図4のようなコミュニケーションツールにしておくとよい．外出先を知らせるときにも，印象的な建物や人の写真を見せて見通しをもたせると行動が切り替わりやすい．コミュニケーションツール作成のためには，要求の出やすい情報について家族から詳しく教えてもらう．スマートフォンやタブレットなどで撮影した写真を子どもに見せ，使用感を試してみるのもよい．

✓ ココは押さえておこう！

　重度心身障害の子どもは，好きな活動で快反応がみられたり，心地よくなると心拍数などの生理的指標が安定したり身体がリラックスしだす．反対に，ストレスなことには，不快反応となって表れたり，身体の筋緊張が変化したり，心拍数の上昇や，発汗や息止めが生じることもある．
　どんな活動をするとそれらの変化が出現しやすいのか，子どもはどのように感じているか，考えてみよう．子どもの反応を理解し，それに応えていくことが，コミュニケーションの第一歩となるかもしれない．

（室田由美子）

📖 文献

1) Bates E, et al：The acquisition of performatives prior to speech. Merrill-Palmer Quarterly. 1975；21：205-26.

1 出会いを広げる

あそびの支援：楽しさとの出会い

> **サマリー　基礎知識と在宅支援のポイント**
>
> □ 母親に抱きかかえられて感じる安心感や温かな肌に触れる機会は，心地よさや楽しみの始まりである．子どものあそびは，もっと心地よく，もっと楽しく，もっとうれしくなりたいという欲求の表れであり，それは発達に深く関わり影響している．
>
> □ 小さく生まれた子どもや重い障がいのある子どもは，心地よい感覚の経験が乏しく，多くが感覚統合障害をもっている．その子がどんな感覚を処理することに課題をもっているか理解し，リハやケアに役立てていく．
>
> □ 重い障がいのある子どもも可能な限りの感覚を使って成長していく．小さな意思表示を拾いながら，発達の段階や年齢に見合った外界への関わり方やあそびを見つけていく．

❶ 小さく生まれた子ども，重い障がいのある子どもは……

　子どもは胎児のころからさまざまな感覚を体験している．羊水の中にいながら，母親のおなかを蹴ったり，指をしゃぶったり，母親の動きに合わせて身体が上下したりする中で，居心地のよさを味わっている．しかし，胎児での発達が進まないうちに生まれた子どもや重い障がいのある子どもは，この世に生まれ出てから体験する感覚を十分に統合していくだけの素地が育っていない．十分に感覚を受け取って統合する力をもって生まれた赤ちゃんは，覚醒しているときは常に動いており，明るさや温度，流れてくる音やベッドの固さなどから感覚情報を得て，驚異的な速度で発達していく．しかし，弛緩性で生まれ筋緊張が保てない子どもは，各々の感覚を適切に処理すること自体が困難で，受け取った中枢神経系がうまく役割を果たせず，その情報は統合されにくくなってしまう．NICUから退院した子どもには，自宅の環境（変化する温度や湿度，明暗，生活の音，さまざまな刺激！）すらも過度な刺激となって体調変化が起きることもある．それでも，子どもたちはできる限りの感覚を栄養にして発達し，心地よさ，楽しみを見つけていく．重い障がいのある子どもは，表情や微細な動きでは何が快であるのか見分けにくいこともある．子どもを観察する目を養い，小さな意思表示を見つけ出し，在宅で過ごす子どものあそびをどのように工夫し発展できるか考えてみよう．

❷ 感覚統合の理論を学ぼう

　感覚統合は，アメリカの作業療法士J・エアーズ博士が，子どもの心や身体は，脳神経の成り立ちに即しさまざまな感覚が統合されていくことに

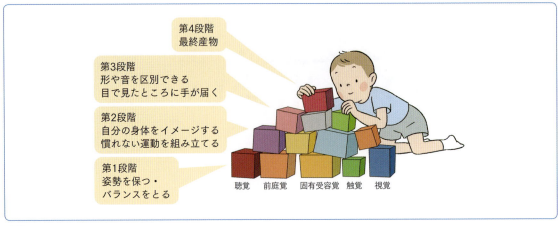

図1 重い障がいのある子どもの感覚の積み木

よって発達していく過程を体系立てたものである[1]．小さく生まれた子どもや重い障がいのある子どもの理解と支援のために，在宅での親子指導や環境調整に，そして，楽しみやあそびを見つけ出すためにも役立つ考え方である．

感覚統合の理論は発達が進んでいく様を積み木の図で表すことが多い[2]．重い障がいのある子どもはその身体特性や医療的処置によって，多くの感覚の経験がうまく統合されにくい状況にある．しかしながら，感覚の積み木は子どもの障害の様相によってさまざまな形になっても，組み合わさって積まれていき，その子どもなりの統合が促されていく 図1．

3 感覚統合障害の分類

感覚統合障害は，以下のように分類すると理解しやすい[3]．

① 感覚の調整の問題

● 感覚過敏（ビクビクちゃん）

重い障がいのある子どもの多くが感覚過敏の傾向をもっている．音や光，皮膚から感じる刺激が過剰でびっくりしてしまったり，自分の身体を上下左右に動かされるときや，座ったり立ったりするときの怖さなどにより，泣いたり身体の緊張が高まってしまったりする．

● 感覚鈍麻（ノンビリちゃん）

接触に気付きにくく自分を守るための反応も出にくい．また反対に，強い刺激によって感覚を理解するような刺激を求める（モットちゃん）場合もある．

② 感覚の識別の問題

その感覚の意味が分からない，その感覚と他の感覚の違いが分からない（ワカンナイちゃん）といったことである．母親から両脇を支えられても，抱っこされる構えがとれないまま持ち上げられ，びっくりした反応をするといったことや，防衛反応が出ない場合もある．識別に課題があると姿勢や器用さの問題も共に生じることが多い．

③ 姿勢や器用さの問題（両側協応の困難や，行為の遂行困難）

身体の向きや動きが分からず身体を保てない・重力に抗した姿勢がとれない（グニャグニャちゃん），うまく手足を使えない・おもちゃを操作できない（モタモタちゃん）といった場合がある．

図2[3]は感覚統合障害の分類とサブタイプを表したものであるが，障害の現れ方はどれかひとつではなく，症状が重なり合っていることが多い．また，タイプ別の特徴を表1[3]に示す．

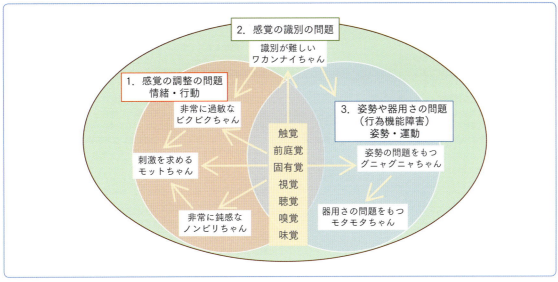

図2 感覚統合障害の分類とサブタイプ
(文献3より引用改変)

④ 感覚の役割

❶ 触覚

触覚の作用は原始系と識別系に分けられる（図3）．触覚の原始系と識別系がしっかりと機能すると，身を守り，安全に外界を学び，あそびに発展していく下地となる．

重い障がいのある子どもの多くは触覚過敏の傾向をもっている．原始系が強く働きすぎてしまうと，触覚防衛によっておもちゃなど探索的に触ることは困難となりやすい．過敏性のある子どもは受容的な刺激（触られる）を嫌がる反面，能動的な刺激（自分から触る）は大丈夫なことがある．あそびの導入において，自分で触れるようにおもちゃなどをセットすると過敏性が抑制されやすい（アクティブタッチ：自分でやったら大丈夫！）．

触覚鈍麻の子どもの場合は，接触に気付きにくく自分を守るための反応が出にくいため，低温やけどやけがなど思いもよらない事故が起こることもあり注意が必要である．また，反対に強い刺激によって感覚を理解するような場合，血が出るほど指をかむなど強い刺激を求める場合がある．指を守れるように工夫し，歯固めをかみながら指で引っ張るなど，安全に受け取ることができる感覚入力（あそび）を工夫し，環境を配慮する．

●触覚の調整能力

人やものと関われば関わるほど触覚の調整能力は向上していく．例えば，着替えの刺激にびっくりした反応をしていた赤ちゃんも，皮膚がこすられる感覚に慣れるとその反応はなくなる．一般的には靴下の締めつけ感や，帽子の顎ひもの刺激などは，慣れると気にしないでいられるようになるものであるが，過敏性が残る子どもは何度も気になり，落ち着かない，集中できないといったことが起こる．

❷ 前庭覚

前庭覚は平衡感覚をつかさどる．自分は上下左右のどちらに向いているか，どれくらいの速さで動いているのかなどを認識するのが前庭覚である．また前庭覚は視覚や聴覚と共に働いている．ものを目で追う，それに合わせて身体の向きを調節する，声のする方向に顔を向ける，意識的に注意して聞くということも，身体のバランスをとり

1 出会いを広げる 261

表1 タイプ別の特徴

調整の問題　非常に敏感（ビクビクちゃん）	対応を工夫してみよう
・ものや人に触る，触られるのが苦手 ・帽子やマスク，衣服の襟などでも嫌がる ・音や少しの刺激で飛び跳ねてしまう ・ものを持たせてもすぐに投げ出す ・いつも力んでいる，身体を固くしている ・手のひらで身体を支えようとしてもうまく突けない，立っても足の裏をしっかり地面に着けられず爪先立ちになる ・バランスの崩れやうつぶせなど身体の上下が入れ替わると怖がる	・本人がOKな感覚で（柔らかいもの，固いもの，子どもによってそれぞれ）慣れることから，だんだんと違う感覚のものへ広げる ・指先（点面）で触らずに手のひら（面）で触る ・柔らかいツルツルしたもの→固めの角のあるしっかりつかめるものなど，分かりやすい刺激のものからやってみる ・触るときに皮膚にしっかりと圧を加えて触る ・静かすぎる環境にしない（BGMなどを流す） ・リラクセーションする，身体を温める，緊張を緩める ・本人が予測できるよう声掛けしたり，音のする方向や関わる人が見えるようにする ・手をパーではなくグーで支えることでもOK，ゆっくりと体重をかける ・急な動きをせず，ゆっくりと動かす，揺れながら動く
調整の問題　非常に鈍感（ノンビリちゃん）	対応を工夫してみよう
・触られていることに気付きにくい ・遊ぶ意欲に欠ける ・持っているものを落とす ・転びそうになっても自分の身を守れない ・人やものの存在を無視して視線の先を見たり見つめたりする ・表情に乏しく感情が変化しにくい	・しっかり覚醒させる，抗重力の姿勢をとる ・歌やリズムを使ったあそび，始まりと終わりが明確なものを選ぶ ・持ちものの角を持つ，持ちものを重くする ・ゆっくりと感じながら動く，転がりごっこなど ・重いものや強めの刺激でしっかりと動きやすいことがある ・表情や声など抑揚を付けた話し掛けをする ・わずかな快反応も見つけられるよう観察しながら
調整の問題　強い刺激を求める（モットちゃん）	対応を工夫してみよう
・壁やベッドに手足，頭などを打ち付ける ・指や爪をもかむ，同じ場所をいつもかきむしって血が出る ・大きな揺れや速い動き，回転運動などを切望する	・バルーンの上で振動を楽しむなど，強めの安全な刺激を反復する ・両手を合わせた手あそび，歯固めのおもちゃ ・おもちゃに重みやゴムなどで力を入れる環境にする ・強く抱きしめられると安心することがある ・シーツブランコやトランポリン，太鼓をたたくなどのあそびが好き，また気持ちが落ち着く
識別の問題　（ワカンナイちゃん）	対応を工夫してみよう
・触られているのが身体のどこか分からない ・熱い，冷たいなどが分からない ・自分が落ちたり回転していることを感じられない ・力の加減が分からない ・色，形などの類似，相違が分からない ・人の顔を見ているようで，見ていない	・触る部位が見えるようにする ・本人が予測できるよう声掛けしたり，音のする方向や関わる人が見えるようにする ・力が出しやすいもの（引っ張ったり，押したり）など動きを分かりやすくする．引っ張り合ってちぎるあそび，紙を破くあそび ・逆光や色彩の強い背景で対すると分かりにくい（図と地の判別）ため，環境を工夫する ・人が多いところ→集中できるように人が少ないところなどの工夫
姿勢の問題　（グニャグニャちゃん）	対応を工夫してみよう
・身体が曲がっていても気にならない，だらんとし過ぎている ・ものを握る力が弱い ・手足をしっかり曲げたりしっかり伸ばしたりするのが苦手 ・ものに手を伸ばしてもつかめない，手足が揺れてしまう ・うつぶせでも手足を使わずに体幹でべったりしてしまい，身体を持ち上げられない ・身体をねじったり，ハイハイで体重移動ができない ・ジャンプやリズムよく手をたたくことが苦手	・抗重力の姿勢にする．両足をしっかり床に着けて座るなど ・重いおもちゃや引っ張るおもちゃを利用する ・早い動きで動かさず，ゆっくりと動かす ・壁や床に沿って手を伸ばすなど抵抗感を使って動く ・揺れを使って楽しみながら座る（膝の上やロッキングチェア） ・正座や肘で支えるなど小さい姿勢から動きを促す ・ゆっくり大きく分かりやすい音楽やリズムに合わせてみる，歌を歌いながらやってみる
器用さの問題　（モタモタちゃん）	対応を工夫してみよう
・動いている物体を目で追いかけたり，焦点を合わせたりするのが苦手 ・不器用でぎこちなく，注意力が保てない ・人や物音など騒がしい場所ではスムーズに動けない ・規則正しくハイハイや手を振ることができない ・障害物をよけたり，急に近づいてきたものを認識できない ・ストローを吸ったり，シャボン玉を吹くことが大変	・背景と対比しやすい色を使い，音などでも追えるように工夫する ・近くのものは追いにくいため，少し距離のある見えやすい位置を選ぶ ・力の必要なおもちゃ（握りや支えをしっかりと） ・姿勢を安定させて疲れないような工夫をする ・両手を一緒に動かす活動（お団子を丸めるなど） ・リズムや掛け声に合わせて動く ・見える場所からゆっくりと距離を理解できるような工夫 ・歌や声を出して長く息を使う練習など

（文献3をもとに作成）

原始系

突然不用意に触られたり，尖ったものが肌に触れたりすると，身をすくめたり，びくっとしたりする．身を守り，身構えるために働く防御機能のことで，これを原始系という

識別系

触ってそれが何であるかを理解する働き，おもちゃをなめたり手で触ったりして，おもちゃの特徴（大きさ，形，密度，温度，固さ，柔らかさ）を認識する．これを識別系という

図3 触覚の原始系と識別系

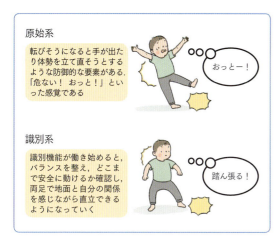

図4 前庭覚の原始系と識別系

ながら行われる前庭覚の働きである 図4．

● 重力不安と感情の安定

　前庭覚は楽しむ感覚でもある．ゆりかごの揺れなど繰り返しの動きは気持ちよさ（快）をもたらす．赤ちゃんは寝返りによって揺れや転がりに対して楽しみながら，自分の身体が今どの向きにあるのか，地面に対する身体の安定感を得ていく．

　重力に対して安定感をもてない子どもは，揺れたり転がったりすることへ不安・怖さを感じてしまう．これを重力不安と呼ぶ．重い障がいのある低緊張の子どもは，重力に逆らって身体を起こし座らせても，後方に身体を押しつけお尻を前にずるずるとずらして臥位になろうとしたり，うつ伏せになっても仰向けに戻るまで泣き叫んだりすることがある．地面に対する自分の位置関係を感じ取り，自分がどこに立っているのか，地面に対してどのように動けばよいのかということが分からない子どもは，不安で落ち着きなく感情も揺れやすい．身体の上下が変わっても"元の状態に戻れる"と分かっているという基本的な重力に対する安定感は，感情も安定させる．安定した感情は次なる興味へと向かわせ，チャレンジにつながっていく．

❸ 固有受容覚

　自分の身体が今どんな状態であるか，筋肉がどの程度の力を出し，関節がどの程度のスピードで動いているか，身体の各部分がどのように動けばよいか，といった感覚が固有受容覚である．固有受容覚を通して感じた筋肉や腱の感覚は，触覚や前庭覚とつながって働き，スムーズな動きや身体の操作に統合されていく．固有受容覚がうまく働くと自分の身体を正しく知覚（身体図式）し，自分で力加減をコントロールできるようになり，身体の各部位の意図的な動き（運動企画）が可能になる 図5．これは信頼できる自分への第一歩となる．固有受容覚の処理が困難であると自分の身体が知覚しにくく，ぼんやりとして覚醒レベルを保ち続けることも困難となってしまう．

● 触覚固有（体性感覚）

　「ふわふわしたものをつかむ」などは，触覚と

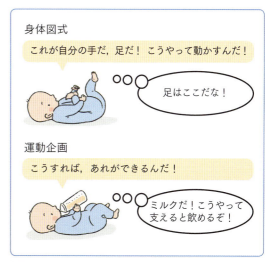

図5 身体図式と運動企画

ともに力の調整が必要で，このような操作は触覚固有を使えている．重い障がいのある子どもは筋緊張の影響を受けやすいため固有覚をうまく使えない場合が多い．おもちゃの角を触るなど触覚を分かりやすくしおもちゃの重さや大きさなどを工夫するとよい．

● 前庭固有

寝返りして壁を蹴って仰向けに戻るといった動きを繰り返すなど，前庭固有を使いながら自分の身体を実感し，あそびが始まる場合もある．母親の膝に座ることすら苦手な重力不安の子どもでも，木馬などに乗って心地よい揺れの中で遊ぶことで抗重力も楽しめる場合は，揺れをセットにするのもよい．

❹ 視覚

視覚には「ものの明暗や境界，動きに気付く」という身を守るために必要な原始的な機能と，「自分で見ているものを追って，それが何であるか判断する」という識別的な機能がある．後者は，動くこと，つまり前庭感覚と固有受容覚とのつながりによって見る対象を理解しながら視覚の情報処理が進み，自分の目に映るものを学んでいく．おもちゃと自分の距離を見極めたり，動くおもちゃを注意して見続けたり，積み木の向きが変わっても同じものだと分かる恒常性が発達していく．頸部が座らずグラグラしていると追視が困難となりやすく，ものを見極めることが困難となりやすいため，おもちゃで遊ぶ際は首を安定させ視線が追いやすい環境にしよう．また，手元が見えるようにセットし，手の動かし方が理解されてくると，おもちゃの操作（両側統合）が進んでいく．

❺ 聴覚

聴覚過敏の子どもは小さな音にさえ防衛反応が働き，飛び跳ねるほど反応してしまうことがある．また，さまざまな音が流れ込んできて，その中からひとつの音（例えば話し掛ける声）に注意を向けるといったことが困難になることもある．聴覚の識別機能は，音に合わせてリズムをとり（身体との協応），その音に注意を向け続ける（注意の持続）など，固有受容覚とともに発達していくものが多く，あそびと密接な関係がある．それは何を意味する音か，どこから聞こえてくるのか，音を聞く能力と音の刺激を調整できる能力は，前庭覚と聴覚が統合していくに従って身に付いていく．聴覚過敏の子どもは，コップを置く小さな音にさえ過敏に反応してしまう場合がある．このような場合は日常的にBGMをかけたり，音がする場所が見えるようにするだけでも，少しずつ過敏性が抑制されていく．

❺ 重い障がいのある子どもの感覚

中枢神経系の障害では，身体が緊張に支配されることが多く，いろいろな感覚を知覚することが非常に困難となる．緊張が高いと感覚が過敏になりやすく，眼球運動も抑制され，ほとんどの感覚が入力しにくくなってしまう．身体が緩んでほどかれていくと，寝ているベッドからの反力や背中のこすれ（触覚），頭の転がしなどによる連続的な刺激（前庭覚，固有受容覚）がつながって，自分を定位しやすくなり，安心して感覚を入力しやすくなる．反して非常に低緊張な子どもは，自分で動くことが困難なため感覚入力が足りず非常に不安定で，快・不快も分かりにくく表出できない場合も多い．背中とベッドがこすれることがないので自分とベッドの境目も分かりにくく，動かせない手足はそれが自分の身体の一部であると理解できない．このような子どもには，手と手，手と足などをお互いに触れるようにする抗重力の姿勢を多くとり，自分の手足が見えるような座位をとる，といったことで自分の身体の知覚が促されやすい．

重い障がいのある子どものタイプ別特徴と対応例を 表1 [3]に示した．子どもが楽しめる感覚を探し対応を工夫しよう．

6 あそびの発達

あそびは子どもには欠かせない発達の要素であるが、その感覚が防衛的に出現しているものであるか、心地よいものであるかをまず見極める必要がある。快の刺激を見つけたら、それを反復し何度も快が起こるようにして表出を強化してみよう。子どもがだんだんその刺激を予測できるようになると、ある時、意図的な動き（子どもの自発的なサイン）が分かるかもしれない。子どもは"自分で動いてみて"「できた！」と感じると何度も楽しむものであり、この「できた！」を見つけることがあそびの発見のためにはとても大切である。

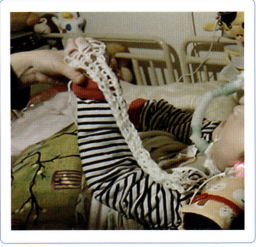

図6 指の間を毛糸がするするとこすれると、楽しい！

❶ 重症児のための室内でできるあそび

重い障がいのある子どもも粗大運動（前庭覚・固有受容覚を大いに刺激されるあそび）が大好きである 表2 .

- シーツブランコ

タオルに身体を包まれて安心した感覚（触覚）の中で、重力が変化するのを感じ（固有受容覚）前後左右へ、速度の変化をもって（前庭覚）揺れる活動.

- 床上転がし

面の上をつながりのある刺激を皮膚に感じながら（触覚）、重量が変化して身体を支える手足に重みがかかり（固有受容覚）、身体の上下が入れ替わり（前庭覚）刺激される.

❷ 在宅でのあそび

ざらざらの紙やツルツルの布などを使って工作をしたり、小麦粉粘土を押したりつまんだりする感覚を使ったあそびは、重い障がいのある子どもも楽しむことができる。その他、在宅では生活に使う物品でもさまざまな感覚を体験できる 図6 . 子どもは家族が愛着をもって使っているものに興味が湧きやすく、共感力も生じてくる。父親の眼鏡や腕時計を引っ張るなどで、自分の働きかけが他人の反応を引き出すことを楽しむことも多い.

また、ソファーとU字クッションなどを使用して安楽で安定した座位をとり、手元が見えるようにセットして遊ぶと視覚的な認知も進む。力の入りやすい手の形（テノデーシスアクション）でおもちゃを触るようにするのも大切である 図7 .

表2 あそびや活動のヒント

触覚を使う	お肌ツルツルごっこ 水あそび 人間サンドイッチ お指で絵の具	前庭覚を使う	転がり運動 シーツブランコ 回転運動 ロッキングチェア うつぶせリズム
固有感覚を使う	重いものを持ち上げる ものを押したり引いたりする ぶら下がる ボディ・スクイーズ 綱引き	微細運動能力を促す	小麦粉ふるい ひも通し
		両側協応の発達を促す	キャッチボール お手玉渡し 太鼓をたたく

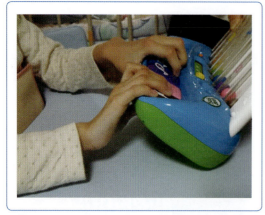

図7 力が入りやすいテノデーシスアクションのポジション

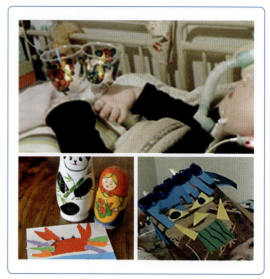

図8 季節のあそび

さらに季節の行事は,毎年恒例のものとして楽しめるもので,記憶を呼び覚ましながら楽しい感覚を思い出すといった能力が培われる.お月見のお団子を練って丸めたり,クリスマスのキラキラした飾りやひもの触り心地,ライトアップの変化など感覚を使って楽しむことができる 図8 .

また,恒例の行事を楽しみにするという予測や期待をもった日々を過ごすこともできる.

ココは押さえておこう！

感覚刺激は日常生活にあふれており,子どもの障害の特徴をつかめば,どんなあそびを提供すればよいか分かってくる.そばにいる母親からの温かな感覚は,障害をもつ子どもにとって安心安全を保障する非常に大切なものであり,そこから楽しみ,あそびは発展する.在宅では,親の参加と理解が進むとあそびはどんどん発展していく.在宅ケアに一緒に関わることができる利点を生かして,両親の感覚統合に対する学びが深まり,楽しみ喜びを一緒に見つけ出す工夫をしたいものである.

（星野　暢）

文献

1) Ayres AJ, 佐藤　剛, 監訳：子どもの発達と感覚統合. 協同医書出版社, 1982, 3-17.
2) 土田玲子, 監：感覚統合Q&A 改訂第2版. 協同医書出版社, 2013, 174-5.
3) Krasnowitz CS, 土田玲子, 監訳：でこぼこした発達の子どもたち. すばる舎, 2011, 37-47.

> **サマリー　ITの活用**
> - 子どもとスイッチをつなげるためにどこか活かせる部位，動作はないかを見つけよう．どんな姿勢ならそれらを活かせるかを探そう．
> - スイッチは手で押す，引っ張ることの他にも，さまざまな部位を用いた接触，呼気・吸気，視線，脳波など，いろいろある．見つけ出した子どもの活かせる機能と，スイッチをマッチングさせよう．
> - ひとつのスイッチとつなぐことができれば，工夫次第でさまざまな活動が提供でき，参加にもつながるチャンスとなる！　まずはワンスイッチから始めてみよう！

　子どもたちのIT支援では，おもちゃを動かす，家電を動かす，ゲーム，PCやタブレットを操作するなどいろいろなものがある．スイッチ類，スイッチインターフェース，PC周辺機器，スイッチで動かすおもちゃやアプリなどの紹介については，紙面の都合上，成書やインターネットなどの情報を参照されたい．

　この項では，それらデバイスにつなげるための考え方や取り組みを通して，IT支援の一例を紹介する．

❶ スイッチ操作に使えるところを探そう！

　椅子に座ってスイッチ操作を行うことが難しい場合，対象となる子どもが自分でとれる姿勢（例えば，自分では座れないが臥位はとれるなど）で探っていくと，身体の動きが発揮できる場合もある．図1の子どもでは仰臥位にて，頭部の高さを調整することにより，呼吸や上肢などに無駄な力が入らずリラックスできる．そして手指を一番よく動かせるように，前腕，手関節をタオルで支えている．手関節を少し背屈に保持しておくと，指を曲げる力が発揮されやすい．その場合，カックアップスプリントという装具で手関節を固定することで，手指の握る力が発揮されやすくなり，スイッチが押せるようになることもある 図1．

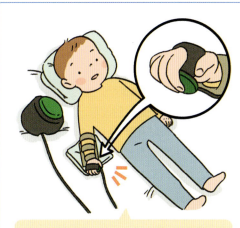

VOCAを操作するために指の動きが発揮されやすい姿勢と上肢を整え（ポジショニング），カックアップスプリントとスペックスイッチを設定し，人さし指，中指，薬指でスイッチを握って押している

図1　臥位でのスイッチの調整

そこから，椅子などの座位姿勢でも，その動きが発揮できるように椅子や上肢の位置などを調整しながら，座位でもスイッチが押せるように進める 図2．

❷ スイッチは手で押すもの？他にはどんなものがあるの？

　上肢などの不随意の動きにより，手でスイッチを押すことが難しい場合がある．スイッチへは手

1　出会いを広げる　267

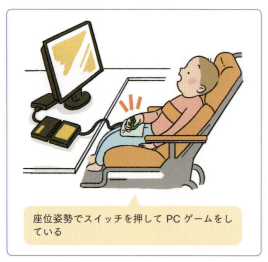

座位姿勢でスイッチを押してPCゲームをしている

図2 座位保持装置でのスイッチの調整（フィッティング）：臥位から座位へ姿勢調整

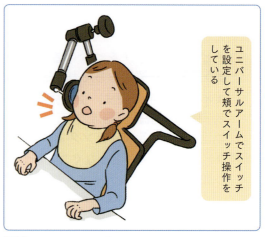

ユニバーサルアームでスイッチを設定して頬でスイッチ操作をしている

図3 スイッチへのアプローチ

だけでなく，身体の他の部位で押す，引く，触れる，呼気，吸気，視線，脳波などでもアプローチが可能である 図3 図4．リスク管理として，手や他の部位でも同様だが，スイッチ操作や姿勢も含めて，二次障害にも考慮して「できる」ようにすることが必要である．

3 ワンスイッチでも工夫次第で楽しめる！

子どもの動きを活かして，たったひとつのスイッチとつなげられるように支援を進め，それらを活かして電池で動くおもちゃや電化製品，PCやタブレットなどにつなげる活動を提供できるように工夫していく 図5．アイデアは「本の紹介」

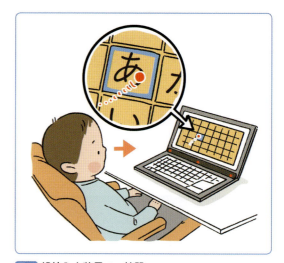

図4 視線入力装置での練習

や「ウェブサイトの紹介」（270ページ），その他インターネットなどからも情報入手できる．

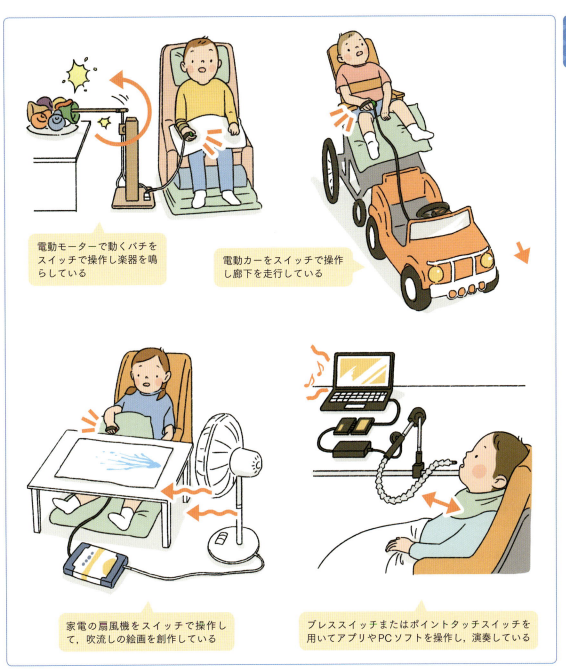

図5 ワンスイッチでの活動の工夫

1 出会いを広げる

✅ ココは押さえておこう！

● 「IT活用支援は必要と思うけど，難しいなぁ」と感じたら……
　IT活用支援と聞くとハードルが上がり，難しいなと感じる方も多いと思う．まずは，対象児にITを活用したら何かできるのではないか？　と気付くことが大切である．ITが苦手でできなくても，支援者の輪の中でその気付きを伝え共有することが大切である．得意な方がいればその方と協働して取り組み，作業療法士（OT）がいれば相談する．それでも難しければ，この分野で活躍している方とつながるように努力することも，子どもの「活動・参加」につながる立派な支援のきっかけになる．支援機器を知ることも必要であるが，デバイスと子どもの機能をつなげるところが重要で，担当OTがいれば，日本作業療法士協会の「あいてぃたいむ」に相談して取り組むことができる．これらのことはIT活用支援だけでなく，家庭や学校でのさまざまな支援に共通する視点である．この項が子どもたちの「できる」支援の一助になれば幸いである．

（森田　傑）

📖 本の紹介

- 宮永敬市，他編：作業療法士が行うIT活用支援．医歯薬出版，2011．
- 金森克浩，編：改訂版 障がいのある子の力を生かすスイッチ製作とおもちゃの改造入門．明治図書，2014．
- 日向野和夫：重度障害者用 意思伝達装置操作スイッチ 適合マニュアル．三輪書店，2016．
- 金森克浩，編：決定版！ 特別支援教育のためのタブレット活用 今さら聞けないタブレットPC入門．ジアース教育新社，2016．

📖 ウェブサイトの紹介

- あいてぃたいむ（日本作業療法士協会）
https://it55.info/
日本作業療法士協会会員のIT活用支援の向上を目的に作成されており，個別事例相談や資料，情報の提供，IT機器レンタル事業「作業療法士が行うIT活用支援説明会」に会員が参加すると，IT機器レンタル助成を受けることができる（2019年4月現在）．
- 静岡発達SIG（IT活用支援関連を含め情報多彩）
https://shizuokadevelopmentalsig.jimdo.com/
- Microsoft accessibility（Windowsのアクセシビリティ）
https://www.microsoft.com/ja-jp/enable/
- Apple accessibility（IOSのアクセシビリティ）
https://www.apple.com/jp/accessibility/
- 特別支援教育での PowerPoint 活用
https://www.microsoft.com/ja-jp/enable/ppt
- マジカルトイボックス（スイッチ・おもちゃの改造等）
http://www.magicaltoybox.org/mtb/
- DAISY（Digital Accessible Information SYstem）（デジタル図書関連，教科書等も含む）
http://www.dinf.ne.jp/doc/daisy/index.html
- 「できマウス。」プロジェクト（スイッチインターフェイス関連）
https://dekimouse.org/wp/
- パシフィックサプライ（スイッチ関連）
https://www.p-supply.co.jp/products/
- クレアクト（視線入力関連）
https://www.creact.co.jp/welfare
- ポランの広場（視線入力関連等）
https://www.poran.net/ito/

1 出会いを広げる

おでかけの支援：外の世界との出会い

> **サマリー**
> - 子どもにとって，おでかけは「外の世界との出会い」であり，子どもを一回り成長させる機会ともなる．
> - おでかけを積み重ねていくことにより，好きな時に好きな場所へ行けるという子どもの社会参加が実現し，さらには緊急時や災害時の対策も具体的に検討できる．
> - 重い障がいのある子どもの外出は，家族にとって大きな負担となっており，年齢や医療機器の使用にかかわらず，個別性に配慮した支援が必要である．

1 おでかけの意義

　自分の子どものころを思い出してみる．近くの公園へ行ったこと，買い物に行ったこと，家から出ること自体が，ワクワク・ドキドキして，おでかけはちょっとした冒険であった．さらに，車で遠くまで出掛けたり，お泊り旅行に行ったりすると，普段はできない経験をし，味わうことのない喜びを得た．子どもにとって，おでかけは「外の世界との出会い」であり，子どもを一回り成長させる機会ともなる．重い障がいのある子どもであっても，おでかけで得る経験や楽しみはかけがえのないものである．

　重い障がいのある子どもの場合，定時の注入や医療機器の保守管理なども含めて，生活行為やケアの時間はおおよそ決まっている．それに伴って介護者の生活やサービスの利用時間も決まってくる．よく「○○ちゃんのスケジュールはアイドルみたいだね」と比喩されるが，毎日，毎週，毎月決まった内容と時間を繰り返すという意味では，それ以上かもしれない．おでかけするということは，このルーチンを多かれ少なかれ崩すことになる．例えば，朝7時に注入を開始する場合には，介護者はそれより前に起きて準備をしている．「9時に病院受診」が必要となった場合，さらに時間を前倒ししなければならない．また，帰宅時のケアは後ろ倒しで経過することになる 図1．

　決まった生活様式やリズムを崩すことは，初めは子どもにとっては大きな負担になる．しかし，この変化に子どもが対応できるようになれば，長時間のおでかけや，泊りのおでかけが可能になる．そのためには，子どもの様子をこまめに観察し，ケアを工夫していくことが必要である．おでかけを少しずつ積み重ねていくことにより，好きな時に好きな場所へ行けるという子どもの社会参加が実現する．さらにはおでかけに慣れることで，緊急時や災害時の対策も具体的に検討できる．

2 おでかけの現状

　われわれは，重い障がいのある子ども26名の家族に，外出に関するアンケート調査を実施し

1 出会いを広げる　271

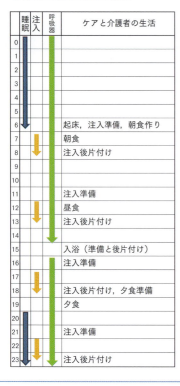
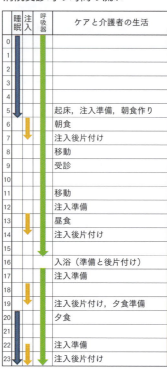

図1 日常生活と病院受診時の時間の流れやケアの違い

た[1]．内訳は年齢が4〜41歳，超重症児スコアは超重症児19名，準超重症児5名，それ以外が2名であった．外出が「とても大変」と回答したのは9名，「やや大変」と回答したのは16名であり，重い障がいのある子どもの外出は，家族にとって大きな負担となっていることが分かった．その理由として，荷物が多いこと，時間がかかる，抱っこが大変なこと，自分の体力が心配の項目が上位に挙がっていた 図2．

外出の際，部屋から車までの移動方法については，「抱っこで移動する」が61.5％と半数以上を占めていた．また，年齢的な特徴としては，幼児期〜学齢期では外出の機会は比較的多いが，成人期になると急激に減少する傾向にあった．成人期の外出場所の確保やコミュニティの形成は大きな課題であることと考えられた．さらに，人工呼吸器や在宅酸素を常時使用していない子どもでも，

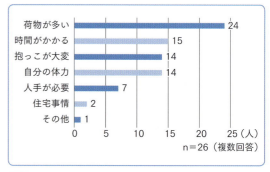

図2 外出が大変な理由

外出時は有事に備えて持参するため，荷物が増えてしまうことが分かった．「ひとりで子どもを抱っこして移動するため，家の鍵も閉められない，靴もしっかりとは履けない．車に子どもを一度乗せてから，荷物を取りに家に戻っている」という意見もあり，年齢や医療機器の使用にかかわらず，個別性に配慮した支援が必要である．

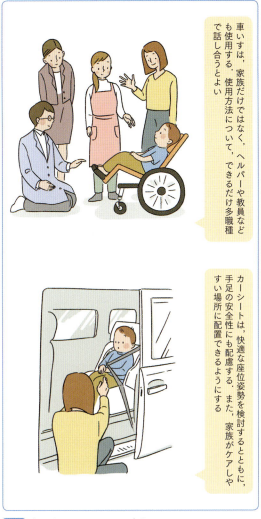

車いすは、家族だけではなく、ヘルパーや教員なども使用する。使用方法について、できるだけ多職種で話し合うとよい

カーシートは、快適な座位姿勢を検討するとともに、手足の安全性にも配慮する。また、家族がケアやすい場所に配置できるようにする

図3 車いす、カーシートの適合チェック

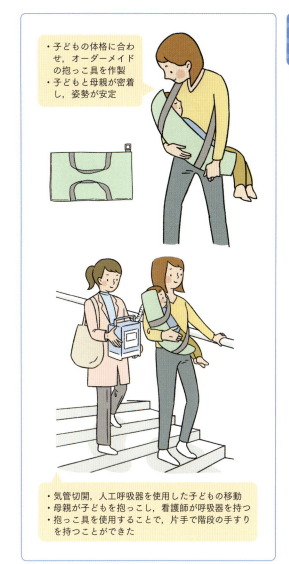

・子どもの体格に合わせ、オーダーメイドの抱っこ具を作製
・子どもと母親が密着し、姿勢が安定

・気管切開、人工呼吸器を使用した子どもの移動
・母親が子どもを抱っこし、看護師が呼吸器を持つ
・抱っこ具を使用することで、片手で階段の手すりを持つことができた

図4 抱っこ具を使用した支援

③ おでかけ支援の実際

　重い障がいのある子どもの「おでかけの支援」では、子どもが安全に快適に過ごせるように配慮することが大切である．車いすやカーシートは、実際に座った状態で適合をチェックする．両親だけではなく、関わる支援者が集まって検討できるとよい[2] 図3．しかし、それだけでは不十分であり、居室から屋外へ出るまでの動線や一連の流れをイメージして関わることが必要である．中でも、抱っこでの移動については、子どもの身体的特徴（体格、筋緊張、医療機器の使用など）、介

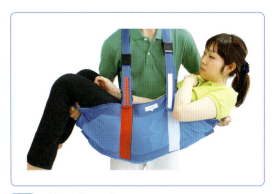

図5 既製品の抱っこ具　　（写真提供：松本義肢製作所）

1 出会いを広げる　273

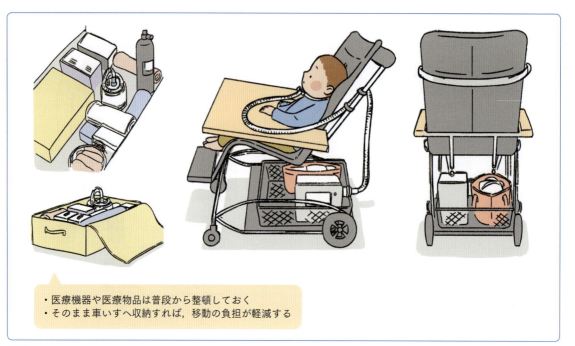

- 医療機器や医療物品は普段から整頓しておく
- そのまま車いすへ収納すれば，移動の負担が軽減する

図6 荷物収納の工夫

護者の状況（年齢，体格，疾患の有無，サービス利用の有無など），家屋環境（移動距離，段差や階段の有無など）に影響を受けるため，福祉用具の活用も含めて個別に検討していかなければならない[3] 図4 図5．また，重い障がいのある子どもは，人工呼吸器などの医療機器や吸引セットなどの医療ケア物品が欠かせないため，外出時に持参する荷物が多くなる．なるべくコンパクトに収納・運搬できるように，普段から家族と相談しておく 図6．

✓ ココは押さえておこう！

「体温管理ができないので，屋外の施設は難しい」「すぐにゼコゼコしてしまうので，長時間車に乗ることはできない」「車いすで行けるホテルを探すのがすごい大変」．これらは実際に保護者から聞いた言葉である．現在，インターネットで「バリアフリー」をキーワードに検索すると，施設概要や支援サービスなどさまざまな情報が得られるようになった．近隣のおでかけ場所について，家族と一緒に検討できるとよい．「この子と一緒に家族でテーマパークに行くことが夢なんです！」これも，家族が教えてくれた願いである．子どもと家族の「夢を広げ，かなえる」ために，多職種と協力し，必要な支援を行っていきたい．

（長島史明）

📖 文献

1) 長島史明，他：在宅障がい児・者の移動にかかわる介護負担の現状と課題～抱っこや外出に関するアンケート調査の結果から～．第8回日本小児在宅医療支援研究会誌．2018；8：82．
2) 長島史明，他：心身障害者児に対する訪問理学療法の実際．理学療法．2016；33：619-26．
3) 長島史明，他：「オーダーメイド抱っこ具の有用性と可能性」第4報～適応ケースの特徴と使用時の配慮や工夫～．第8回日本小児在宅医療支援研究会誌．2018；8：83．

2 子どもと社会生活

子どもと社会生活

> **サマリー**
> - 子どもとその家族を社会資源につなげるためには，それまでの体験を理解し，「なんでも相談」になる必要がある．
> - 子どもの育ちに10年20年と付き合っていくイメージをもち，地域づくりを視野に入れながら，子どものスペシャルニーズに出会ったことをチャンスと捉えて関わっていく．
> - 医療や福祉は，施設完結型から地域完結型にシフトしている．子どもたちが地域化されて，多くの人の目に留まり，助け合っていく社会をつくっていこう．

1 はじめに

重い障害があったり，医療デバイスなどを必要としながらもNICUから退院できるそのときに，子育ては大変であることは共感しつつも，その子の出産や退院について心から祝福する．明るい未来に向けて，関わる私たちの心構えが，社会とつながっていけるか孤立していくのかの分かれ道になると思う．もしも将来に失望して入所してしまえば，子どもたちは家族になるチャンスを失う．人は家族の中で，社会の中で生きるべきである．家族に子どもを授かり，病院で出産する．そしてその家族の仲間入りをする赤ちゃん．自分では何ひとつできない赤ちゃんを大切に育て，その営みが子どもを育て家族を育て，地域をつくる．その子その子に生きにくさや育ちにくさがあり，その子その子にかわいらしさ，いとおしさがある．乳児死亡率が世界一低い日本という幸せな国に生まれた子どもたちを，慈しみ育てる地域をつくれるかどうか，私たち大人は試されていると自覚したい．

2 命を救う場面から暮らしにつなげる

子どもとその家族を社会資源につなげるためには，これまでの体験を理解しなくてはならない．そのときのポイントを以下に述べる．

1 子どもはどのような体験をしたのか
- 未熟な五感のまま誕生したので，感じる全てのことを不快に感じているかもしれない．
- 救命処置はつらい出来事だったかもしれない．
- 母親の胸に抱かれたかったが，抱かれることが少なかったかもしれない．
- ミルクを飲みたかったけれど，飲めなかったかもしれない．

2 子どもは何を望んでいるのか
- 痛いことは嫌なので，気持ちがいい感覚を感じたい．
- 感覚欲求を満たされたい．

・自分を愛してくれる人に抱かれたい，触ってほしい．安心したい．

❸ 家族はどのような体験をしたのか，そしてどのように暮らしたいのか

・結婚して，子どもが生まれ喜びたいのに，いろいろ心配な出来事が起きて，どうしてよいか分からない．
・誰に相談したらよいのか分からない．

　暮らしにつなげるためには，「なんでも相談」になる必要がある．とりあえず受け止める姿勢が重要で，相談できる相手に出会ったことで家族は希望を見出すのである．その相談事はすぐに解決してほしいことばかりではなくて，寄り添ってほしいと願っているのである．

❸ ニーズをどのようにつなぎ生かすか

　地域包括ケアにおいて多職種連携が重要であるが，専門職が勝手に連携したと勘違いしたり，困りごとに寄り添っていないことがある．そのことは支援者自身が常に反省することである．多忙なときなどすぐに陥りやすい行動である（「さっさと片付けたくなる」）．また，熟練してくると，これまでの経験から「前と同じで大丈夫」と個別ニーズに寄り添わなくても大丈夫と思ってしまう．人には限界があるので，多職種チームで取り組むときに，子どもの育ちに10年20年と付き合っていくイメージをもって，地域づくりを視野に入れ，子どものスペシャルニーズに出会ったことをチャンスと捉えて関わっていきたい．

❹ 小児在宅医療から小児地域医療へ

　医療や福祉は，施設完結型から地域完結型にシフトしている．医療者の仕事は，子どもなら通学できるように，成人なら仕事に就けるように，その人なりの健康を手に入れ社会で生きられるようにサポートすることだと思う．子どもや若年成人期の方の支援は，学校や職場などの協力なしではありえない．人工呼吸器をつけて退院している子どもたちが急増しているが，通園や通学が親子分離で可能になるという地域は本当に少ない．地域にある閉塞感は回りまわって，小児在宅医療や地域医療の質を悪くする一因になると思う．

　自宅に居ながら孤立しないように，子どもたちが地域化されて，多くの人の目に留まり助け合っていく社会をつくっていこう．

❺ その子に合った社会資源利用

　子どもたちはどこで暮らしていても年齢に合わせて社会につながっていかなくてはならない．地域で暮らしている子どもは十人十色，障害をもつ子がいてもそれは当たり前のことで，それを前提に，全ての子どもたちのニーズを包み込む社会でありたい．ある地域では放課後等デイサービスが，またほかの地域では放課後児童クラブが充実しているというように，社会資源にも地域格差があるが，障害を理由に分離されないように調整し，障害がある子どもも同い子どもも同じ場所で学んだり遊んだりする機会を得るように社会資源を利用することが重要である．

訪問スタッフにみてほしいポイント

●医療的ケアを実施できる人を増やそう
　子どもと家族の暮らしの様子を24時間書きとり，子どもらしいあそびの時間や，家族の人らしい休息の時間があるかどうかチェックする．これらのニーズに対応するために，介護や保育に関わる人たちが医療的ケアを実施できるように社会資源をつないでいく．

（梶原厚子）

2 子どもと社会生活

医療・福祉サービス：制度の概要

> **サマリー**
> - 小児在宅ケアが医療モデルから生活モデルへの変化を求められたとき，教育などの巻き込む範囲を広げて「小児の地域包括ケア」と考えられるようになった．
> - 障害福祉サービスは同じ基準や内容のサービスとして，どこの地域にも存在する．しかし，地域生活支援事業は市区町村事業であり，地域事情により支援内容が違うため注意が必要である．
> - 子どもの成長発達に合わせて，各種サービスを利用しながら，在宅生活，通園・通院，教育などを支えていく．地域における医療や生活支援の現状について把握しておくことが必要である．

1 はじめに

地域包括ケアシステムは高齢化社会の対応策のようにいわれてきた．しかし，病気との付き合い方として，障害や病気を抱えて暮らす子どもたちが従来の医療モデル（病気は病院や施設で完結する）から生活モデル（障害や病気とうまく付き合いながら幸せに暮らす）への変化が求められたとき，年齢に関係なく，地域丸ごとわがことと考え，「小児の地域包括ケアシステム」は巻き込む範囲に広がりをもたせ，その結果として地域に暮らす全ての人が含まれるシステムであると捉えられるようになった．

「小児の地域包括ケアシステム」を構築するためのポイントとして以下の4つを挙げる．
① 医療・福祉・教育関係者が顔の見える関係を構築し，課題を抽出する．
② 医療的ケア関連の研修を実施し，人材を育成する．
③ 医療者や相談支援専門員がコーディネーター機能を担う．
④ 市区町村自立支援協議会に参加し，より適切な福祉サービスのあり方を協議する．

地域包括ケアのあり方は市民が主体となってわが町のことを考え，納得できる答えを探し，集い，見守り，助け合う機能をもち，地域力を付けてケアの質が向上し，暮らしやすい町をつくることである．地域の中でつながりをつくり，時にはつなぎ直し，相談支援は繰り返され，成長する子どもとその家族に寄り添って多職種連携が行われ，子ども一人ひとりを支えるチームが出来上がる．そのチーム活動が人材をつくり支え，支えられるというような関係性を超える地域共生社会づくりにつながっていくと考える．

2017年4月1日には母子保健法を改正し，子育て世代包括支援センターを法定化した．妊娠期から子育て期にわたる切れ目のない支援のために，2020年度末までに全国展開を目指すとされ

ている．

❷ 子どもの地域生活を支えるサービス

子どもの地域生活を支える制度やサービスは多岐にわたる．医療および福祉の支援について，それぞれの根拠法（障害者総合支援法，児童福祉法など）の概要を理解する必要がある 図1 表1 表2．子どもや家族の困りごとに気付いたときには，相談支援専門員に情報を集約し，包括的な支援を依頼する．身体介護や補装具などについては，リハや看護の専門的視点から助言を行い，重層的な支援を行っていく．

❶ 医療

入院医療，外来医療，在宅医療があるが，小児の場合はサービスの量，質とも地域差が大きい．ひとりの子どもに複数の機関，職種が関わっていることが多く，情報共有が欠かせない．

在宅医療としては以下のサービスがある．

● 訪問診療

在宅での療養を行っている患者であって，通院が困難な場合，計画的な医療管理の下に定期的に医師が訪問して診療を行う．往診は，患家の求めに応じて行われた診療である．

● 訪問看護

看護の必要な在宅療養者を看護師・保健師あるいは理学療法士などが訪問し，主治医の指示に基

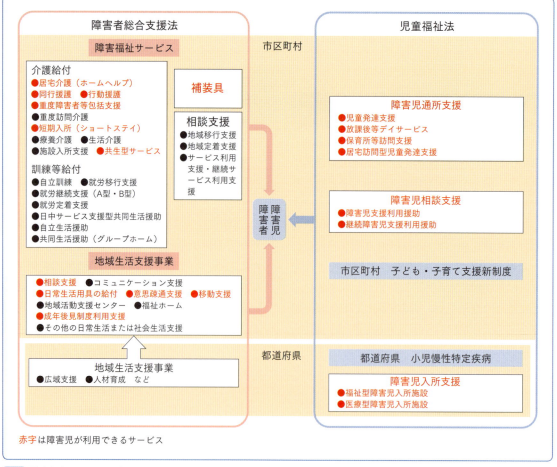

図1 障害福祉サービスの概要

づいて療養上の世話や必要な診療の補助を行う．訪問看護ステーションからの訪問，診療所や病院などの医療機関からの訪問がある．医療保険の訪問看護は，通常1日1回，週3回までであるが，定められた疾病・状態に該当する場合，特別指示があった場合は，毎日の訪問が可能になる．

- 訪問リハ

診療を行った医療機関の理学療法士，作業療法士，言語聴覚士が訪問して基本動作能力，応用的動作能力，社会的適応能力の回復を図るための訓練などを行う．

- その他

薬剤師が訪問する訪問薬剤管理指導，管理栄養士が訪問する在宅患者訪問栄養食事指導などがある．

❷ 保健

- 児童福祉法

児童の福祉を担当する公的機関の組織や，各種施設および事業に関する基本原則を規定している．乳児家庭全戸訪問事業，虐待防止などが含まれる．

- 母子保健法

家族関係の調整や成長発達遅滞の早期発見のための乳幼児健診などについて規定している．母子健康手帳，新生児訪問指導などが含まれる．

表1 障害者総合支援法の障害福祉サービス

分類	サービス	内容	給付
訪問系	居宅介護（ホームヘルプ）	自宅で，入浴，排泄，食事の介護等を行う	介護給付
	同行援護	重度の視覚障害のある人が外出するとき，必要な情報提供や介護を行う	
	行動援護	自己判断能力が制限されている人が行動するときに，危険を回避するために必要な支援，外出支援を行う	
	重度障害者等包括支援	介護の必要性がとても高い人に，居宅介護等複数のサービスを包括的に行う	
	重度訪問介護	重度の肢体不自由で常に介護を必要とする人で，自宅で，入浴，排泄，食事の介護，外出時における移動支援などを総合的に行う	
日中活動系	短期入所（ショートステイ）	自宅で介護する人が病気の場合などに，短期間，夜間も含め施設で，入浴，排泄，食事の介護等を行う	
	療養介護	医療と常時介護を必要とする人に，医療機関で機能訓練，療養上の管理，看護，介護および日常生活の世話を行う	
	生活介護	常に介護を必要とする人に昼間，入浴，排泄，食事の介護等を行うとともに，創作的活動または生産活動の機会を提供する	
施設系	施設入所支援	施設に入所する人に，夜間や休日，入浴，排泄，食事の介護等を行う	
居住系	共同生活援助（グループホーム）	夜間や休日，共同生活を行う住居で，入浴，排泄，食事の介護，日常生活上の援助を行う ※15歳から利用可能	
訓練・就労系	自立訓練（機能訓練）	自立した日常生活または社会生活ができるよう，一定期間，身体機能の維持，向上のために必要な訓練を行う	訓練等給付
	自立訓練（生活訓練）	自立した日常生活または社会生活ができるよう，一定期間，生活能力の維持，向上のために必要な訓練を行う	
	就労移行支援	一般企業等への就労を希望する人に，一定期間，就労に必要な知識および能力の向上のために必要な訓練を行う	
	就労定着支援	就労移行支援などを利用し一般就労した人を対象に，就労に伴う生活環境の変化などで就労が途切れないような支援を行う	
	就労継続支援（A型＝雇用型）	一般企業等での就労が困難な人に，雇用して就労する機会を提供するとともに，能力等の向上のために必要な訓練を行う	
	就労継続支援（B型）	一般企業等での就労が困難な人に，就労する機会を提供するとともに，能力等の向上のために必要な訓練を行う	
	自立生活援助	施設やグループホーム，自宅などから地域生活へ移行する者を中心に，地域での自立生活が可能となる支援を行う	

　は障害児が利用できるサービス

表2 児童福祉法の障害福祉サービス

分類	サービス名	内容
障害児通所系	児童発達支援	通所により身辺自立や社会性向上などの療育支援を行う．児童発達支援センターと児童発達支援事業の2つに分かれる
	放課後等デイサービス	通所により放課後または長期休暇中の余暇活動や療育支援サービスを提供する
	保育所等訪問支援	保育所等を訪問し，障害児に対して，障害児以外の児童との集団生活への適応のための専門的な支援を行う
	居宅訪問型児童発達支援	重度障害児が対象で，支援者が訪問して個別療育を提供する
障害児入所系	福祉型障害児入所施設	施設に入所している障害児に対して，保護，日常生活の指導および知識技能の付与を行う
	医療型障害児入所施設	施設に入所している障害児に対して，保護，日常生活の指導および知識技能の付与並びに治療を行う
相談支援系	計画相談支援	【サービス利用支援】 ・サービス申請に係る支給決定前にサービス等利用計画案を作成 ・支給決定後，事業者等と連絡調整等を行い，サービス等利用計画を作成 【継続利用支援】 ・サービス等の利用状況等の検証（モニタリング） ・事業所等と連絡調整，必要に応じて新たな支給決定等に係る申請の勧奨
	障害児相談支援	【障害児利用援助】 ・障害児通所支援の申請に係る支給決定前に利用計画案を作成 ・支給決定後，事業者等と連絡調整等を行い，利用計画を作成 【継続障害児支援利用援助】 ・サービス等の利用状況等の検証（モニタリング） ・事業所等と連絡調整，必要に応じて新たな支給決定等に係る申請の勧奨
	地域移行支援	住居の確保等，地域での生活に移行するための活動に関する相談，各障害福祉サービス事業所への同行支援等を行う
	地域定着支援	常時，連絡体制を確保し障害の特性に起因して生じた緊急事態における相談，障害福祉サービス事業所等と連絡等，緊急時の各種支援を行う

（相談支援系は「その他の給付」）

❸ 手当・助成

児童手当，福祉手当，年金，障害に応じた医療費助成などがある．小児慢性特定疾病に該当する場合は医療費が助成される．市区町村の福祉の手引きを参照するとよい．

具体的な申請方法等は287ページ（「子どもと療育」）を参照．

③ 障害福祉サービスの概要

障害福祉サービスは主に障害者総合支援法に規定されている．障害児の場合，通所や入所サービスについては児童福祉法に規定されている 図1 ．障害者総合支援法では，介護給付，訓練等給付，補装具，相談支援の各種サービスを利用することができる．地域生活支援事業は，地域の実情に合わせて市区町村が判断して行うものである．そのため，日常生活用具の給付や移動支援などは地域により支援内容が違うことが多く，子どもが適切な支援を受けられるようサポートを行っていく．

④ 障害者総合支援法の障害福祉サービス

障害者総合支援法は，地域社会における共生の実現に向けて，障害福祉サービスの充実など，障害者の日常生活および社会生活を総合的に支援するための法律である．訪問系，日中活動系，施設系，居住系，訓練・就労系に分けられる 表1 ．そのうち，居宅介護（ホームヘルプ），同行援護，行動援護，重度障害者等包括支援，短期入所（ショートステイ）は障害児が利用できるサービスである．なお，装具や車いすについては，補装具の給付対象となるが，特殊マットや入浴補助用具などは日常生活用具の給付対象となる．

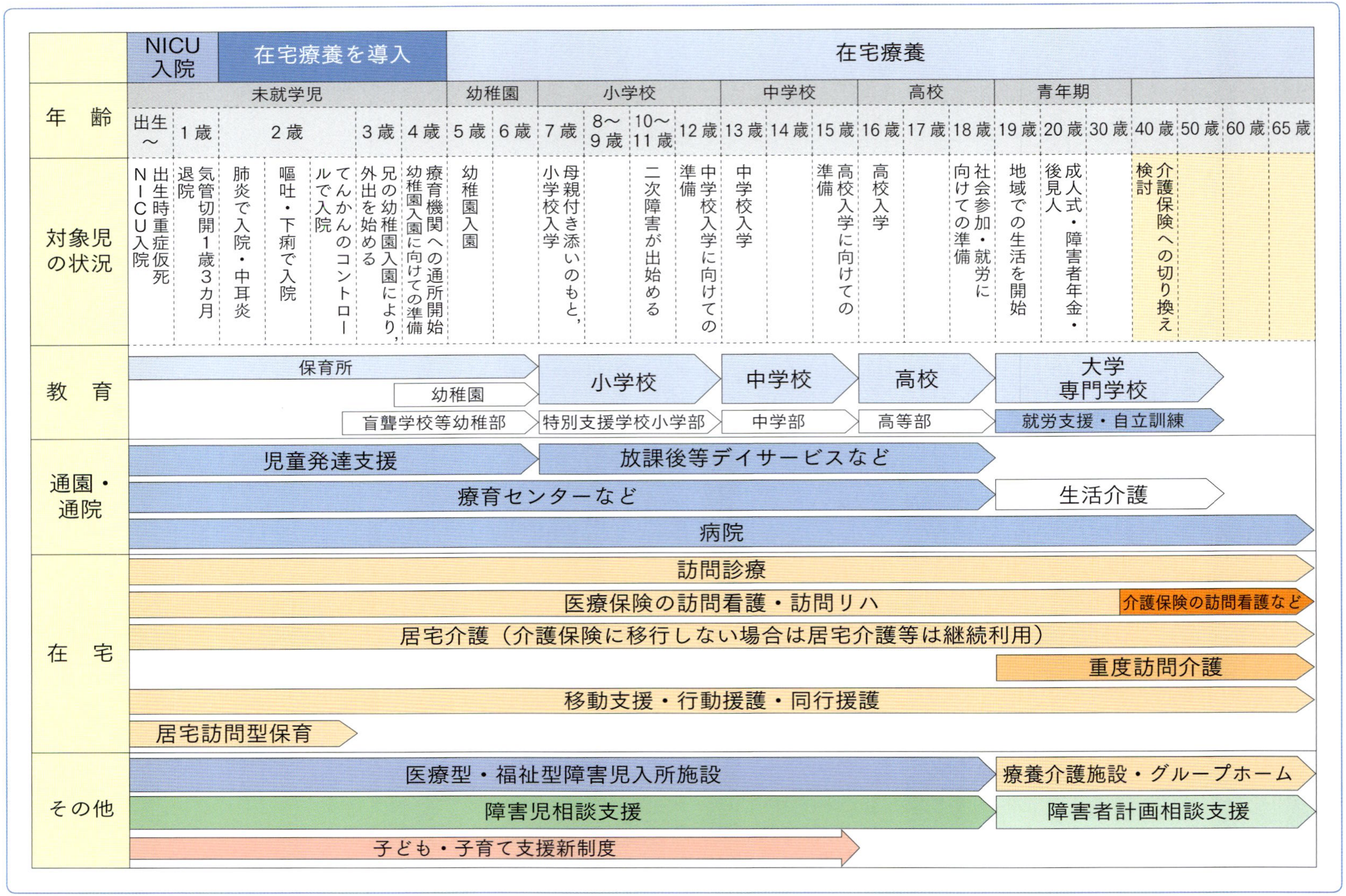

図2 子どもの成長発達と支援制度（低酸素脳症，気管切開，てんかんの子ども）

5 児童福祉法の障害福祉サービス

児童福祉法は，公的機関の組織や各種施設および事業を規定している．障害福祉サービスは，通所系，入所系，相談支援系に分けられる 表2 ．通所支援，相談支援は市区町村が行う事業であり，入所支援は都道府県の事業である．通所支援では，2018年4月に居宅訪問型児童発達支援が新設され，障害児の多層的な支援が期待されている．

6 子どもの成長発達と支援制度

低酸素脳症，気管切開，てんかんの子どもを例に，子どもの成長発達と支援制度を概観する 図2 ．

教育機関は，保育所・幼稚園，小学校，中学校，高校，あるいは特別支援学校がある．療育機関は児童発達支援，放課後等デイサービス，療育センターがあり，成人期では生活介護がある．通院は基幹病院への定期通院，リハ通院などがある．在宅支援サービスは，訪問診療，訪問看護，訪問リハ，ホームヘルプ（居宅介護），居宅訪問型保育などがある．入所サービスとしては，重心・肢体不自由児施設への入所や短期入所いわゆるレスパイトがあり，成人の障害者では療養介護施設，グループホームがある．他に障害児の相談支援，障害者の計画相談支援において，計画に基づいた障害福祉サービスの給付を受ける．地域における医療や生活支援の現状について把握しておくことが必要である．

訪問スタッフにみてほしいポイント

市区町村が行う地域支援事業の中に訪問入浴サービスがある．もともと介護保険対象のサービスであるが，市区町村によっては，障害児も利用できる場合がある．身体障害者手帳の交付を受けており，主治医から入浴可能と認められているなどが条件となることが多い．体格が大きくなった学齢児や医療的ケア児は利用を検討したいサービスである．居住地の障害福祉課と相談するとよい．

（梶原厚子）

文献

1) 梶原厚子：小児在宅医療を取り巻く福祉・社会制度．田村正徳，監．在宅医療が必要な子どものための図解ケアテキストQ&A．メディカ出版，2017，225-31．
2) 又村あおい：障害児が利用できる制度．梶原厚子，編著．子どもが元気になる在宅ケア．南山堂，2017，252-70．
3) 奈倉道明：制度．平成29年度小児在宅医療に関する人材養成講習会テキスト．国立成育医療研究センター，2017，217-34．

2 子どもと社会生活

医療・福祉サービス：相談支援と制度活用

> **サマリー**
> ☐ 相談支援は，子どもと家族の思いをつなぎ合わせ，子どもや家族のありたい生活を組み立て，実現するための裏方役となる．
> ☐ 子どもに関係するさまざまな法制度があり，相談支援は法制度を知り活用することで，子どもと家族のより豊かな生活をつくり上げることができる．
> ☐ 子どもの相談支援は，子どもの成長発達を促す支援と，子どもを支える家族が安定して地域での生活ができるための支援の二本柱で構成される．

1 子どもと相談支援（総論）

❶ 相談支援専門員

2012年4月より，障害者自立支援法の改正によって相談支援の充実とプロセスが見直されている．このときに相談支援の対象者が拡大しており，2015年3月までに障害福祉サービスや児童通園を利用する全ての当事者に，サービス等利用計画，障害児相談支援計画の策定が義務化された．

病院から地域生活に移行するとき，「困ったときになんでも相談できる人」が必要である．それが障がい児の地域生活支援では，相談支援専門員である．相談支援専門員は障がい者の支援（福祉・保健・医療・教育・就労）の分野で介護などの業務や相談支援の実務経験が3～10年ある者が，都道府県で行われる相談支援従事者初任者研修を修了することで資格を得る．

❷ 相談支援の実際

病院から地域に戻るということは，「患児」で

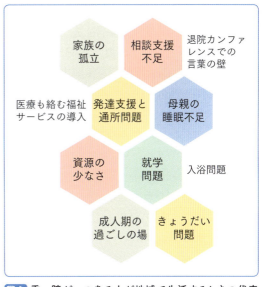

図1 重い障がいのある人が地域で生活するときの代表的な課題

はなくこの世に生を受けたひとりの子どもとして，当たり前に家族や友達と共に生活経験を重ねることができ，発達を保障される必要がある．住みよい地域づくりを考えていくきっかけとなるが，そのための課題も多い 図1．それゆえ相談

支援を行う際は公的サービスだけではなく，地域の力も開発しながら解決を図っていく．そのときに一番大切なことは，「子どもはどう考えているのか？」「家族はどう生活をしていきたいのか？」という当事者ニーズにどこまで迫ることができるかということである．

2 制度活用のポイント

日本の社会福祉は申請主義であり，行政の窓口に「この支援が必要なんです！」と申請できないと，基本的にはサービスが提供されない仕組みである．本当は支援が必要でも，窓口申請ができないために，いつまでもサービスの活用に至らないことがある．

そこで相談支援では地域生活を営むとき，一人ひとりの在りたい自分の生活や，やってみたいことを丁寧に聞き取り，それが可能になるよう福祉サービスのコーディネートをしていく．そのために相談支援の現場では，児童福祉法，障害者総合支援法などさまざまな法制度（278～280ページ参照）を把握しながら支援を実施する．

相談支援専門員は，子どもたちの円滑な地域生活と発達支援の促しのために，困りごとを整理しながら助言をしたり，サービスの提供事業者の紹介や利用のための連絡調整などの必要な支援を行い，サービス等利用計画（障害児支援利用計画）を作成する．各制度や法律の位置付けを考えるとき，主語が何になるのか？ という視点で考えると分かりやすい 表1 ．

3 実際の支援の中でみえてくること

1 事例1 Aくん：大切なモニタリング

2歳男児．急性脳症の後遺症による両下肢機能障害，定頸していない，嚥下困難（経鼻経管栄養），原因不明の免疫低下，自力喀痰できないため吸引が必要．また睡眠が整わず，生活リズムが安定しないなどがある．そのため，母親は子どもに付きっきりで世話をする必要があり，外出も容易ではない．身体障害者手帳1級．

表1 主語による法律の違い

主語が子ども	主語が障害
児童福祉法	障害者総合支援法
全て児童は，児童の権利に関する条約の精神にのっとり，適切に養育されること，その生活を保障されること，愛され，保護されること，その心身の健やかな成長及び発達並びにその自立が図られることその他の福祉を等しく保障される権利を有する（第1条）	基本理念：法に基づく日常生活・社会生活の支援が，共生社会を実現するため，社会参加の機会の確保及び地域社会における共生，社会的障壁の除去に資するよう，総合的かつ計画的に行われることを法律の基本理念として新たに掲げる

- Aくんの状態：筋緊張亢進しており，常に喘鳴があり呼吸苦がある．
- 母親の状態：常に不安そうで，支援者が訪問すると泣くことが多い．Aくんの喘鳴があっても吸引をなかなかしようとしない．あまり本音を話せていない様子．
- 支援者からの情報
・母はAくんがあんなに苦しそうなのに吸引をしない．
・いつも無愛想で，話し掛けてもあまり返事をしてくれない．
- 繰り返すモニタリングで分かったこと
・母親が主治医に「Aくんは自分で痰を出す力があるから，その力を生かしていきましょう」と言われていた．
⇒吸引しなかった理由が判明する．しかし吸引をしない代わりにどうすればよいのかは教わっていない．

対応：訪問看護ステーション看護師に主治医と連絡を取ってもらい対応を検討する．また，小児在宅リハで入っている理学療法士に体位ドレナージや呼吸リハについての説明などをしてもらい，吸引と自力排痰の両方について最良の方法を共有した．

・母親が繰り返すモニタリングの中で話してくれたことの中に,「本当は人と接するのがあまり得意じゃないんです.ヘルパーさんが変わるたびに支援内容を伝えるのがちょっと苦しいかな」という本音があった.
⇒母親の苦手なことが判明する.そして支援を継続するために何人も介入していたヘルパー間で,きちんと申し送りがなされていなかったため,母親が何回も同じことをヘルパーに伝えていた.
対応:ヘルパー事業所で支援のマニュアルを改めて作成してもらい,基本事項は介入する支援者間で共有してもらう.また母親が慣れるまで,ある程度決まったヘルパーのみが介入することにした.

● まとめ

障がいを抱えた子どもを育てる中で,母親は誰に頼ればよいのか分からない状態でいることが多く,困りごとを伝えられないでいる.またどんな方針で支援をしていくのかが,支援者間で共有できていないことで,母親の状態像の捉えに歪みが出てしまうことがある.支援に入る中で大切なことは,母親にとって安心して話ができる人が増えていくことである.本音や困りごとは「すぐに出てくるものではない」ことを押さえ,支援者としてゆとりをもって,家族が本音を語れる信頼関係を構築しながら関わりをもつようにする.そして支援者がチームとして,子どもと家族が新しい生活に慣れ親子になっていく経過を,時にリードし,時に後ろから支え,基本は常に隣にいて指導ではなく共に考えることである.

❷ 事例2 Bちゃん:忘れてはいけないきょうだいの思い

4歳女児.障がい状況は不明で,呼吸不全があり24時間呼吸管理が必要.人口呼吸器,在宅酸素を使用している.鼻腔留置経管栄養1日4回.季節的に体調が崩れやすく頻回な吸引が必要となる.時折気管切開部より鮮血が引かれることもあり,肉芽が疑われている.ケアの量が多く,母親は本人に付き添う時間が長くなってしまう.

● 母親:真面目で一生懸命.Bちゃんのケアがあるため,両親そろって姉の行事に出たことがないことを気にしている.姉の卒園式は両親で出席したいと思っている.
● 姉:幼稚園年長で来年度は小学校へ入学する.Bちゃんが入院になるときょうだいは病棟に入れないため,長期的に祖母宅に預けられることが多い.母親と会うことができないことや,自宅でも母親がBちゃんから離れることができないため,いつもお風呂はひとりで入っている.卒園式には,両親に来てもらいたいと思っているが,なかなかそれを話すことができない.
⇒卒園式には,訪問看護ステーションの複数回訪問とヘルパーの3号研修受講者(本児の吸引ができるヘルパー),ボランティアナースなどのさまざまな支援の組み合わせを行い,両親が共に卒園式に出席できるよう事前準備を行い,当日を迎えることができた.

● まとめ

重い障がいを抱えた子どもを育てている母親は,健常児として出産ができなかった子どもに対する悔悟の念や母親自身の喪失感なども相乗し,一生懸命ケアを行うことがある.実際に必要なケアの時間は24時間継続するために,その間きょうだいに気持ちを向ける時間が減少していく.そのため,きょうだいと母親の母子間の健全な愛着関係を構築することに困難性が高まることもある.きょうだいは大変そうに日々ケアをする母親を見て,自分の気持ちが伝えられなくなることがあり,同時に自分を見てくれる母親という存在を喪失してしまう.母子間の相互の喪失感を抱きながら生活をしているきょうだいもいる.きょうだいの立場によって,表出する姿が変わることが多い 図2 .支援の中で家庭に入るときには,きょうだいの様子にも気持ちと声を掛けていくことで,きょうだいのバーンアウトを防ぐ.障がいのある子どもも,きょうだいの思い 図3 を大切に

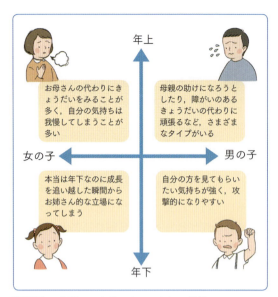

図2 きょうだいの立場によって変わる特徴

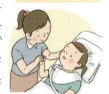

図3 きょうだいの思い

しながらも共に育つ「ともそだち」をサポートすることができる体制づくりが重要である．

❸ 相談支援のこれから

　乳幼児期から関わる支援者ができることは，子どもたちに人と関わる「心地よさ」「安心感」「面白さ」を伝えていくことである．重い障がいを抱えている方は，「想い障がい」を抱える方である．想いはもっているのにそれがなかなか人に伝わりにくい≒「想うことが伝わらない障がい」だと考えられる．彼らの視線や，呼吸，脈拍，体温をみてみると，真っすぐに気持ちを伝えようとしている．伝わらないのは彼らの障がいではなく，受け手側のアンテナの障がいかともとれる．気持ちを推し測り，しかし押し付けず，一つひとつ時間はかかるかもしれないが，彼らの「想い」を確認できる人が，家族以外に地域に増えていくと，誰もが暮らしやすい地域づくりができるのではないかと思う．子ども自身も伝えたいと思うことが伝わる経験を重ねることが，将来的な意思決定支援につながる．

　大切なことは「利用者（患児）利益」であり，家族が「生まれてきてくれてありがとう」が言え，子どもが「生まれてきてよかった」と思える，そんな社会づくりの小さなハブになっていくことが相談支援の役割と考える．

 訪問スタッフにみてほしいポイント

　重い障がいを抱えた子どもたちは日々の生活の中でも苦しい思いが多い．しかし，どんなときも人と関わることを決して諦めない子どもとして育っていくことができる支援を，「チーム」で考えていきたいものである．
　そしてチーム支援がうまくいくためには，支援者同士が互いにリスペクトし合えているかということが大きくチームの雰囲気を左右する．そのためにはチームの仲間の仕事を理解すること（相手の強みの理解とその強みを生かす仕掛けづくり），そして支援の目的を共有できているかということを常に互いに確認できていると支援者同士も安心して支援に打ち込める．

（遠山裕湖）

2 子どもと社会生活

子どもと療育

サマリー

- 療育とは，障害のある子どもに対し，医療による障害の軽減や教育による発達の促進のみならず，環境調整などを含めたより良い人生を送るための総合的支援である．
- レスパイトとは，障害のある子どもの家族に対する介護の負担軽減のための支援である．
- 障害のある子どもに必要な医療は管理病院の主治医と在宅担当部門が準備し，必要な療育や家族のレスパイト（社会福祉サービス）の利用計画は障害児（者）相談支援専門員が家族と相談して立案する．

1 療育とは

❶ 療育とは

療育という言葉は東京大学整形外科高木憲次名誉教授により定義されたとされている．原文の概略は，「療育とは現代科学を総動員して肢体不自由を克服し自立に向かって育成すること」と解釈される．高木先生は1942年にわが国初の肢体不自由児療育施設「整肢療護園」を東京・板橋に開設し，その流れは全国に拡散していった．当時は対象疾患も結核やポリオなどの感染症や先天疾患が多く，さらに知的に正常な子どものみを対象としており，「肢体不自由があっても治療と教育を併行できる仕組みをつくれば社会貢献できる人間に育成できる」という斬新な考えではあるが，それは現代よりも狭義であったと考えられる[1]．

時代とともに感染症は克服され，先天性股関節脱臼のような先天疾患は早期発見・治療とともに肢体不自由の原因として減少した．それに代わり，治療困難とされていた脳性麻痺やいろいろな先天性後天性の重複障害をもつ子どもが対象となり，さらに周産期医療や救命医療の進歩により医療的ケア児が増加してきた．知的障害が重かったり，肢体不自由が治療によっても回復困難なために自立は不可能と考えられる子どもに対しても，子どもに合わせたより良い人生を送るため，さらにはびわこ学園の糸賀一雄先生のごとく，障害をもつ子どもを「世の光に」するための家族支援や環境整備，受け止める社会の成熟を促す活動も，広義の療育ということであろう[2]．

❷ レスパイトとは

レスパイトケアはrespite（小休止）に由来し，在宅医療における主たる介護者である家族の代わりに患児のケアを行い，家族に休憩してもらうという意味で用いられている．すなわち，在宅医療を健全に継続するために必要である多くの支援のひとつである．在宅医療におけるレスパイトケア

の必要性は各家族により異なる．医療依存度や年齢体格など子どもの要因，家族構成，住居環境，自家用車の有無，経済状況などの子どもを取り巻く環境要因の違いから，全く必要とせずに済むこともあるが，一方で多くの時間や種類のサービスを必要とすることもある．しかしながら，患児の家族だけでなく支援者に対するアンケート調査によっても，レスパイトケアは病気にかかった場合に必要となる二次三次医療と並ぶ2大ニーズであり，高い割合で必要とされていることが分かる[3)4)]．

レスパイトケアは在宅医療を行う家族の負担軽減という目的もあるが，同時に障害のある子どもにとっても楽しみや喜びの体験であることが求められる．すなわち，障害のある子ども本人の直接の体験として，かつ，その子どもを支える家族の負担軽減という間接的効果の両面からの支援として，レスパイトケアは療育の範疇と捉えられる．

❸ 制度やサービスの活用方法

重症心身障害児が受けられる制度やサービスには次のようなものがある．ここでは主に18歳未満の障害児が関係する制度やサービスを取り上げる表1．

● 身体障害者手帳

身体障害者福祉法に基づき，身体障害のある人の自立支援を目的として作られた．法が定める身体障害に当てはまり，一定以上持続する場合取得できる．都道府県知事，指定都市市長，中核都市市長が交付する（窓口は地方自治体の障害福祉担当）．メリットとしては，医療費・補装具費助成，運賃・入場料等割引，所得税・住民税の軽減，手当支給，共済加入，少額貯蓄非課税制度（通称：マル優）などがある．

● 療育手帳

知的障害のある人が一貫した療育・支援を受けられるよう，制度やサービスの利用をしやすくすることを目的に作られた．厚生事務次官通知に基づき，児童相談所が知的障害と判定し，各都道府県知事（指定都市の長）が発行している（地方自治体の障害福祉担当）．メリットとしては，運賃・入場料等割引，所得税・住民税の軽減，手当支給，共済加入などがある．

● 特別児童扶養手当

20歳未満の身体や精神に障害のある子どもを監護する親または親に代わってその児童を養育している人に支給される．月額51,700円（重度障害児，1級），34,430円（中等度障害児，2級）を年3回に分けて支給される．所得制限がある（特別児童扶養手当等の支給に関する法律，地方自治体の担当部署）．

● 障害児福祉手当

障害児福祉手当は，20歳未満の身体障害児がもらえる手当である．月額14,650円を年4回に分けて支給される．所得制限がある（特別児童扶養手当等の支給に関する法律，地方自治体の担当部署）．

● 心身障害者扶養共済

障害のある子どもを扶養している保護者が，毎月一定の掛金を納めることにより，保護者に万一（死亡・重度障害）のことがあったとき，障害のある子どもに終身一定額の年金を支給する制度である（地方自治体の担当部署）．

● 育成医療

育成医療は，障害者総合支援法に基づき，障害児がその身体障害を，指定医療機関において手術などの治療によって，生活の能力を得るために必要な自立支援医療費の支給を行うものである．所得制限がある（地方自治体の担当部署）．

表1 18歳未満の障害児が利用できる制度やサービス

- 身体障害者手帳
- 療育手帳
- 特別児童扶養手当
- 障害児福祉手当
- 心身障害者扶養共済
- 育成医療
- 補装具の支給

- 補装具の支給

　身体の障害を補い，日常生活の向上を図るため，障害者総合支援法に基づき，補装具の購入や修理に係る費用の支給を行う．所得制限がある（地方自治体の担当部署）．

❷ 障害児施設・事業

　障害のある子どもも，乳幼児期・学童期と年齢によって異なる生活パターンに合わせた支援が必要である．また，以前は在宅移行できなかったような医療依存度の高い子どもも，医療機器や材料の進歩，制度や地域の医療・福祉資源が整えば在宅可能となりつつある．障害のある子どもが在宅で生活するための支援として，先に挙げた制度 表1 と以下に挙げる施設や事業がある 表2 表3 ．短期入所と日中一時支援事業は障害者総合支援法，他は児童福祉法に規定される事業である．

- 児童発達支援センターと児童発達支援事業

　障害児通所支援のひとつで，就学前の障害のある子どもが支援を受けるための施設である．日常生活の自立支援や機能訓練を行う．前者は利用者や家族支援に加えて相談支援や保育所等訪問支援，障害児施設への援助など，地域の中核的療育施設としての役割をもつ．また，これらのうちリハなどの医療を提供するものを医療型児童発達支援センター，しないものを福祉型児童発達支援センターという．

- 放課後等デイサービス

　就学中の障害のある子どもの放課後や長期休暇時の居場所の確保と，生活能力の向上のために必要な訓練，社会との交流の促進の支援を行う．

- 保育所等訪問支援

　保育所や幼稚園などを訪問し，障害のある子どもに対して，集団生活適応のための専門的支援を行う．

- 日中一時支援

　障害のある子どもの日中の活動の場の確保と，

表2 障害者総合支援法の自立支援給付

介護給付	居宅介護（ホームヘルプ） 重度訪問介護 同行援護 行動援護 重度障害者等包括支援 短期入所（ショートステイ） 療養介護 生活介護 障害者支援施設での夜間ケア等（施設入所支援） 共生型サービス
訓練等給付	自立訓練（機能訓練・生活訓練） 就労移行支援 就労継続支援（A型＝雇用型，B型） 就労定着支援 自立生活援助 共同生活援助（グループホーム） 日中サービス支援型共同生活援助
地域生活 支援事業	移動支援 地域活動支援センター 福祉ホーム　など
相談支援事業	地域移行支援 地域定着支援 サービス利用支援 継続サービス利用支援

表3 児童福祉法と障害者総合支援法による18歳未満で利用できる支援

児童福祉法	障害児 通所支援	児童発達支援 放課後等デイサービス 保育所等訪問支援
	障害児 入所支援	福祉型障害児入所支援 医療型障害児入所支援
	障害児 相談支援	障害児支援利用援助 継続障害児支援利用援助
障害者総合 支援法		福祉型短期入所 医療型短期入所 日中一時支援

家族のレスパイトのための一時的な見守り支援である．

- 障害児相談支援

　障害のある子どもや家族の状況を勘案して通所

支援の障害児支援利用計画案を作成し，給付決定後に業者と連絡調整し利用計画書を作成する障害児支援利用援助と，利用状況をモニタリングして利用計画の見直しをする継続障害児支援利用援助がある．

● 短期入所

福祉型短期入所は，障害のある子どもの自宅での介護者が病気などで一時的に介護ができなくなった場合や，介護者の休息のために，障害児支援施設（福祉型障害児入所施設など）において，日中は生活向上のための訓練や集団生活適応を促す活動を行い，昼夜通して食事，排泄，入浴などの生活介護を行う．病院，診療所，介護老人保健施設，医療型障害児入所施設などで行う医療型短期入所では，上記に加えて医療を提供する．

これら通所型支援とは一線を画すが，自宅で介護ができない子どもの施設での支援として，障害児入所支援がある．児童発達支援と同様に福祉型と医療型があり，前者は生活介護，自立訓練などを，後者は加えて医療を提供する．

3 外出が困難な障害児に対する支援

重度の障害（身体障害者手帳1，2級など），医

表4 外出困難な障害児に対する支援

	訪問教育	居宅訪問型保育	訪問看護	居宅介護	居宅訪問型児童発達支援
概要	障害が重度・重複していて特別支援学校等に通学困難な児童生徒に対し，教員が家庭，児童福祉施設，医療機関等を訪問して行う教育	保育を必要とする乳児・幼児であって満3歳未満の者について，当該保育を必要とする乳児・幼児の居宅において家庭的保育者による保育を行う事業（3歳以上の幼児に係る保育の体制の整備の状況その他の地域の事情を勘案して，保育が必要と認められる幼児であって満3歳以上の者も対象） ※2015年4月1日から子ども・子育て支援新制度の中で開始	疾病または負傷により居宅において継続して療養を受ける状態にある者に対しその者の居宅において看護師等が行う療養上の世話または必要な診療の補助を行う	利用者が居宅において自立した日常生活または社会生活を営むことができるよう，入浴，排泄および食事等の介護，調理，洗濯および掃除等の家事並びに生活等に関する相談および助言その他の生活全般にわたる援助を効果的に行う	重度の障害等により外出が困難な障害児に対する居宅を訪問して発達支援を提供するサービスを提供する
対象者	障害が重度・重複していて特別支援学校等に通学困難な児童生徒	保育の必要性の認定を受けた乳幼児のうち，障害，疾病等の程度を勘案して集団保育が著しく困難である等と認められた乳幼児	居宅において継続して療養を受ける状態にあり，通院困難な患者で，要介護と認定された者	障害支援区分1以上障害児はこれに相当する心身の状態である者	重症心身障害児などの重度の障害児等であって，児童発達支援等の障害児通所支援を受けるために外出することが著しく困難な障害児
訪問者	特別支援学校の教員	家庭的保育者1人につき乳幼児1人 ※家庭的保育者が保育士や看護師（准看護師含む）である場合には加算あり	看護師，准看護師，保健師，助産師，理学療法士，作業療法士，言語聴覚士	介護福祉士，居宅介護職員初任者研修課程等の修了者など	訪問支援員（理学療法士，作業療法士，言語聴覚士，看護職員もしくは保育士，児童指導員もしくは心理指導担当職員）
利用日数など	児童の状態次第（週3日，1回2時間程度）	保育の必要性の限度内で利用 ※月平均275時間程度（保育標準時間認定）または月平均200時間程度（保育短時間認定）	保険給付の対象となるのは通常週に1～3回まで，1回の訪問は30～90分が基本	認定次第	既存の児童発達支援に合わせる

（文献5より引用改変）

療的ケア児，易感染性などで外出が困難な子どもに対して，医療として訪問診療（医科・歯科・看護・リハビリテーション），福祉として訪問介護，居宅訪問型児童発達支援，教育としては訪問教育といった訪問系サービスがある 表4 [5]．また家族だけでは移動困難な子どもには移動支援がある．

訪問スタッフにみてほしいポイント

子どもが家族と暮らすことは最も望ましいことであるが，かなわないこともあり，かなっても期間は限られていることがある．心身に障害をもち，さらには医療的ケアを要する子どもが自宅で介護され生きていくのは，幸せなことである反面，家族の負担が大きいことも事実である．したがって，子どもの在宅療養は急性期の後の選択肢のひとつと考えるべきであろう．

障害児と家族を支える制度やサービスは整備され今後も改善されると思われるが，特に医療的ケアのある在宅の子どもは，管理病院の主治医がまず医学的評価を行い，適切な医療を整えることが最重要となる．その上で，地域社会での生活のために各種制度やサービスを活用していくことになる．また，経年による軽症化や転居などをきっかけに，主治医から離れる子どもが認識されるが，障害をもつ子どもは年一度の受診という形でも管理病院と主治医をもつことが，病状増悪時だけではなく，制度やサービスの利用の円滑化などにも役立つ．

（星　順）

文献

1) 森山　治：戦前期における我が国の肢体不自由児政策と高木憲次の影響．福祉図書文献研究．2010；9：73-89.
2) 京極高宣：この子らを世の光に 糸賀一雄の思想と生涯．NHK出版，2001，153-76.
3) 大阪府障がい者自立支援協議会：医療的ケアが必要な重症心身障がい児者の現状等に関する検討報告書．2013，5-6.
4) 斉藤史朗：北里大学病院重心アンケート・インタビュー結果中間報告．2011，16.
5) 厚生労働省：社会保障審議会障害者部会（平成27年9月9日）資料1-1，13.

2 子どもと社会生活

子どもと教育

> **サマリー**
> - 特別支援教育とは，子ども一人ひとりの困り感「教育的ニーズ」に基づいて行われ，医療・福祉・労働などの関係機関と密接な連携をとりながら行われるものである．
> - 自立活動とは，障害による学習上または生活上の困難を改善・克服するために，それぞれの障害の状況や発達に応じて主体的に自己の力を発揮していくための学習活動である．
> - 学校における医療的ケアとは，教育機会の確保・充実を図り，健康状態の維持増進と学習活動の継続性を保持し，本人が意欲的に学習に取り組めるよう医療・学校・保護者の協働によって行うものである．

本項では，障害のある子どもの能力や可能性を最大限に伸ばし，自立し，社会参加できるように，医療・保健・福祉・労働等との連携を強め，地域社会の中で豊かに生きていけるように支援し，社会全体のさまざまな機能を活用するという観点から，教育の原点である特別支援教育をピックアップして述べる．

1 特別支援教育

❶ 特別支援教育とは

障害のある幼児児童生徒の自立や社会参加に向けた主体的な取り組みを支援するという視点に立ち，一人ひとりの教育的ニーズを把握し，そのもてる力を高め，生活や学習上の困難を改善または克服するため，適切な指導および必要な支援を行うものである．

❷ 教育的ニーズ

教育的ニーズとは，直訳すれば教育的な必要性だが，子どもの目線に立って言えば「教育的な困り感」である．読み書きがうまく理解できない，友達とうまく付き合えない，こだわりがある，姿勢保持や身体が動かせない，呼吸・排泄がうまくいかないなどの困り感に応じて，学習内容や方法，場所や人的環境を整えていく必要性である．その共通のツールとして学校は「個別の教育支援計画」を策定している 図1 ．

❸ 特別支援教育の実際

障害のある子どもを地域社会の中に生きる「個」として，社会全体が支援していくという理念を背景とし，子ども一人ひとりに応じた支援を地域社会の支援体制の中で生涯にわたって行うことを基本としている．

そのため学校では，「子どもの関係する機関の

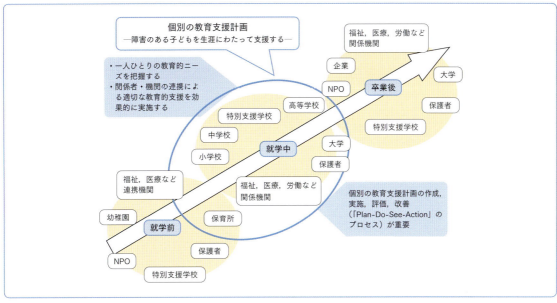

図1 個別の教育支援計画概念図

(文部科学省：今後の特別支援教育の在り方について．平成15年3月をもとに作成)

人々とどのように連携し，どのように共通理解を図るか」「子どものさまざまな生活場面でどのような支援がなされ，どのように評価されたか」を確認することを大切にしている．

❷ 自立活動とは

学習指導要領には「個々の児童又は生徒が自立を目指し，障害による学習上又は生活上の困難を主体的に改善・克服するために必要な知識，技能，態度及び習慣を養い，もって心身の調和的発達の基盤を培う」と記されている．

ここでいう「自立」とは，一般的な身辺的自立や経済的自立だけではなく，障害の程度に関係なく，児童生徒がそれぞれの障害の状態や発達段階に応じて，主体的に自己の力を発揮し，より良く生きていこうとすることであり，自分の意思・判断に基づいて，内発的，自発的，意欲的，積極的に行動するさまのことである．また，「学習上又は生活上の困難」とは，障害そのものではなく，「障害によってもたらされたつまずき」のことであり，基本的な心身機能や身体構造および人との関わりややりとり，活動の広がりや，趣味や地域

活動などの社会参加への困難さである．すなわち，障害があっても自分のしたいことを自分の意識で選択し，決定し，その生き方に自分で責任がもてるかどうかを学んでいく大切な領域である．その指導は学校の教育活動全体を通じて行われるが，特に集中的に困難を改善・克服する場として「時間における指導」を日課に設けて個々の指導を行っている．

その内容は「六つの区分と27項目」として具体的に学習指導要領に示されている **表1**．これは，人間として基本的な行動を遂行するために必要な要素であり，障害による学習上または生活上の困難を改善・克服するために必要な要素である．指導に当たっては，これらの観点を活用し，子ども一人ひとりの実態を的確に把握し，目標および指導内容方法を設定し，具体的な個別の指導計画を作成している．まさに「自立を目指した教育活動」こそが自立活動である．

❸ 医療的ケアとは

❶ 学校における医療的ケアとは

近年，喀痰吸引や経管栄養などの医療的ケアを

表1 自立活動の六つの区分

六つの区分	観点	主な具体的内容
①健康の保持	生命を維持し，日常生活を行うために必要な身体の健康状態の維持・改善を図る観点	呼吸，排泄，食事，体力，自己管理
②心理的な安定	自分の気持ちをコントロールして，変化する状況に適切に対応するとともに，障害による学習上または生活上の困難を改善・克服する観点	情緒の安定，場所や場面の理解と適応，障害の受容，意欲
③人間関係の形成	自他の理解を深め，対人関係を円滑にし，集団参加の基盤を培う観点	信頼関係，やりとり，意図や感情の理解，集団参加
④環境の把握	感覚を有効に活用し，空間や時間の概念を手掛かりとして，周囲の状況を把握したり，環境と自己との関係を理解したりして，的確に判断し，行動できるようにする観点	感覚，認知，補助的手段（眼鏡，補聴器など），時間，位置空間概念，色・形
⑤身体の動き	日常生活や作業に必要な基本動作を習得し，生活の中で適切な動きができるようになる観点	姿勢，動作，日常生活動作，補助的手段（装具，PCなど），作業
⑥コミュニケーション	場や状況に応じて，コミュニケーションを円滑に行うことができるようになる観点	身振り，表情，言語，サイン，機器の活用

必要とする子どもが増えている．

筆者の勤務する埼玉県の場合，『埼玉県医療的ケア体制整備事業ガイドライン』に，以下のように定められている．

「学校管理下（登下校は除く）において医療的な支援を必要とする児童生徒に対して，健康で安全かつ安心して学習できる環境を確保するための日常的・応急的手当」と定義されている．また，医療的ケアの必要性として「児童生徒の健康維持とその増進を図るとともに，学習活動の継続性を保持し，児童生徒本人が意欲的に学習に取り組めるように行うもの」とされている．その具体的な内容は 図2 に示すとおりである．

❷ 医療的ケアと自立活動

医療的ケアは，前述した「自立活動」のねらいや観点との関連が非常に重要であり，そこに医療的ケアを教育の場で実施する意義がある 図3 ．

❸ 医療的ケアの実際―吸引

ここでは比較的自立活動の観点とのつながりが分かりやすい吸引を例に挙げて述べる．

図4 のように，看護師・看護教員や担当教員とのやりとりや関わりによって，自立活動の観点

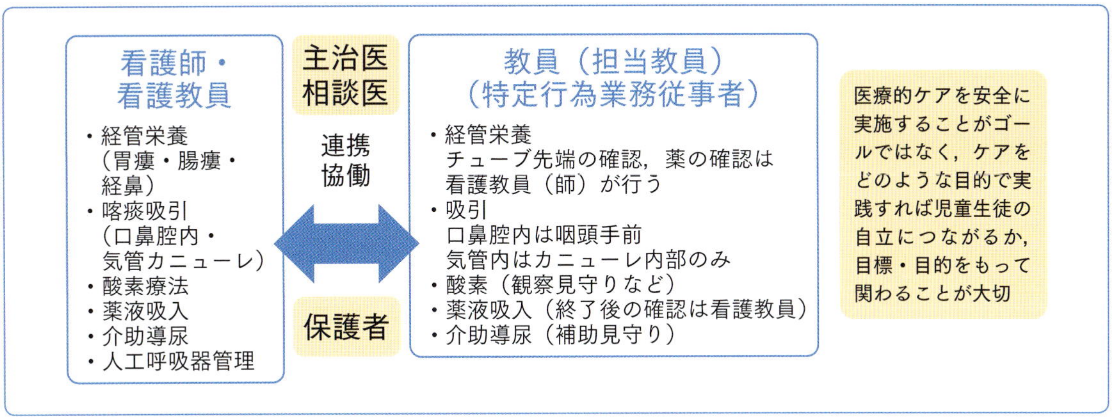

図2 学校における医療的ケア（都道府県により，血糖測定，インスリン注射，カフアシスト，ストーマ等の実施をしている場合もある）

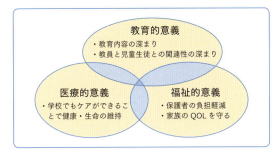

図3 学校で医療的ケアが行われる意義

表2 学校生活の流れ（重度重複の子どもの場合）

	◆小学部高学年（重度重複障害） 日課表（例）
9:00	・登校 ・健康観察…保護者，担任，看護師（看護教員） 《バイタルチェック，連絡帳確認，物品確認》 ・日常生活指導 《排泄，水分補給（経管），休息など》
9:35	・自立活動 《リラクセーション学習，運動動作，姿勢づくりなど》
10:25	・朝の会　　　　　　　　　　　※吸引 《呼名，朝の歌，日程確認，給食発表，ダンス・体操など》
11:10	・自立活動（課題学習） 《運動，歌・リズム，おはなし，そざいなど》
12:20 (昼休み)	・給食　　　　　　　　　　　　※吸引 《摂食，経管栄養注入》
14:00	・自立活動（課題学習） 《絵本，歌あそび，散歩，体操，休養など》
14:35	・下校準備　　　　　　　　　　※吸引 ・健康観察…担任，看護師（看護教員） 《バイタルチェック，連絡帳記入》 ・日常生活指導 《排泄，水分補給（経管），身支度など》
15:10	・帰りの会
15:20	・下校

に基づいた指導が行われているのである．

すなわち，「医療的ケアの実施がゴールではなく，自己表現，自己選択，自己決定の能力が育つようにする」ことが教育での医療的ケアであり，自立活動の指導でもある．教育の場では，単に医療行為を行うのではなく，「医療的ケアで何をするか，何を学ぶのか」を大切にして実践している．

❹ 学校生活の流れ—医療的ケアの視点

学校生活においては，生活のリズムを大切にし，保護者・担任・看護師・看護教員の協働によって，医療的ケアが実施されている．注入や導尿のように時間が設定されるものと，吸引のように必要に応じて実施されるものがあり，教育機会確保・充実のために学習活動の継続を図り，担任と看護師・看護教員が一人ひとりの状態を活動の中で把握しながら実施している 表2 ．

①健康の保持
・吸引することで，呼吸や嚥下の安定が得られる（呼吸機能の向上）
・咳をする，飲み込む，排出するなど自分で痰の処理が行える
・吸引のタイミングを理解し協力できる

②心理的な安定
・快の感情（吸引してもらって気持ちよかった）がもてる
・自分から伝えて吸引して気持ちよかった（成就感）という気持ちがもてる
・吸引をしてくれる人がそばにいることで，安心できる

③人間関係の形成
・自分が吸引してほしいときにいつも吸引してくれる人への信頼をもつことができる
・誰からでも吸引を受けることができる
・落ち着いて，周囲の状況に応じて，集団の活動に参加することができる

④環境の把握
・吸引を見たり，機械音を聞いたりして，口を開けることができる
・定時吸引では，自分で時間を理解する
・場所や状況が変わっても，吸引をすることができる

⑤身体の動き
・吸引する人に身体や口を向けたり，咳込んだりすることができる
・嚥下や呼吸が楽な姿勢をとることができる
・補助用具の工夫と習得をする

⑥コミュニケーション
・吸引してほしいときに声を出すことができる
・教員の「吸引するよ〜」の声掛けで口を開けることができる
・吸引してもらって，気持ちがよかったこと，お礼などをサインやジェスチャーや声を出して伝えることができる

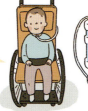

図4 自立活動の観点からの吸引

❹ 特別支援教育と地域連携

❶ 特別支援教育コーディネーター

　保護者や関係機関に対する学校の窓口として，また，学校内の関係者や福祉，医療などの関係機関との連絡調整の役割を担う者として，各学校に位置付けられている．

　医療機関や福祉と連携・協力をし，学校外の専門家による指導・助言を受けるなど，児童生徒のニーズに応じた教育を展開していくための推進役としての役割，また，特別支援学校の教員の専門性や施設・設備を生かし，地域における特別支援教育に関する相談のセンター的な機能を推進するキーパーソンである．

❷ 連携のポイントと課題

　市区町村の就学支援委員会，認定こども園，幼稚園，保育所，児童発達支援センター，障害児通所支援事業所，入所施設などの支援機関，医療・福祉・保健機関などは，就学に向けてあるいは就学中の情報収集や支援会議などへの積極的参加が大切である 図1 表3 ．

　また，担当する児童生徒の学校へ情報を伝えたり，学校からの情報を得たりするために，学校見学は身近で有効な手段である．その際，施設設備の見学だけに終わらせず，教育内容やねらい，医療的ケアの体制，就学・就労に当たっての配慮点なども確認する必要がある．

　各学校では管理職，特別支援教育コーディネーターが関係機関へ出向いたり，パンフレットやウェブサイトで情報を提供したりしている．また，実際に関係者とのパイプづくりのために上記の学校公開，学校見学会の実施や，関係者を集めた地域連絡会，地域連絡協議会などを開催している．これとは別に，個々の教育的ニーズを検討するために個別の相談会やケース会議も実施されている．

　こうした教育サイドの取り組みに積極的に関わり，担当する子どもの教育的ニーズや保護者の困り感，および教育との方向性の確認について連携の必要性を感じた際には，訪問看護や小児在宅リハの際の具体的な支援内容や訪問時の様子，親子関係などを情報提供し，学校と連絡をとること

表3 地域連携の実際

対象時期	内容	主な関係職種
就学前	・就学支援委員会 ・特別支援連携協議会『子ども部会』等 ・ケース会議 ・学校公開 ・就学転学相談会 ・新入生情報交換会	就学担当者，保健センター，医療，コーディネーター 福祉担当者，医師，発達支援センター，児童相談所，保健センター，外部専門家（大学教授など） 保護者・本人，就学前施設担当，ケースワーカー 本人・保護者，教育委員会担当，PT，OT，ST 就学前施設担当，本人，保護者 PT，OT，ST
就学中	・学校公開 ・ケース会議 ・地域連携協議会 ・現場実習	地域関係者，保護者，就学前施設担当者 ケースワーカー，福祉課担当者，包括ケアセンター 医療，福祉，保健，福祉担当者，PT，OT，ST 本人・保護者，就労担当，実習施設担当
卒業後	・移行支援会議 ・ケース会議	福祉課就労担当，施設担当，コーディネーター，担任 本人，保護者

地域によって名称や内容は異なる．また，関係職種も固定されたものではなく，さまざまな会議に重複して携わっている

は，前述した特別支援教育の観点から大変有効な手段である．

❸ 卒業後の進路について

特別支援学校，特に医療的ケアを必要とする子どもの進路については，ごく限られた施設であるのに加えて，医療的ケアが必要となると施設設備や人的配置の面からも厳しくなり，ほとんど行き場がないのが現状である．卒業後地域で豊かに生活していくために，在学中から，地域とのつながりをもつ必要があり，小児在宅リハや訪問介護などの利用もひとつの選択肢として考えられる．

訪問スタッフにみてほしいポイント

担当の子どもが「学校で何をしているのだろうか？」「こんなことを学校でも引き続きやってくれるの？」などと思ったときに，とかく学校は敷居が高いと思われがちだが，運動会，文化祭，バザー，学校公開，地域連絡会などの行事に一度来てもらえると，普段の子どもたちの活動の様子が分かる．その上で，コーディネーターや担任に連絡してもらえると，一人ひとりのケースに応じてスムーズな連携が図れる．

（日出孝昭）

文献

1) 文部科学省：特別支援学校教育要領・学習指導要領解説 自立活動編 平成30年3月．文部科学省，2018．
2) 埼玉県教育局県立学校部特別支援教育課：埼玉県立特別支援学校医療的ケアガイドライン 平成29年3月．埼玉県，2017．
3) 日本小児神経学会社会活動委員会，他編：新版医療的ケア研修テキスト 重症児者の教育・福祉・社会的生活の援助のために．クリエイツかもがわ，2012．
4) 埼玉県教育局県立学校部特別支援教育課：特別支援学校における担当教員等（認定特定行為業務従事者）による喀痰吸引等（特定の者対象）研修テキスト 平成27年8月．埼玉県，2015．
5) 越谷特別支援学校医療的ケア検討委員会資料 平成28年8月．埼玉県立越谷特別支援学校，2016．
6) 文部科学省初等中等教育局特別支援教育課：教育支援資料―障害のある子供の就学手続と早期からの一貫した支援の充実 平成25年10月．文部科学省，2013．

column

災害に備えて

　日本ではこの30年の間に大きな地震が4回あり，台風や大雨などの水害や大雪などを合わせるともっと多くの災害に見舞われている．被災直後は防災意識が高まるが，年月が経過すると必要性を認識しつつも行動しなくなる．医療的ケアがある子どもの家族や地域支援者は，「何かあったときは病院へ行く」と思っているかもしれないが，医療機関はけが人対応を優先するため受け入れを断られる可能性が高い．また病院避難のための救急車は利用できない．被災3日までは自助と共助が大切である．支援する在宅スタッフは，平時から災害に備えて多職種で話し合っておくとよい．

❶ 医療的ケアの手技や物品[1]

　被災するとこれまで通りの方法で医療的ケアが行えなくなる可能性が高い．主治医の指示で決められている医療手技や医療消耗品の使用方法がどこまで変更可能なのか，確認した方がよい 表1．例えば経腸栄養剤は避難物資として配給されたり，市販されているもので代用できるか．チューブ類の詰まりや破損した場合の対応，継続使用方法などである．また，入れ替え対応を家族ができるかも確認する．特別支援学校には本人用の備蓄がある．自宅の備蓄数は増やすよりも工夫して代替できる物品を把握しておく．常用薬はかかりつけ医以外が処方せざるをえないときもあるので，お薬手帳のコピーは必須である．

❷ 避難

　これまでの災害において重い障がいのある子どもと家族は，自宅待機か車中泊が多かったと報告されている[2]．確かに慣れている場所で過ごすメリットもあるが，共助が受けられないことや安否確認の遅れなどの課題もある．避難に関しては，自宅と避難所でメリット・デメリットを比較し，どのような事態になったら自宅から避難するのか基準を決めておく．

①自宅周辺だけでなく病院がある地域のハザードマップも確認する．

②最寄りの避難所までの経路を把握する．バギーを押して行けるのか，歩道の有無や交通量なども調べておく．

③安否確認のための連絡手段を明確にする．病院，訪問看護ステーション，相談支援事業所などたくさんの人が関わっているので，代表者が家族と連絡をとるようにするとよい．また，携帯電話が使用できない場合に備えて，NTTの災害時用公衆電話（特設公衆電話）の設置場所を確認しておく．これはNTTのウェブサイトで確認できる．

④バギーで移動できなかった場合，抱っこ等での移動方法も検討しておく．

❸ 停電対応

　懐中電灯を常備している家庭は多いと思うが，医療的ケアは両手を使うことが多いため，ヘッドライトやランタンが必要である．また，携帯充電用のバッテリーも必要である．地域の避難所に発電機があるとは限らないので，自助として医療機器は外部バッテリーも含めた駆動時間を確認して

表1 災害対策として確認すること

＊確認が必要な項目の□にチェック＊

【医師と確認すること】
1. 注入に関して
□全員
　・使用している経腸栄養剤が手に入らなくなった場合の対応（人工乳や一般食品（汁物やジュース）でも可能か）
　・食物アレルギーはないか
□胃瘻の場合
　・胃瘻ボタン交換日に通院できなかった場合の対応
　・固定のバルンが破裂してしまったときの対応
　・胃瘻ボタンが抜けたときの対応
□EDチューブの場合
　・EDチューブが抜けたり詰まったりしたときの対応（NGチューブ挿入でよいか）
　・ED用のポンプが使用できなくなったときの対応（自然滴下での滴下量・用手で注入する場合の一回量）
　・最重要な内服薬の確認（溶けにくい薬がある場合，詰まるリスクを冒してまで必ず注入しなければならないかどうか）
□中心静脈栄養の場合
　・CV包帯交換の間隔（テープが剝がれるまでしなくてよいかどうか）
　・密封アルコール綿（ボトル交換のときゴム栓を拭くため）が不足しそうなときの対応
　・被覆保護材のストックがなかったときの代用品（絆創膏等でよいかどうか）
　・輸液ポンプが使用できないときの対応（自然滴下の滴下数など）
　・輸液剤が残り1パックになったときの対応（滴下数を減らす場合，24時間を超えて使用してよいかどうか）
2. 呼吸に関して
□吸引
　・通常，気管吸引チューブは毎日破棄するが，使い回ししてよいか
□呼吸器
　・停電の際，加温加湿器の代わりに人工鼻を用いてもよいか．時間制限はあるか
　・加温加湿器の水は払い出しされている蒸留水以外でもよいか（白湯もしくは市販の水など）
□気管切開
　・気管カニューレが閉塞したり抜けたときの対応
3. その他
□排泄に関して
　・ネラトンチューブ不足時の導尿方法
　・ネラトンチューブの代用品の有無
　・再利用型カテーテルの消毒薬がなくなった場合
□薬剤に関して
　・必ず服薬しなければいけない薬はどれか（整腸剤や去痰薬の優先順位が低い場合もある）

【ご家族で確認すること】
□吸引器
　・吸引器のバッテリーの有無と稼働時間
　・車のシガーソケットで起動するかどうか（合わない場合もある）
□酸素濃縮器
　・酸素濃縮器のバッテリーの有無と時間
　・自宅周囲に自家発電のある施設があるかどうか
　・酸素ボンベ残時間の計算方法
□薬剤に関して
　・最新の使用薬剤名および量が分かっているかどうか
　・処方内容は誰が見ても分かるようになっているかどうか（特に内服ごとの薬剤量が違う場合）
□避難に関して
　・大人1人で移動できるかどうか
　・人手が必要な場合誰に頼めるか
　・避難場所は子どもが移動して生活できるかどうか
□物資の確認
　・最低でも3日分準備できているか
□その他
　・医療品サイズ一覧，連絡先一覧，お薬手帳のコピー，保険証のコピー等
　・胃瘻ボタンや気管カニューレの挿入練習はしているか
　・バッグバルブマスクを加圧してくれる人（1人で24時間，何日も加圧できない）

おくほか，ポータブル電源や蓄電池，自家発電機の準備も検討する．なお，自家発電機については，燃料の保管の問題や使用場面が屋外に限られることなど，実際に使用するには難しい側面がある．また，自家発電機には必ず出力波形を整えるインバーターと室外利用のための延長コードが必要である．インバーターを購入する際には，出力電圧や出力波形を事前に確認しておく．もし自動車の買い替え予定がある場合は電気自動車も検討する．吸引器などは電源を使用しない製品もある．

人工呼吸器は停電で初期設定に戻ってしまう機種もあるため，現在の設定をメモしておくとよい．

❹ 災害時要支援者情報登録制度と災害時個別支援計画

市区町村には要支援者名簿の作成が義務付けられているが，自己申告制であることが多い．名簿作成の際に個人情報公開を承諾すれば自治会長や民生委員，消防などに名簿が配布される．しかし支援を確約するものではない．積極的に地域の避難訓練に参加するなど普段から地域とつながっていることが大切である．また，支援したくとも，何をどう支援してもらうとよいのかわからないという意見もある．子どもが好きなこと，苦手なことなど，特徴を知ってもらう．災害時には必要な支援を記載した「ヘルプカード」が役に立つ 図1[3]．

災害対策を検討するときに，災害時個別支援計画を作成すれば大事な内容は網羅できる．作成者の指定はないため，家族が作成したものを関係職種が集まって話し合いを行いながら修正していくとよい．また，夜間や早朝，平日や週末など子どもに関わることができる人数が違ってくる．それによって訪問する支援者が必要になってくること

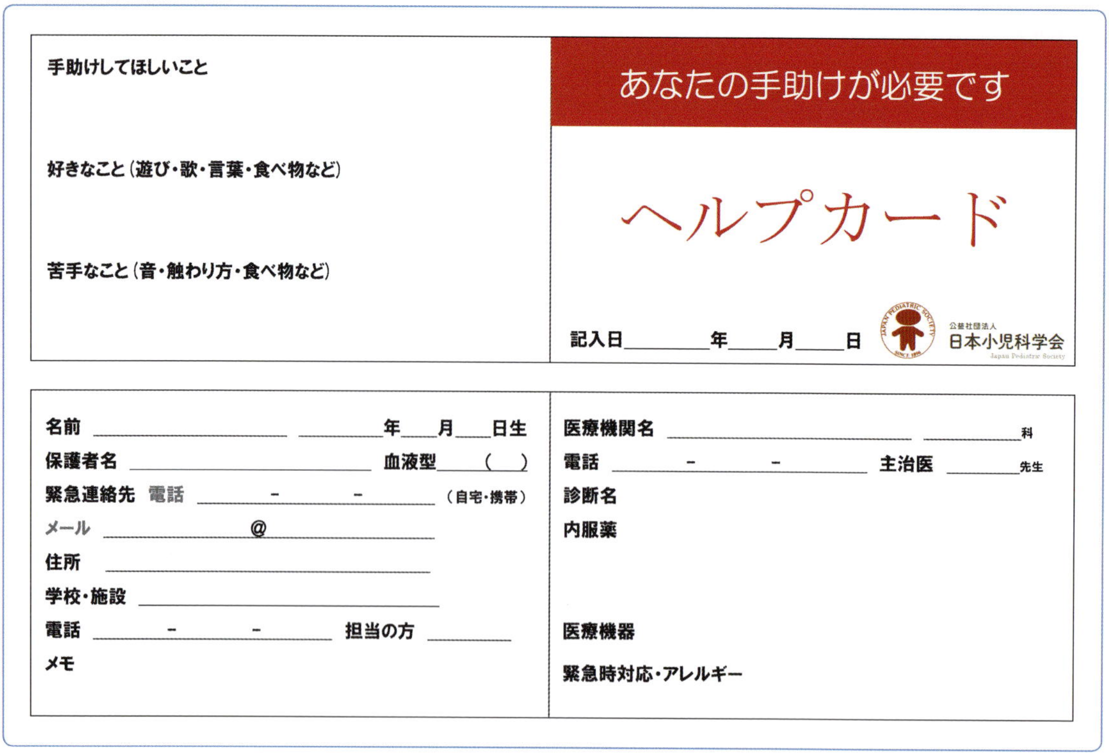

図1 ヘルプカード（日本小児科学会）
（文献3より引用）

も検討しておくとよい．

まずは情報収集し，行動を想定しておくことが大事である．しかし不足物や課題ばかりが目につ いてしまい，不安が大きくなる．何がないと不便なのか，何で代用できるかを楽しみながら経験するために，家族には旅行に行くことを勧めてほしい．

（小泉恵子）

文献

1) 小泉恵子：在宅療養する子どもと家族への災害対策；医療的ケア児に必要なものを確認する．小児看護．2016；39：1596-9.
2) 田中総一郎：障害児と災害．総合リハビリテーション．2017；45：1191-5.
3) 日本小児科学会ウェブサイト：各種活動―災害対策関係―医療が必要な子ども達の防災対策チラシ（ヘルプカード）（2019年4月5日閲覧）
https://www.jpeds.or.jp/modules/activity/index.php?content_id=99

おわりに
小さく生まれた子ども，重い障がいのある子どもの支援者の皆さまへ

　最後までお読みいただきありがとうございます．
　本書は「現場で困ったときにすぐ使える」「小児在宅リハの現状が分かる」「その子の今起こっている問題やこれからのことを色んな人々と共有できる」など実際の場面で活用していただけることを大事にしています．本書を通じ，皆さんが現場で疑問に思っていること，困っていることが解決の方向へ導かれるヒントになれば幸いです．

　私が小児在宅リハに携わることになったのは，ひょんなきっかけと運命的な幾つかの出会いのおかげです．私は10年ほど他県で在宅リハの仕事をして東京に戻ったときに初めて小児在宅リハの存在を知りました．私はそれまで成人の経験しかなかったので，実際に自分が小児を担当することになり，ハラハラ・ドキドキしながら毎週訪問していたのを思い出します．小1時間の訪問が何時間にも感じられるほどでした．目標をどうやって決めればよいか，リハ内容はどうすればよいか，言語的コミュニケーションがとれない子どもにどう接すればよいか，お母さんとどんな話をすればよいか，いつも不安でいっぱいでした．
　そんなとき，小児在宅リハを究めようと決心した出来事がありました．それは，初めて担当した重い障がいのある子どもの療育を見学に行ったときのことです．私の身近には子どもがいなかったことと，そもそも成人のリハ内容として抱っこをすることはないので，私には抱っこの仕方が分かりませんでした．お母さんに抱っこの方法を聞けばよかったのですが，このときは抱っこの仕方が分からないとお母さんに話すことで信頼を失うと思い，聞くことができませんでした．そこで同じPTなら共通言語もあるし，きっと抱っこのコツを教えてくれると思い，療育のPTに聞くことにしました．すると「PTだったら触ればどうやって抱っこをするか分かるでしょ？」と一言．この言葉は私の心に火を付けました．小児在宅リハに携わりたいと思っても，本を読んだだけでは分からない現場で培われる知識や技術がたくさんあります．私はそのとき，小児リハ経験者の「当たり前」が壁となっていて，それを取り払っていくことが小児在宅リハ拡充の第一歩だと思ったのです．
　そして小児在宅リハにはもうひとつの壁があります．それは「訪問（在宅）の難しさ」です．病院では医師も，多職種も，リハの先輩もいて，設備も整っています．しかし在宅は違います．ひとりでおうちまで行き，設備も道具もないところで"臨床家のセンスと技"を武器に最高のサービスを提供しなければなりません．初学者にとっては上述した通り緊張の連続です．小児在宅リハ経験者も初めは同じ思いをしたに違いありません．だからこそ小児在宅リハ経験者は，初学者に子どもの生活をどう把握しているのか，問題点を導き出す思考プロセスを"小児在宅リハのセンスと技"として伝授していく責任があります．それにより小児在宅リハ経験者の暗黙知や実践知は「アート」から「サイエンス」になり，そのデータが今後の小児在宅リハ発展のためのエビデンスになっていくのです．これは，本書のコンセプトでもあり，私が小児在宅リハを実践する中で大切にしていることです．
　そして，あと2つ私が小児在宅リハを実践する中で大切にしていることがあります．ひとつは「支援者だって十人十色でいいじゃない！」ということです．これは，在宅の個別性の難しさを逆手にとった考え方です．子ども・家族も十人十色なら，支援者だって色んな人がいて，色んな支援の可能性

があるということだと思います．ヒューマンサービスは人対人の相互作用によって変化が生まれ，成り立っています．今，その子・家族に関わる人たち全員がチームであり，そのチームでできる支援の形を模索し実現していくプロセスが，最高のサービスを育むのだと思います．

　もうひとつは「"その場面，そのタイミング"を逃さないこと」です．中長期的目標を達成するためには，必要な条件や状況が整ってこそ効果が発揮されることもあります．それを偶然に委ねるのではなく，必然的に起こるように全体を見渡し条件や状況をマネジメントする能力を養ってほしいのです．そして「ここぞ！」というときに"その場面，そのタイミング"で支援することで，計画的支援として効果を得ることができるのです．

　本書を通じて，小児在宅リハ初学者の日々の臨床の手助けになるとともに，今後の小児在宅リハがより豊かに発展していくことを願います．

　最後に，本書作成にあたりご協力いただいたS君とそのご家族，執筆にあたりご支援いただいた東京リハスタッフの皆さま，小児看護の魅力を教えてくれた株式会社スペースなる代表取締役梶原厚子さんに深く感謝を申し上げます．

2019年初夏　　　　　　　　　　　　　　　　　　　　　　　　　　　　　　　　　光村実香

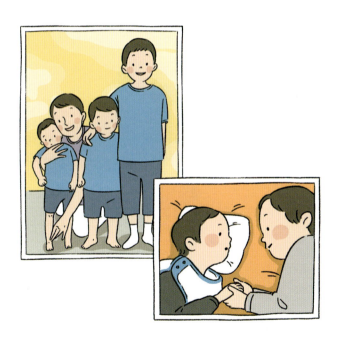

さくいん

数字・欧文

18トリソミー　166
24時間シート　094
ACTH療法　174
CLD　027
CPAP療法　134
CRT　122
DOPEアプローチ　112
Fontan型手術　162
GCU　025
IT支援　267
IVH　027
NICU　025
Non-REM睡眠　182
NPPV　140
PAT　120
PDA　027
PDCAサイクル　196
PVL　026
REM睡眠　182
ROP　027
transition　077, 078
VNS　171

和文

あ

愛着形成　012
アクティブ回路　139
アクティブタッチ　202
アセスメント　089
アラーム設定　145
安定化サイン　031

い

育成医療　288
胃残　116
胃食道逆流　115, 116
一般名　114
一般用医薬品　114

移動・移乗　230
移動支援　291
医療的ケア　293
医療的ケア児　002
医療モデル　277
医療用医薬品　114
イレウス　189
胃瘻　190
インソール　239
咽頭残留　199
インバーター　300
インリアルアプローチ　255

う

ウイルス感染症迅速診断キット　109
右心系　158
うっ血　160
うつ熱　124
運動企画　263

え

栄養　189
栄養摂取　189
液体酸素装置　143
エコマップ　094
エネルギー蓄積量　190
エリクソン　013
エントレイメント　065
塩分制限　161

お

嘔吐　115, 116, 125
大島分類　074
オーラルコントロール　203
押しつぶし　204
おでかけ　271
オリーブ管　127
オレキシン受容体拮抗薬　185
音源探索　064
音源定位　066

か

カーシート　235
外言語　083
回復体位　174
加温加湿器　139
拡大代替コミュニケーション　255
拡張型心筋症　162
拡張能　159
学齢期　085
下肢装具　238
下肢のステッピング反応　054
ガス交換　131
風に吹かれた股関節　223
家族支援　016
家族レジリエンス　018
カックアップスプリント　267
活動係数　190
カプノメータ　139
川崎病　162
感覚過敏　260
感覚統合　259
感覚鈍麻　260
感覚の識別　260
間接訓練　201
感染症　109
感染予防　165
漢方薬　115

き

キーエイジ　039
気管カニューレ　134
気管支拡張薬　115
気管切開　134
気管軟化症　134
義肢装具士　238
起始不明発作　169
基準値　123
基礎代謝基準値　190
基礎代謝量　190
期待反応　255

気道　131
気道狭窄　132
気道障害　133
気道抵抗　132
機能的脊髄後根離断術　216
虐待　038
吸引器　236
吸引装置　144
吸気性喘鳴　133
吸入器　236
救命処置　113
教育的ニーズ　292
仰臥位　222
胸郭障害　132
強心剤　161
きょうだい　285
共同注意　068
居宅訪問型児童発達支援　291
居宅訪問型保育　290
去痰薬　115
筋解離術　216
緊急時対応フローチャート　129
緊急度　128
筋緊張　213
筋ジストロフィー　166

く・け

車いす　244
経胃瘻腸管栄養　190
経腸栄養剤　191
経鼻胃管栄養　190
経鼻エアウェイ　133
経鼻腸管栄養　190
経皮的動脈血酸素飽和度　145
頸部聴診　201
けいれん　169
けいれん群発　174
外科治療　171
ケトン食療法　174
下痢　117, 126
減圧器　144
健康の維持　004
原始系　261

こ

高圧酸素ボンベ　143
抗菌薬　115
抗痙縮薬　215
抗真菌薬　118
更生用装具　250
抗てんかん薬　169
抗てんかん薬の副作用　171
喉頭気管分離術　138
喉頭軟化症　133
高PEEP療法　134
後負荷　160
誤嚥　199
股関節脱臼　213
呼気延長　134
呼気性喘鳴　134
呼吸器回路　139
呼吸原性　113
極低出生体重児　026
子どもの権利条約　013
子どもの生活を支える構造　005
コミュニケーションの発達　254
固有受容覚　263

さ

座位　229
災害　298
災害時個別支援計画　300
災害時用公衆電話　298
災害時要支援者情報登録制度　300
細菌感染症迅速検査キット　109
在宅酸素療法　143
座位保持　050
座位保持装置　244
左心系　158
左右短絡疾患　161
三項関係　067
酸素圧縮装置　143
酸素供給装置　143

し

視覚　264
視覚支援　255
自家発電機　300
識別系　261
事故抜去　110
自己膨張式バッグ　154
ジストニア　183
姿勢保持具　244
姿勢保持クッション　234
指尖つまみ　061
児童発達支援事業　289
児童発達支援センター　289
児童福祉法　279
社会生活　004
週間スケジュール　094
収縮能　159
重症心身障害児　074
重症度　128
修正月齢　039
重力不安　263
手掌アーチ　057
手掌握り　055
障害児相談支援　289
障害児福祉手当　288
障害者総合支援法　250, 280
障害福祉サービス　280
消化態栄養剤　191
償還払方式　250
上気道炎　114
上気道閉塞性呼吸障害　133
昇降機構　245
上腸間膜動脈症候群　189
焦点起始発作　169
小児在宅医療　002
小児在宅リハ　006
小児の地域包括ケアシステム　277
小児慢性特定疾病　250
商品名　114
情報共有　089
食事支援　195
褥瘡　119
食物アレルギー　193

さくいん　305

触覚　261
触覚固有　263
触覚防衛　261
自立活動　293
心機能　159
心筋保護薬　161
人工呼吸器　138
人工鼻　139
心身障害者扶養共済　288
新生児医療　024
身体活動レベル　190
身体障害者手帳　288
身体図式　263
心拍数　160
心不全　158

スイッチ操作　267
水分制限　161
睡眠衛生指導　183
睡眠覚醒リズム　037, 182
睡眠障害　183
睡眠相後退タイプ　183
水溶性食物繊維　197
スタンダードプリコーション　126
ステロイド薬　118
ストレスサイン　031
スピーチバルブ　136

生活モデル　277
成人期　087
成長　010
整腸剤　117
成分栄養剤　191
生命の安全　004
生理的PEEP　138
脊柱固定術　216
舌根沈下　222
前庭覚　261
前庭固有　264
全般起始発作　169
前負荷　159
繊毛運動　153

装具　238
装具ノート　238
総合周産期母子医療センター　024
相互作用　012
相談支援　283
相談支援専門員　283
側臥位　223
足底装具　238
側弯　213
咀嚼　204
蘇生処置　113

た

退院支援　034
退院調整会議　028
体幹装具　242
代理受領方式　250
ダウン症候群　165
唾液の垂れ込み　136
多職種連携　004
立ち直り反応　050
抱っこ　229
抱っこ具　273
短下肢装具　239
短期入所　290
探索行動　068
単純気管切開　138
ダンピング症候群　193

チアノーゼ　163
地域周産期母子医療センター　025
中心静脈栄養　190
聴覚　264
長下肢装具　239
超重症児スコア　075
超重症心身障害児　074
腸蠕動音　207
超低出生体重児　026
腸内環境　197
腸瘻　190

直接訓練　203
治療用装具　250
鎮咳薬　115

つ・て

つかまり立ち　052
伝い歩き　052
定頸　048
低出生体重児　026
停電対応　298
ティルト機構　245
手順書　099
テノデーシスアクション　265
デベロップメンタルケア　027
てんかん　168
てんかん重積　174
てんかん症候群　168
てんかんの発作型　168
てんかんの類型　168

橈側手掌握り　057
特別支援教育　292
特別支援教育コーディネーター　296
特別児童扶養手当　288
トラブルシューティング　145
ドローター　016

内言語　083
軟膏　118
難治性てんかん　171
なんでも相談　276

ニーズ　090
肉芽　135
二項関係　067
日常生活用具　233
日中一時支援　289
二点指腹つまみ　059
乳幼児身体発育曲線　010

ね・の

寝たきり　222
ネブライザー　140
年間スケジュールシート　099
ノンテク　257

は

肺実質病変　132
バイタルサイン　122
排痰補助装置　141
肺胞　131
ハヴィガースト　013
バクロフェン持続髄注療法　215
ハザードマップ　298
バスチェア　235
パッシブ回路　139
発達　011
発達支援　033
パラシュート反応　052
張り調整式　244
パルスオキシメータ　145, 236
バンゲード法　203
半消化態栄養剤　191
ハンドリガード　055
反復的喃語　066

ひ

ピアジェ　013
引き起こし反射　048
必要エネルギー量　190
必要水分量　190
避難　298
非ベンゾジアゼピン系睡眠薬　185
微量ミネラル　192

ふ

ファミリーセンタードケア　028
ファロー四徴症　161
フィジカルアセスメント　120
不規則タイプ　183
腹臥位　224
腹臥位保持具　248
副雑音　125
不顕性誤嚥　199
不整脈　162
不溶性食物繊維　197
フランク＝スターリングの法則　159
フリーランタイプ　183
ブリストル排便スケール　207

へ

平衡反応　052
ベッド　233
ヘルプカード　300
ベンゾジアゼピン系睡眠薬　185
便秘　116

ほ

保育器　025
保育所等訪問支援　289
放課後等デイサービス　289
訪問介護　291
訪問看護　278
訪問診療　278
ポジショニング　031, 214
母子相互作用　195
保湿剤　118
母子保健法　279
捕食　204
補装具　250
補装具の支給　289
発疹　110
ボツリヌス毒素療法　215
哺乳支援　033
ポンプ機能低下　132

ま・み・め

マッサージ　219
マットレス　234
マネジメント　089
マノメータ　144
ミオクローヌス　183
メラトニン受容体作動薬　185

も

モード　145
モールド型　244
目標指向型未来シート　099
目標BMI　190
モジュラー型　244
持ち越し効果　185
モニタリングシート　089
ものの永続性　066

や・ゆ・よ

薬物療法　114
指さし　069
陽圧換気療法　154
幼児期　084
用手陽圧換気　154
四つ這い　052
四つ這い保持具　248

ら

ライフイベント　087
ライフステージ　084
螺旋形モデル　017

り

リーク　140
リクライニング機構　245
離乳食　196
利尿薬　161
流量調整器　144
療育　287
療育手帳　288
涼感寝具　124

れ・ろ

暦月齢　039
レジリエンス　018
レスパイトケア　287
ローテク　257

わ

ワンスイッチ　268
腕頭動脈瘻　135

はじめよう！おうちでできる
子どものリハビリテーション＆やさしいケア
小さく生まれた子どもや重い障がいのある子どもの在宅支援のために

発　行	2019年 9 月10日　第 1 版第 1 刷
	2025年 2 月10日　第 1 版第 4 刷ⓒ
監　修	田村正徳・前田浩利
編　集	日本小児在宅医療支援研究会
発行者	青山　智
発行所	株式会社 三輪書店
	〒113-0033 東京都文京区本郷 6-17-9 本郷綱ビル
	TEL 03-3816-7796　FAX 03-3816-7756
	http://www.miwapubl.com
制　作	株式会社 ミーツパブリッシング
装　丁	株式会社 イオック
印刷所	シナノ印刷 株式会社

本書の無断複写・複製・転載は，著作権・出版権の侵害となることがありますのでご注意ください．

ISBN 978-4-89590-667-8　C3047

JCOPY ＜出版者著作権管理機構　委託出版物＞

本書の無断複製は著作権法上での例外を除き禁じられています．複製される場合は，そのつど事前に，出版者著作権管理機構（電話 03-5244-5088, FAX 03-5244-5089, e-mail: info@jcopy.or.jp）の許諾を得てください．